W0183149

Schilddrüse

Mehr Vitalität durch
eine gesunde Schilddrüse

Prof. Dr. Dr. med. Fritz Spelsberg
Dr. med. Thomas Negele

HIRZEL

Die in diesem Buch aufgeführten Angaben wurden sorgfältig geprüft. Dennoch können die Autoren und der Verlag keine Gewähr für deren Richtigkeit übernehmen.

Ein Markenzeichen kann warenzeichenrechtlich geschützt sein, auch wenn ein Hinweis auf etwa bestehende Schutzrechte fehlt.

Bibliografische Information der Deutschen Nationalbibliothek
Die Deutsche Nationalbibliothek verzeichnet diese Publikation in der Deutschen Naitonalbibliografie; detaillierte bibliografische Daten sind im Internet unter http://dnb.-nb.de abrufbar.

6. Auflage erschienen 2005 beim Wort&Bild Verlag
7., unveränderte und neu gestaltete Auflage erschienen
beim S. Hirzel Verlag

ISBN 978-3-7776-1584-4

Birkenwaldstr. 44, 70191 Stuttgart
www.hirzel.de
Printed in Germany
Satz: Mediendesign Späth GmbH, Birenbach
Druck und Bindung: Bosch-Druck, Landshut
Umschlaggestaltung: ergo: Grafik-Design und Konzeption, Stuttgart
unter Verwendung eines Bildes von iStock Photo

Prof. Dr. Dr. med. Fritz Spelsberg
Dr. med. Thomas Negele

Schilddrüse

Inhalt

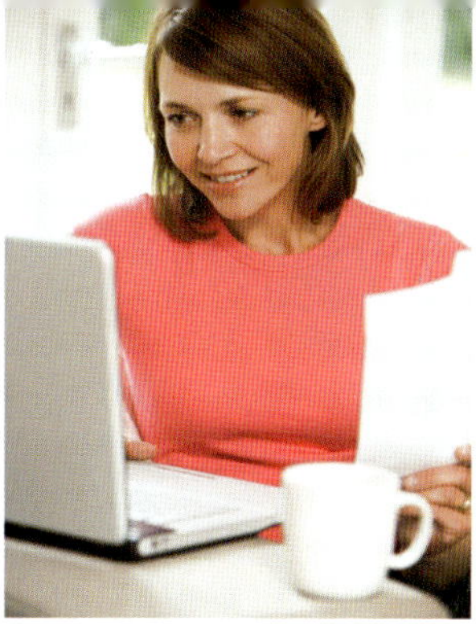

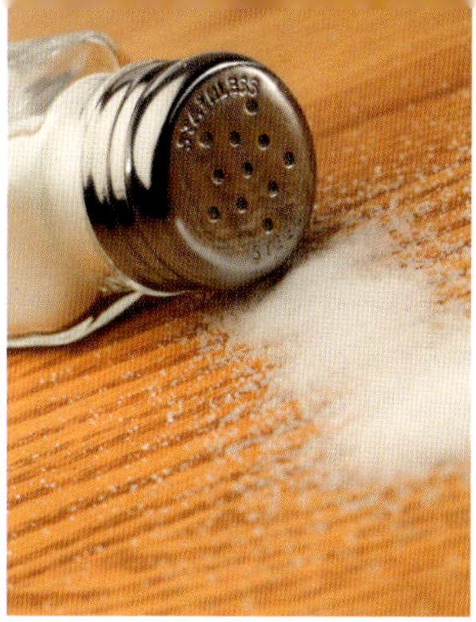

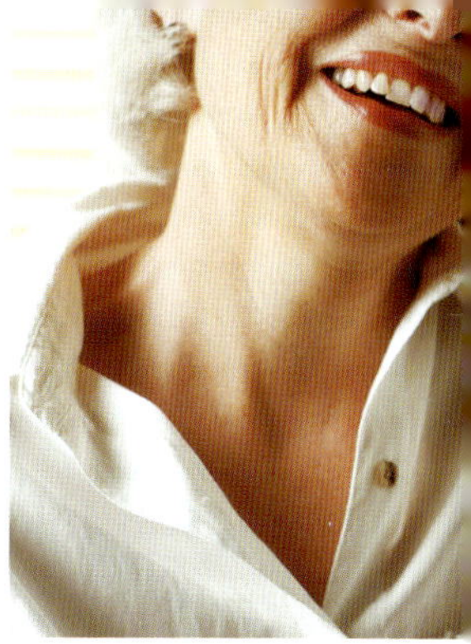

Inhalt

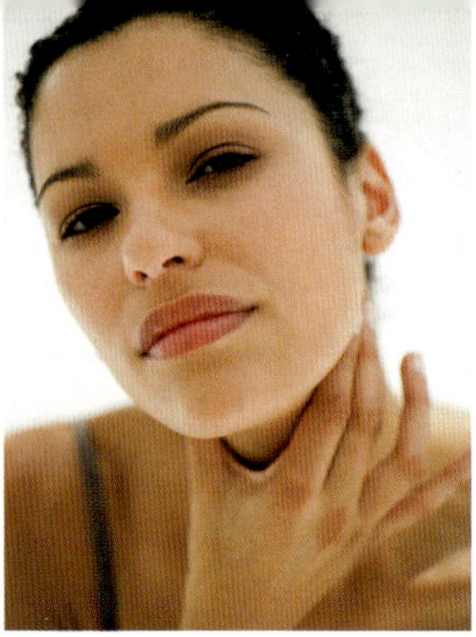

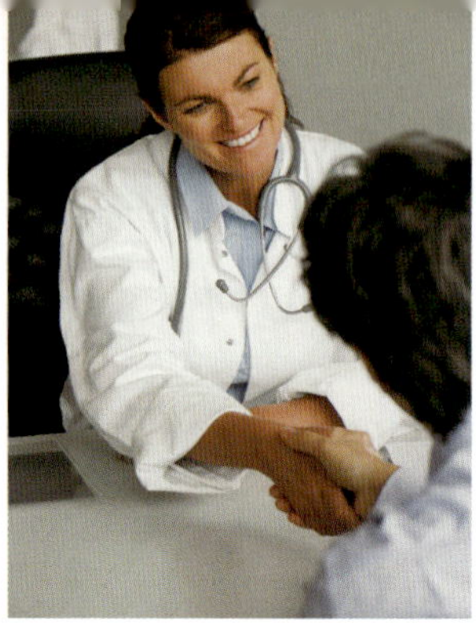

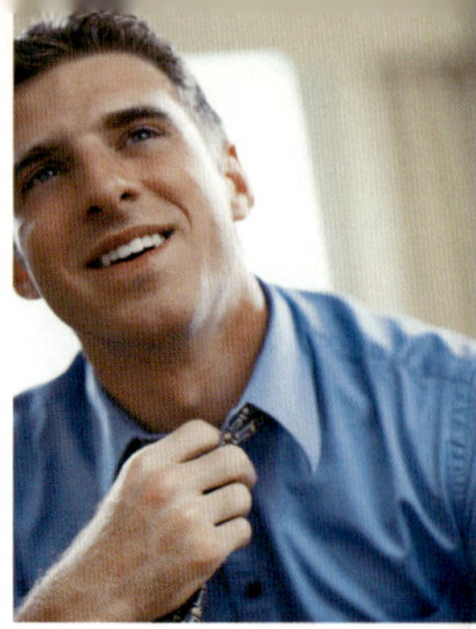

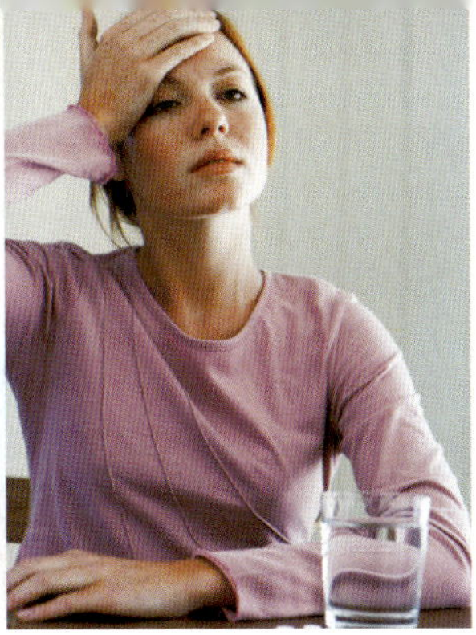
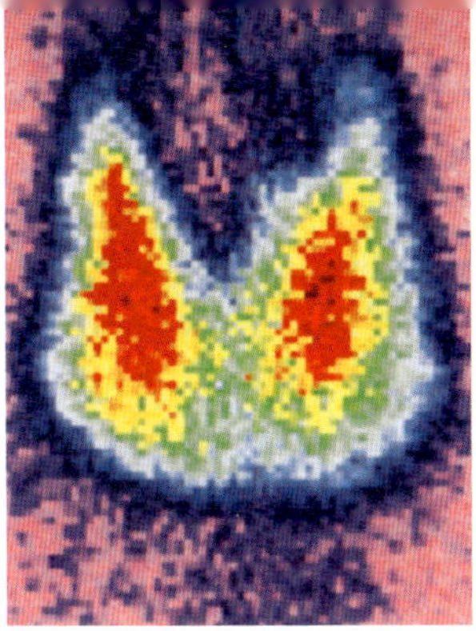
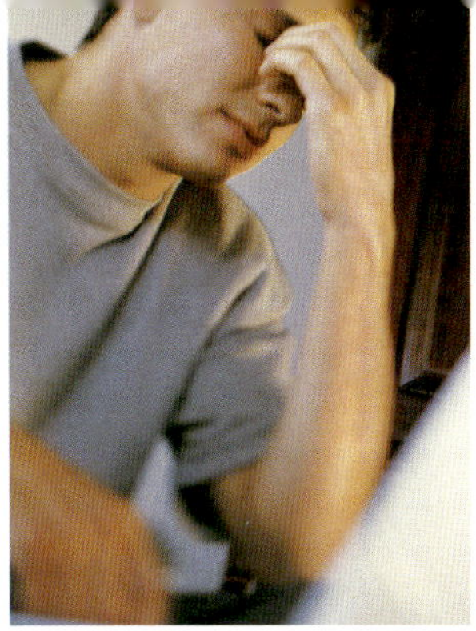

Inhalt

Inhalt

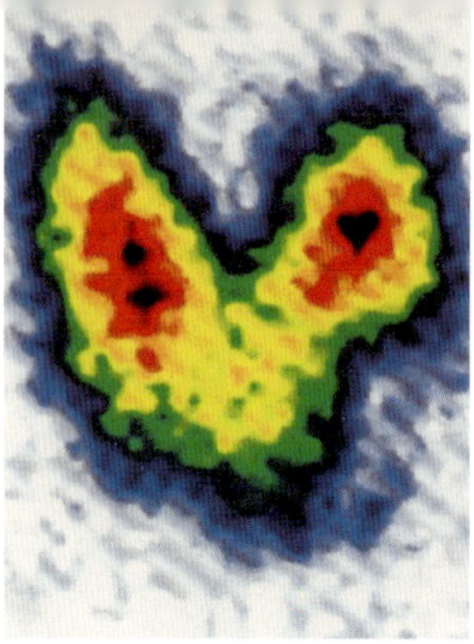

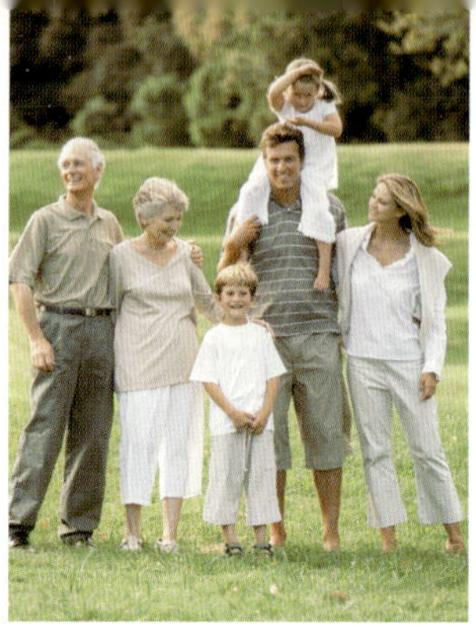

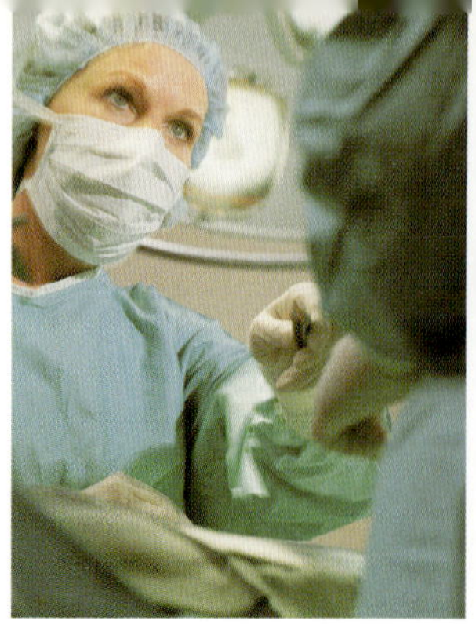

Vorwort

Erkrankungen der Schilddrüse sind in der Bundesrepublik Deutschland weit verbreitet. Sie stellen ein gesundheitliches Problem ersten Ranges dar. Es wird oft übersehen, dass Funktionsstörungen der Schilddrüse Lebensqualität und Leistungsfähigkeit der Betroffenen erheblich einschränken. Auch wird der Zusammenhang von Störungen mit der Schilddrüsentätigkeit oft nicht erkannt. Es ist ein wesentlicher Verdienst dieses Buches, das Verständnis der Patienten für die sehr komplexen Rückwirkungen von Erkrankungen der Schilddrüse zu fördern und ihren Blick für Abhilfemöglichkeiten zu schärfen.

Funktionsstörungen der Schilddrüse und gewebliche Veränderungen sind in der Mehrzahl der Fälle direkt oder indirekt das Ergebnis eines chronischen Jodmangels. Aus der Sicht der Ernährungswissenschaft stellt Jod denjenigen Nahrungsbestandteil dar, bei dem ein Mangel besonders häufig auftritt und chronisch zu erheblichen Gesundheitsstörungen führt. Diese Feststellung gilt sowohl weltweit als auch speziell für diejenigen Länder, in denen der Boden jodarm ist. Das Defizit des Bodens an Jod wird über Wasser, Nahrungspflanzen und tierische Lebensmittel an den Menschen weitergereicht. Besonders heimtückisch ist es, dass dieses ernährungsbedingte Defizit zunächst ganz unmerklich den Weg für Funktionseinbußen und Erkrankungen der Schilddrüse bereitet, bis dann eines Tages maßgebliche Krankheiten auftreten. Konsequenterweise wird in allen Staaten mit einem hoch entwickelten Gesundheitswesen dem Jodmangel durch entsprechende Prophylaxe begegnet. Die Bundesrepublik Deutschland zählt im Kampf gegen den Jodmangel noch immer zu den Schlusslichtern der Industrieländer. Der Nachholbedarf auf diesem Gebiet ist groß, denn eine optimale Versorgung mit Jod ist kaum in allen Regionen und allen Lebensphasen gewährleistet. Immerhin ist eine Tendenz zur Besserung der Jodversorgung inzwischen erkennbar.

Die Autoren nehmen eine logische Gliederung des Stoffes vor, die den Leser konsequent in die Problematik einführt und ihn schrittweise mit den verschiedenen

Facetten der Krankheitsbilder bekannt macht: Nach einem kurzen Rückblick auf die faszinierende Geschichte von Jodmangel und Kropf werden der Stoffwechsel von Jod und dann die Bau- und Funktionsweise der Schilddrüse thematisiert. Es folgen die Funktionsstörungen und die Diagnostik von Schilddrüsenkrankheiten. Dieses Kapitel leitet zur Behandlung über, wobei die verschiedenen Möglichkeiten mit ihren jeweiligen Vor- und Nachteilen kritisch, gleichzeitig aber auf das Wesentliche konzentriert und verständlich beschrieben werden.

Schilddrüsenerkrankungen und -funktionsstörungen könnten ohne Schwierigkeiten kontrolliert werden, wenn die Gesellschaft konsequent dazu bereit wäre und in organisierter Weise umfassende Gegenmaßnahmen ergreifen würde. Eine Grundvoraussetzung dafür ist jedoch, dass die Bevölkerung das Problem erkennt und die angebotenen Abhilfemöglichkeiten, insbesondere die Verwendung von Jodsalz, akzeptiert. In bestimmten Fällen ist die Einnahme von Jodtabletten angebracht. Gerade im Bereich der Vorbeugung liegt die große Bedeutung des vorliegenden Buches, das mit überzeugendem Sachverstand auf der Grundlage einer umfassenden klinischen Erfahrung geschrieben wurde. Es besticht durch die geradlinige und verständliche Darstellung der Zusammenhänge.

Der Arbeitskreis Jodmangel wünscht diesem wertvollen Ratgeber, der im Übrigen zur Kostendämpfung im Gesundheitswesen wesentlich beitragen kann, weiterhin einen wachsenden Leserkreis.

Prof. Dr. Dr. h.c. Peter C. Scriba
Sprecher des Arbeitskreises Jodmangel

Zum Thema

Bis auf weiteres bleibt der »deutsche Kropf« eine Geschichte ohne Ende. Denn nach wie vor ist Deutschland das Industrieland, in dem es die meisten Schilddrüsenkrankheiten gibt: Nach neuen Hochrechnungen haben weit mehr als 20 Millionen Bundesbürger einen Kropf. Das heißt, dass fast jeder dritte Bundesbürger in der Ultraschalluntersuchung der Schilddrüse einen krankhaften Befund aufweist. Entweder ist die Schilddrüse vergrößert oder es liegen Knoten vor oder beides. Dies wird landläufig als Kropf, medizinisch als Struma bezeichnet. In über 90 Prozent der Fälle ist der **Jodmangel** in der Nahrung dafür verantwortlich zu machen.

Überall in Deutschland liegt die Versorgung mit Jod unterhalb des von der Deutschen Gesellschaft für Ernährung (DGE) empfohlenen Minimums – ein Mangelzustand übrigens, der von der DGE als dringend korrekturbedürftig eingestuft wird. Würde jeder Erwachsene täglich mindestens 180 Mikrogramm Jod zu sich nehmen, könnten erstens jährlich rund 716 Millionen Euro eingespart werden, und es bliebe zweitens vielen Menschen unnötiges Leid erspart. Jeder ist daher aufgerufen, für sich und seine Familie Verantwortung zu übernehmen und eine ausreichende Jodzufuhr sicherzustellen. Krankheiten, die der ernährungsbedingte Jodmangel hervorruft, sind vermeidbar und sozusagen »**überflüssig wie ein Kropf**«.

INFO

Mit über 100 000 Kropfoperationen und 60 000 Radiojodtherapien pro Jahr liegt Deutschland an der Spitze aller Länder. So entsteht Jahr für Jahr ein volkswirtschaftlicher Schaden in Milliardenhöhe.

Vor allem für Schwangere, stillende Mütter, Neugeborene, Kinder und Jugendliche – sie alle haben ein erhöhtes Risiko für einen Jodmangel – sowie Mitglieder von »Kropffamilien« ist es wichtig, über die Bedeutung einer ausreichenden Jodzufuhr informiert zu sein. Bäcker, Metzger, Gastwirte, Mütter sowie alle bei der Herstellung von Nahrungsmitteln Tätigen fühlen sich erfreulicherweise vermehrt dazu veranlasst, konsequent jodiertes Speisesalz zu verwenden, um damit der Kropfentstehung aktiv vorzubeugen.

Zum Thema

INFO

Auch in der *Anti-Aging*-Medizin spielen Funktionsstörungen der Schilddrüse eine Rolle. Es geht hier beispielsweise darum, eine versteckte Unterfunktion zu erkennen und zu behandeln, um die dadurch oft beeinträchtigte Vitalität und Spannkraft zu verbessern. Das kann schon ab der Lebensmitte relevant sein.

TIPP

Wenn Sie über Symptome seitens der Schilddrüse Bescheid wissen, können Sie im Falle eines Falles zusammen mit dem Arzt die »Spuren« schneller sichern ...

Jodierte Speisen sind auch für Menschen mit einer Überfunktion der Schilddrüse keine Gefahr! Jod ist nicht einfach nur ein Nahrungsmittelzusatz, sondern es ist schlichtweg ein lebenswichtiger Stoff, eine Art »Vitamin J«: Schönheit, Fruchtbarkeit, die Lust auf Sex, Zyklusstörungen, Leistungsfähigkeit, Stimmung, Verdauung, Gewichtszu- oder -abnahme, Vitalität im Alter und vieles mehr – all das wird durch das kleine, jodabhängige Organ am Hals nachhaltig beeinflusst. Bei vielen Beschwerden, die den Menschen im Laufe seines Lebens plagen können, stellt sich die Frage, ob nicht vielleicht die Schilddrüse dahinter steckt.

Die Behandlung der verschiedenen Schilddrüsenkrankheiten, sei es mit Medikamenten, einer Radiojod- oder Strahlentherapie und/oder Operation, wirft bei den Betroffenen selbst, aber auch bei ihren Angehörigen, viele Fragen auf. Dieses Buch soll Ihnen helfen, Schilddrüsenkrankheiten besser zu verstehen: mit genauen Informationen darüber, wie sie sich äußern, welche Risiken mit Diagnostik und Therapie verbunden sein können und wie die Erkrankungen sich möglicherweise weiterentwickeln. Es will Ihnen mit Rat zur Seite stehen und Ihnen helfen, selbst zur Lösung Ihres Schilddrüsenproblems beizutragen.

Daten, Fakten, Hintergründe

Schilddrüsenkrankheiten machen den Menschen seit Jahrtausenden zu schaffen; zahlreiche historische Darstellungen berichten davon. Dass man der Entstehung eines Kropfes mit Jod vorbeugen kann, ist schon lange bekannt. Trotzdem ist der Kropf nach wie vor in Deutschland eine Volkskrankheit. Warum?

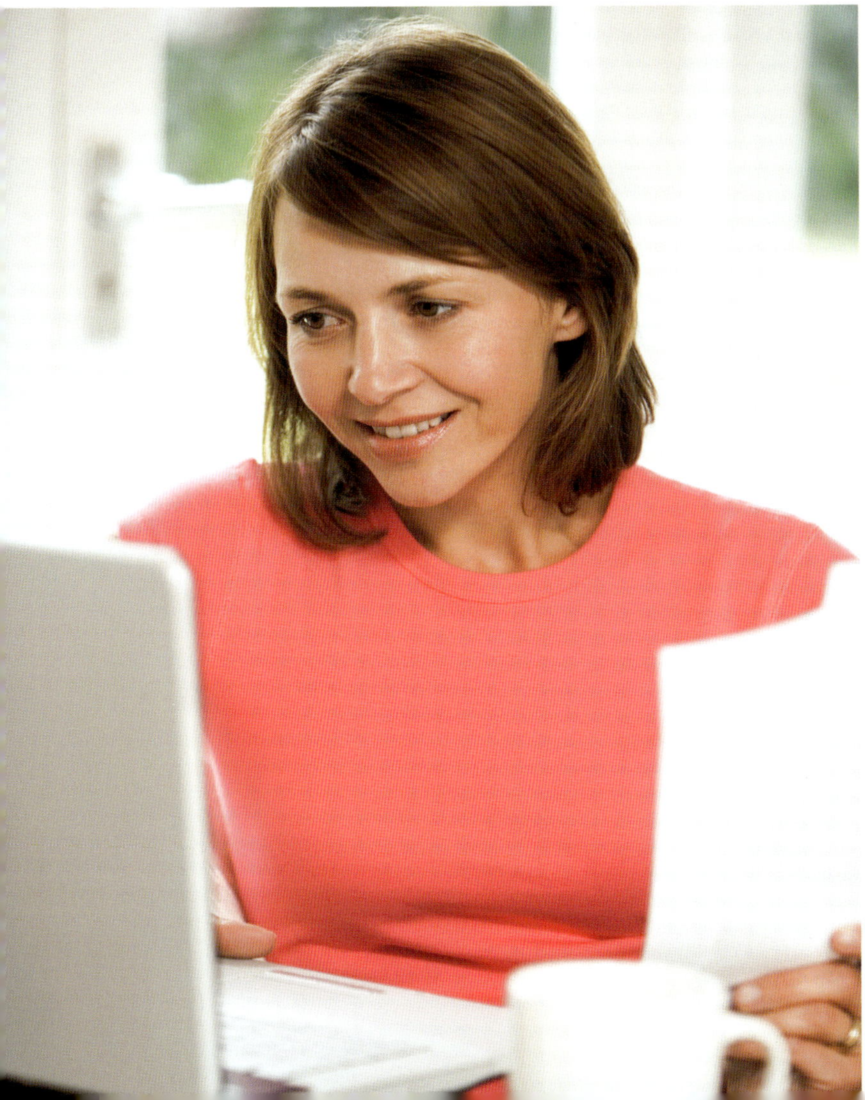

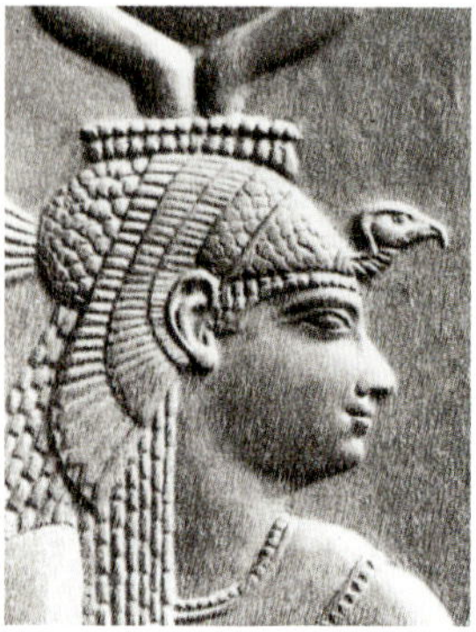

Hatte vielleicht auch die schöne Kleopatra einen Kropf?

Kurzer Blick in die Geschichte

Seit ungefähr 4 000 Jahren wird die häufigste Schilddrüsenkrankheit immer wieder dargestellt: der Kropf. Erste Bildzeugnisse stammen aus Ägypten, China und Indien. Alte ägyptische Wandreliefs zeigen Menschen mit Kröpfen. Auch die berühmte letzte ägyptische Königin Kleopatra, eigentlich Inbegriff der Schönheit, wurde einmal mit Kropf abgebildet. Ein chinesisches Arzneibuch aus dem ersten Jahrhundert n. Chr. empfiehlt sogar Seegras als Heilmittel gegen den Kropf.

Auch im Mittelalter gibt es zahlreiche Gemälde und Zeichnungen, die Menschen mit Kröpfen darstellen (s. Abbildung auf Seite 15). Leonardo da Vinci (1452 – 1519), Künstler, Wissenschaftler und Ingenieur, hat in seinen Kehlkopfskizzen als Erster die Anatomie der Schilddrüse zeichnerisch festgehalten. Genau beschrieben wurde sie 1543 von Andreas Vesalius, dem Begründer der Anatomie. Thomas Wharton, ein Londoner Arzt, gab 1656 der Schilddrüse den wissenschaftlichen Namen *glandula thyreoidea*. Der Wortstamm *thyr* leitet sich vom griechischen *thyreos* ab, was soviel heißt wie Schild.

Einem englischen Arzt verdankt die Schilddrüse ihren griechischen Namen.

Zu Beginn des 16. Jahrhunderts schilderte Felix Platter, Professor und Stadtarzt in Basel, eingehend die Auswirkungen von Unter- und Überfunktion dieses Organs. Man versuchte zu dieser Zeit auch schon, unterschiedliche Formen von Schilddrüsenkrankheiten zu erkennen. 1577 berichtete erstmals Paracelsus, ebenfalls berühmter Arzt und zudem Apotheker, über den *Kretinismus*, die fatale Folge einer **extremen Unterfunktion der Schilddrüse**. Klassische Beschreibungen der Schilddrüsenunterfunktion (*Hypothyreose*) datieren in das Jahr 1873 (Gull) bzw. 1878 (Charcot und Ord). Die Beschwerden bei **Überfunktion der Schilddrüse** (*Hy-*

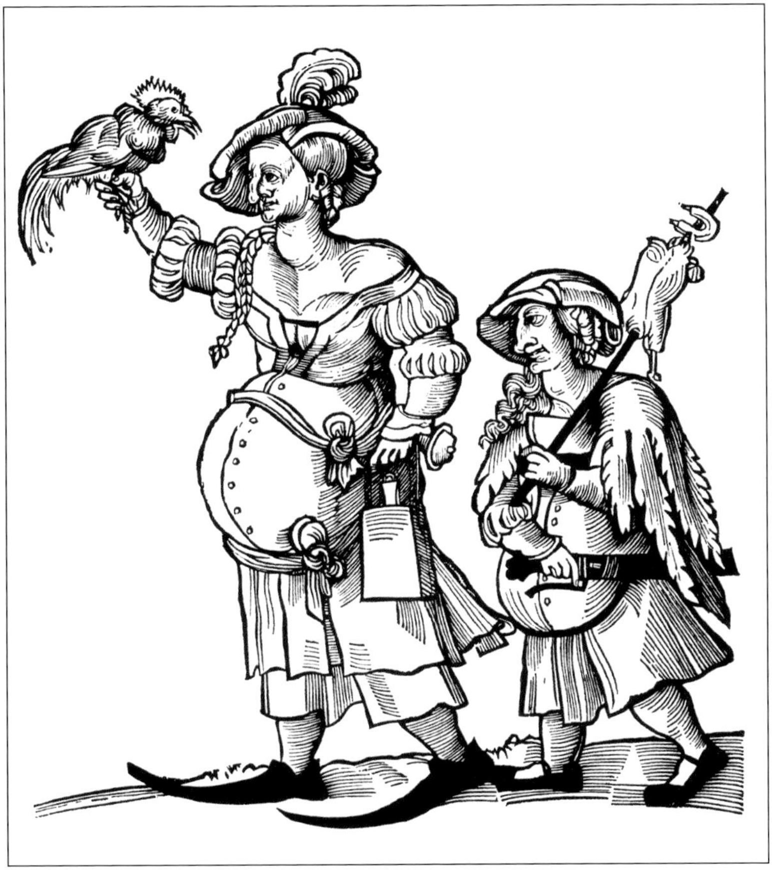

Holzschnitt von Hans Weiditz aus dem Jahre 1521. Auch damals war der Kropf ein Problem.

perthyreose) wurden 1840 von dem deutschen Arzt Karl A. von Basedow in der »Merseburger Trias« als *Exophthalmus* (hervortretende Augen), *Struma* (Kropf) und *Tachykardie* (beschleunigter Herzschlag) zusammengefasst. Nach ihm ist auch die **Basedowkrankheit** benannt (s. Seite 126).

INFO

Das Wort Kropf stammt vom alt- und mittelhochdeutschen *chroph* ab. So wurde der Vormagen der Vögel genannt. Der Begriff Struma leitet sich vom lateinischen *struere* her, was aufrichten oder aufschichten bedeutet.

Kropfoperationen gab es schon im 16. und 17. Jahrhundert, doch erst der deutsche Chirurg C. J. M. Langenbeck beschrieb 1834 in Göttingen detailliert eine Kropfoperation mit allen anatomischen und chirurgischen Einzelheiten. 1862 begann der Wiener Chirurg Billroth bereits große Kröpfe zu operieren. Maßgeblich beeinflusste der Schweizer Chirurg Kocher in Bern die Schilddrüsenchirurgie. Er erhielt 1909 für seine Verdienste auf diesem Gebiet den Nobelpreis. Als »Kocher'scher Kragenschnitt« wird deshalb der bogenförmige Schnitt am Hals bezeichnet, der auch heute noch bei einer Schilddrüsenoperation angewandt wird.

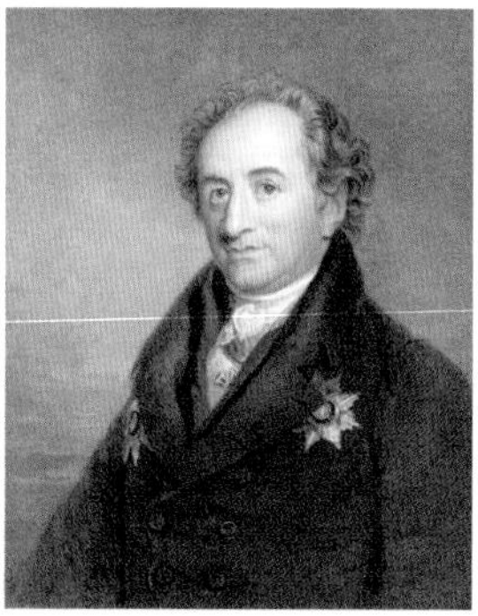

In seinen »Briefen aus der Schweiz« äußert sich Goethe 1779 über Kröpfe: *»Doch unterbricht die Hässlichkeit der Städte und der Menschen die angenehmen Empfindungen, welche die Landschaft erregt, gar sehr. Die scheußlichen Kröpfe haben mich ganz und gar üblen Humors gemacht.«*

Den **bösartigen Kropf** kannte schon Paulus von Ägina (625–690 n. Chr.), ein bedeutender griechischer Arzt. Die erste wissenschaftliche Veröffentlichung über den Schilddrüsenkrebs verfasste allerdings erst der Pathologe Rudolf Ludwig Karl Virchow, und zwar im Jahre 1865 in Straßburg.

Die **Kropfvorbeugung** war bereits sehr früh ein Thema: Ein französischer Chemiker namens Boussingault empfahl schon 1825 zu diesem Zweck jodhaltiges Salz. Auch Goethe befasste sich mit diesem Problem. Eine Tagebuchnotiz von 1825 trug den Titel: »Über den Gebrauch der Jodine gegen den Kropf«. Praktische Vorschläge zur Kropfprophylaxe (*Prophylaxe* ist der Fachbegriff für Vorbeugung) mit Jod machte 1917 der amerikanische Schilddrüsenexperte Marine (s. Seite 20). Die erste allgemeine Kropfvorsorge mit jodiertem Kochsalz wurde schließlich in der Schweiz, im Kanton Appenzell, im Jahr 1922 eingeführt.

Aus dem Jahr 1894 stammen die ersten Berichte über die **Behandlung des Kropfes** durch Einnahme von Schilddrüsenhormonen; 1927 gelang die synthetische (chemische) Herstellung von *Thyroxin*, dem (mengenmäßig) wichtigsten Schilddrüsenhormon. Mit der Einführung von schilddrüsenbremsenden Arzneistoffen, den *Thyreostatika*, und der *Radiojodtherapie* zeichneten sich 1942 neue Methoden zur Behandlung der Schilddrüsenüberfunktion ab. Die Operation verlor dadurch nicht an Bedeutung – die Behandlung der Schilddrüsenkrankheiten konnte vielmehr besser den individuellen Gegebenheiten angepasst werden.

Ein Mangel und seine Folgen

Nach Schätzungen der WHO müssen **weltweit** ungefähr eine Milliarde Menschen unter Jodmangelbedingungen leben. Als direkte Folge davon leiden über 200 Millionen Menschen an einem Kropf. Vor allem die sozial schlechter Gestellten sind am stärksten davon betroffen.

Von einem Kropfendemiegebiet (*Endemie* = Krankheit, die in einem bestimmten Gebiet ständig vorkommt) spricht man, wenn mehr als zehn Prozent der Bevölkerung dieses Gebietes einen Kropf aufweisen. Deutschland ist zum Beispiel ein solches Kropfendemiegebiet, da – mit regionalen Schwankungen – je nach Alter, Geschlecht und Personengruppe 10 bis mehr als 50 Prozent seiner Einwohner eine Schilddrüsenvergrößerung haben.

Der Kropf ist also bei uns noch immer so häufig, dass mit Fug und Recht von einer **Volkskrankheit** gesprochen werden darf. Obwohl Deutschland zu den jodärmsten Ländern Europas zählt, ist aber nicht an jeder vergrößerten Schilddrüse nur der Jodmangel schuld. Auch erbliche Faktoren und kropffördernde Substanzen in Nahrung und Trinkwasser können zum vermehrten Auftreten von Kropfbildungen führen. Dennoch: Neueren Hochrechnungen zufolge ist bei **fast jedem dritten Deutschen** die Schilddrüse aufgrund des Jodmangels vergrößert.

INFO

Mehr als ein Drittel von 100 000 freiwillig in einer Studie untersuchten Erwachsenen weisen einen krankhaften Ultraschallbefund der Schilddrüse (Vergrößerung, Knoten oder beides) auf. Dies nimmt altersabhängig zu. Frauen und Männer sind gleichermaßen betroffen.

Durch Diagnostik und Behandlung von Schilddrüsenkrankheiten sowie durch Lohnfortzahlung im Krankheitsfall entstand bisher pro Jahr ein volkswirtschaftlicher Schaden von rund einer Milliarde Euro. Durch eine verbesserte Jodversorgung könnte man etwa 70 Prozent davon einsparen. Von den in Deutschland jährlich notwendigen 100000 Kropfoperationen ließen sich 80000 durch konsequente Vorbeugung mit Jod vermeiden.

Vorbeugen – aber wie?

Vorbeugen ist besser als Heilen – so lautet ein bekanntes Motto. Umso mehr gilt das, wenn Vorbeugen so einfach ist wie beim Kropf. »Jodprophylaxe« heißt das Zauberwort. Mit Magie hat das Jod allerdings nicht das Geringste zu tun, dagegen viel mit der reibunglosen Funktion der Schilddrüse.

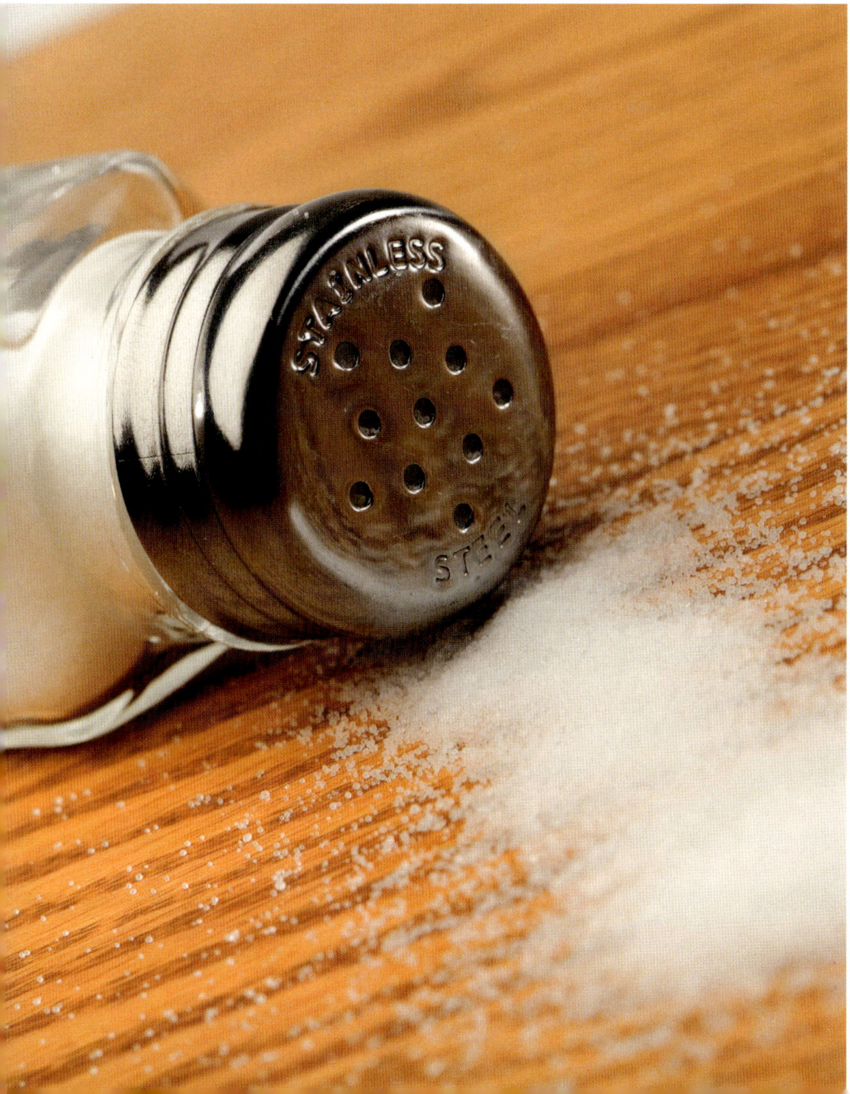

Jodmangel – das vermeidbare Phänomen

Der amerikanische Schilddrüsenforscher David Marine hat bereits 1924 die überaus bemerkenswerte Feststellung gemacht: »Der Kropf ist von allen bekannten Krankheiten die am leichtesten zu verhütende. Sie kann von der Liste menschlicher Krankheiten gestrichen werden, sobald die Gesellschaft dies zu tun beschließt.« Diesem Ziel sind wir in Deutschland in den letzten Jahren zwar näher gekommen (vor allem bei Kindern und Schwangeren), ganz erreicht haben wir es aber noch immer nicht.

Warum Jod so wichtig ist

Jod ist unverzichtbar für den menschlichen Organismus. Eine normal arbeitende »erwachsene« Schilddrüse benötigt davon täglich 180 bis 200 Mikrogramm. Jod ist der entscheidende Baustein der in der Schilddrüse gebildeten Hormone. Diese Hormone steuern maßgebend lebenswichtige Körperfunktionen wie z. B. den Sauerstoffverbrauch, die Wärmeproduktion, das Wachstum und die Entwicklung des zentralen Nervensystems.

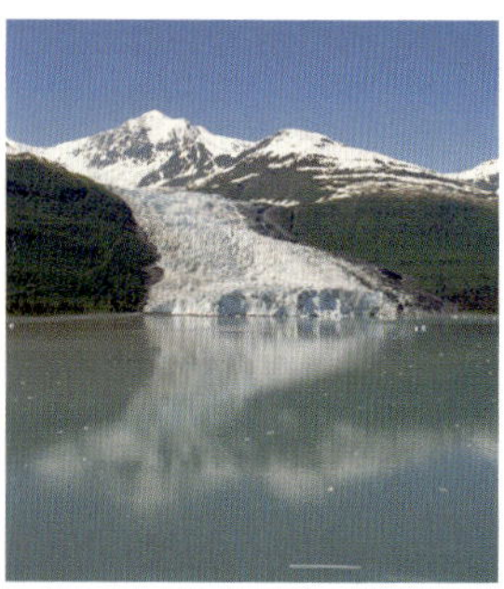

In der letzten Eiszeit spülte das Schmelzwasser der Gletscher lebensnotwendiges Jod aus den Böden ins Meer.

Wie kommt das Jod ins Meer?

Vor ca. 15 000 Jahren endete die letzte Eiszeit in Deutschland. Die Gletscher bestanden aus mächtigen Eismassen; das daraus abströmende Schmelzwasser riss die Jodvorräte aus Boden und Gestein mit und spülte sie in die Meere. Deshalb ist Jod im Trinkwasser und in unserer Nahrung in zu geringer Menge vorhanden. Aufgrund der Jodarmut des Bodens ist auch in den heimischen Agrarprodukten der Jodgehalt zu niedrig. Der durch Jodmangel hervorgerufene Kropf (s. Seite 94) und die dadurch verursachten Folgeerkrankungen können nur vermieden werden, wenn der Jodmangel ausgeglichen wird. Lediglich in den Meeren kommt ausreichend Jod vor. Aus diesem Grund stehen unter den Jodlieferanten die Meerestiere, vor allem aber Seefische und Schalentiere, an oberster Stelle (s. Tabelle in den vorderen Umschlagklappen).

Wo es in Deutschland an Jod mangelt

Entgegen früheren Vermutungen ist heute bekannt, dass Kröpfe in Süd- und Norddeutschland annähernd gleich häufig vorkommen. Jodmangel ist kein örtlich begrenztes Problem der Alpen und des Alpenvorlandes. Entscheidend ist, wie viel Jod in der letzten Eiszeit aus den Böden einer bestimmten Region herausgewaschen wurde.

Das wiederum ist in Deutschland von Region zu Region unterschiedlich: Entsprechend dem Abflussweg der Gletscher ist in küstennahen Gebieten der Jodgehalt der Nahrung im Allgemeinen höher; er nimmt über die Mittelgebirge Deutschlands (beispielsweise im Schwarzwald, in Thüringen, im Erzgebirge) bis hin zur Alpenregion immer mehr ab.

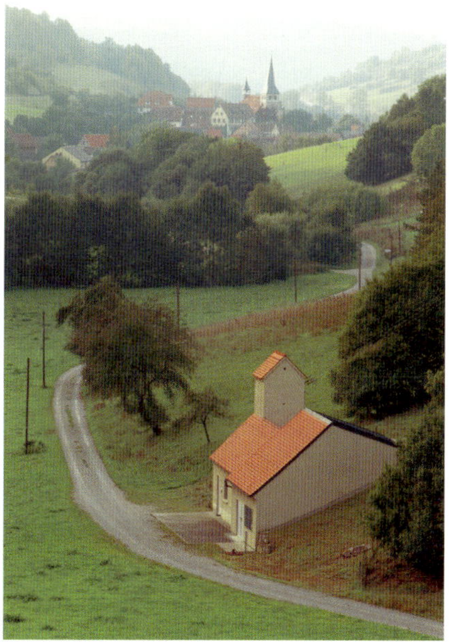

Der Kropf kommt heute im Norden wie im Süden Deutschlands gleichermaßen vor.

Unter anderem auch wegen der inzwischen nicht mehr regional geprägten Ernährungsgewohnheiten der

Jodmangel herrscht nicht nur im Süden Deutschlands.

Menschen ist der Jodmangel ein Problem, das ganz Deutschland betrifft. Bei fast 6000 Freiwilligen wurde in einer Studie als Maß für die Jodversorgung die Jodausscheidung im Urin überprüft. Dabei konnten keine wesentlichen Unterschiede zwischen Deutschlands Norden, Süden oder seiner Mitte entdeckt werden.

Was Sie selbst konkret zur Vorbeugung tun können

Ohne Jod kann die Schilddrüse keine Hormone herstellen.

Die Schilddrüse kann außer Jod alle Ausgangsstoffe für ihre Hormone selbst herstellen. Jod muss daher über die Nahrung aufgenommen werden. Dabei erweist sich die Schilddrüse als ausgesprochen genügsam: Sie kommt bereits mit der winzigen, kaum vorstellbaren Menge von einigen Millionstel Gramm Jod aus.

INFO

In Übereinstimmung mit anderen Expertengremien hat die Deutsche Gesellschaft für Ernährung (DGE) den täglichen Jodbedarf eines Erwachsenen auf 180 bis 200 Mikrogramm festgelegt.

Lernen Sie Ihren Jodbedarf kennen

Über den täglichen Jodbedarf, der abhängig ist vom Lebensalter und von speziellen Lebenssituationen wie z. B. Schwangerschaft oder Stillzeit, können Sie sich in der Darstellung auf der vorderen Umschlagklappe informieren. Die Angaben beruhen ebenfalls auf den Empfehlungen der Deutschen Gesellschaft für Ernährung (DGE).

Raucher brauchen mehr Jod als Nichtraucher, weil sie mit dem Rauch mehr *Thiozyanat* (s. auch Seite 92) aufnehmen. Diese chemische Substanz behindert den aktiven Transport von Jod aus dem Blut in die Schilddrüsenzellen. Aus demselben Grund erhöhen auch *Nitrate* den Jodbedarf. Trinkwasser und Lebensmittel sind zunehmend durch Nitrate aus der Landwirtschaft belastet. *Zink*- und *Selen*mangel wird neuerdings ebenfalls als möglicher zusätzlicher Faktor in der Kropfentstehung diskutiert.

Die richtige Ernährung gegen die »Jodnot«

Selbst eine ausgewogene, abwechslungsreiche Ernährung reicht im Allgemeinen nicht aus, um unseren täglichen Jodbedarf zu decken. Denn die von Landwirtschaft und Gartenbau erzeugten Lebensmittel sind, gemessen an unserem Bedarf, zu arm an Jod. So enthalten beispielsweise die wichtigsten Nahrungsmittel wie Brot, Kartoffeln, Gemüse, Eier, Obst, Milch und Fleisch nur zwischen einem und zehn Mikrogramm Jod pro Kilogramm. Aus diesem Grund werden oft nur 20 Prozent des erforderlichen Jods mit der Nahrung aufgenommen, im Allgemeinen ist es weniger als die Hälfte.

Erfreulicherweise verzeichnen neue Studien jedoch einen Aufwärtstrend: Die Deutschen verzehren mehr Jod als in früheren Jahren (s. Grafik auf Seite 24).

Verwendung von Jodsalz

Eine bewährte Methode, über die Nahrung an mehr Jod zu kommen, ist die Anreicherung des Kochsalzes mit Jod. Praktiziert wird dies in insgesamt über 60 Ländern der Erde, unter anderem in der Schweiz, in Österreich, in England, in den USA und den skandinavischen Ländern. Und zwar mit großem Erfolg: In diesen und anderen Ländern hat die generelle **Jodsalzprophylaxe** innerhalb von 10 bis 20 Jahren einen deutlichen Rückgang der Kropfhäufigkeit von etwas über 80 Prozent auf unter fünf Prozent bewirkt. Der gleiche Effekt wäre auch in Deutschland zu erwarten.

Seit 1989 fällt das jodierte Salz in Deutschland nicht mehr unter die Diätverordnung. Seitdem regelt die Zusatzstoffzulassungsverordnung den Gebrauch von Jodsalz: Nahrungsmittelhersteller, Großküchen, Gaststätten, Kantinen, Hotels und ebenso die Bun-

INFO

In Deutschland liegt die tägliche Jodaufnahme im Durchschnitt bei 100 Mikrogramm – vom Schulalter an aufwärts ist das immer noch zu wenig, obwohl es gegenüber früher eine gewisse Verbesserung darstellt.

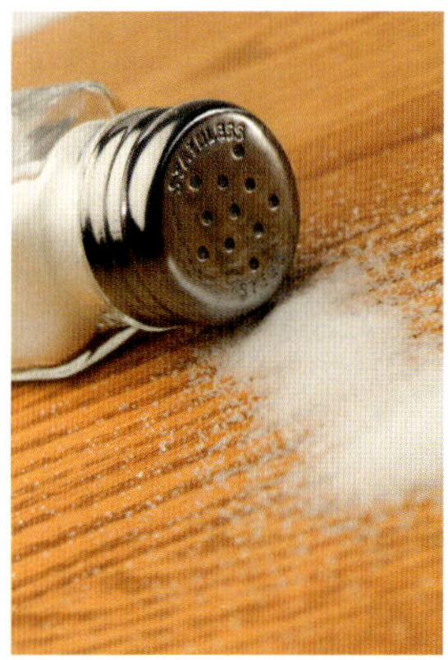

Bisher verwenden nur etwa 75 Prozent der deutschen Haushalte regelmäßig Jodsalz; in der Nahrungsmittelindustrie sind es sogar nur 35 Prozent.

deswehr dürfen jodiertes Speisesalz verwenden. Mit Jodsalz hergestellte Nahrungsmittel werden seit 1996 mit einem Jodsiegel gekennzeichnet.

Speisesalz wird aber in Deutschland **nicht generell jodiert**. Daher muss jeder Einzelne selbst darauf achten, dass er mit der Nahrung genügend Jod zu sich nimmt: entweder durch die Verwendung von Jodsalz und die gezielte Auswahl von jodhaltigen Lebensmitteln oder – falls notwendig – durch die zusätzliche Einnahme von Jod.

Auch Lebensmittel aus Ländern mit ausreichender Jodversorgung (s. Seite 189) können hilfreich sein.

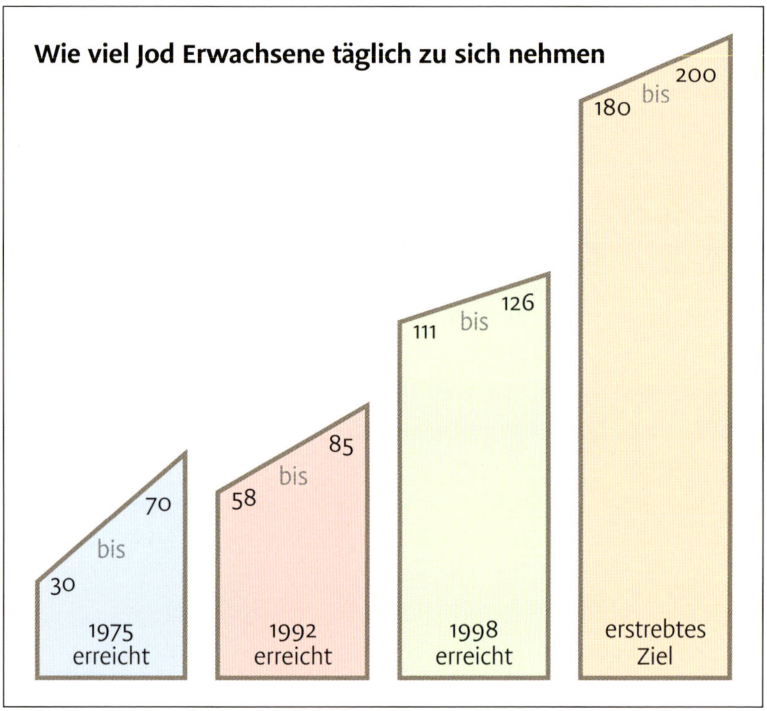

Verbessert: Glücklicherweise steigt der Jodkonsum in Deutschland kontinuierlich an; vom gesunden Ziel sind wir aber noch weit entfernt (Angaben in Mikrogramm pro Tag).

Nur so kann dem Kropf vorgebeugt werden. Zwar plant die Bundesregierung eine neue Jodsalzverordnung, um der ernährungsbedingten Schilddrüsenkrankheit vorzubeugen. Nach dieser Verordnung soll künftig anstelle des üblichen Kochsalzes nur noch Jodsalz Verwendung finden. Dennoch: Bis es so weit ist, sind wir auf die freiwillige Verwendung von Jodsalz angewiesen. Dazu brauchen wir aber die Mithilfe von Bäckern, Metzgern, Gastwirten, Herstellern von Säuglingsnahrung usw.

Selbst für Menschen mit einer Überfunktion der Schilddrüse (*Hyperthyreose*, s. Seite 109) oder *funktioneller Autonomie* (s. Seite 113) besteht keine Gefahr beim Genuss von jodierten Speisen (z. B. Brezeln und Würstchen). Patienten mit *Morbus Basedow* (s. Seite 125) oder *Hashimoto-Thyreoiditis* (s. Seite 152) müssen sich beim Verzehr von jodierten Speisen ebenfalls nicht zurückhalten, solange sie eine Gesamtmenge von ca. 200 Mikrogramm Jod pro Tag nicht überschreiten.

Hierzulande ist das Kilogramm Jodsalz üblicherweise mit 20 Milligramm Jod angereichert. Verwenden Sie täglich fünf Gramm jodiertes Speisesalz, so nehmen Sie damit 100 Mikrogramm Jod zusätzlich auf. Dieser Wert ist aber eine rein theoretische Größe, denn erfahrungsgemäß salzen wir unsere Nahrung mit etwa **2,5 Gramm pro Tag**, erhalten also nur **50 Mikrogramm Jod** (bei Verwendung von Jodsalz!). Es schmeckt übrigens genauso gut wie das nicht jodierte Speisesalz. Meersalz ist nur bei zusätzlicher Jodierung geeignet. Wenn Sie Jodsalz mit Fluorid benutzen, können Sie gleich zwei Fliegen mit einer Klappe schlagen: Neben dem Kropfwachstum beugen Sie auf diese Weise auch der Entstehung von Karies vor. Von der Jodsalzprophylaxe können nur diejenigen Menschen nicht profitieren, die aufgrund bestimmter Erkrankungen (z. B. Bluthochdruck) eine eher salzarme Diät einhalten

TIPP

Achten Sie beim Einkauf darauf, dass die Lebensmittel unter Verwendung von Jodsalz hergestellt wurden (sie sind entsprechend gekennzeichnet). Wenn Sie regelmäßig in einer Kantine essen, fragen Sie den Koch, ob er Jodsalz verwendet. In Kindergärten und Kindertagesstätten sollte Jodsalz zur Herstellung der Speisen eigentlich selbstverständlich sein. Verwenden Sie im Haushalt ausschließlich jodiertes Speisesalz.

TIPP

Fünf Gramm jodiertes Speisesalz täglich liefern 100 Mikrogramm Jod zusätzlich.

Achtung

Großzügiger Salzverzehr ist »nicht ohne«, denn bei dafür empfindlichen Menschen kann er gesundheitliche Schäden wie z. B. Blutdhochruck oder vermehrte Einlagerung von Wasser in die Gewebe *(Ödeme)* hervorrufen.

sollen. In solchen Fällen ist die regelmäßige Einnahme von Jodtabletten (s. dazu Seite 27) oder die Verwendung von jodiertem Kochsalzersatz zu empfehlen.

Lebensmittel mit hohem Jodgehalt

Unsere Lebensmittel enthalten in der Regel zu wenig Jod. Als natürliche Jodlieferanten haben vor allem **Seefische** und **Meeresfrüchte** sowie **pflanzliche Meeresprodukte** praktische Bedeutung. Ihren Jodgehalt ersehen Sie aus der Tabelle in der vorderen Umschlagklappe. Süßwasserfische bieten die wichtigen Spurenelemente nur in sehr geringem Maße an.

Zwar kann jemand, der drei- bis viermal pro Woche frischen Meeresfisch isst, damit einen großen Teil seines Jodbedarfs decken.

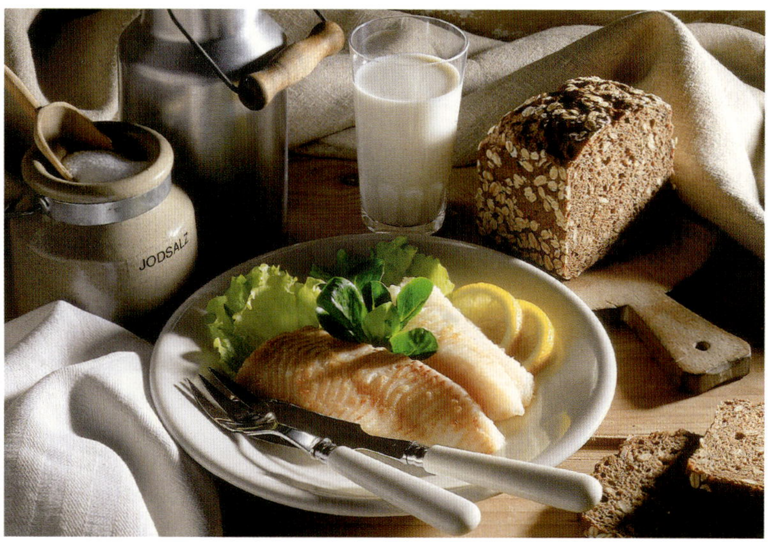

Genügend Spuren des Elementes? Greifen Sie zu jodhaltigen Lebensmitteln wie z. B. Jodsalz, Milch und Seefisch und mit Jodsalz hergestellten Brot- und Wurstwaren.

Tipp

Achten Sie darauf, sich mindestens einmal pro Woche eine Fischmahlzeit und damit gleichzeitig der Schilddrüse eine Extraportion Jod zu gönnen.

Eine solche »Praxis« dürfte jedoch die absolute Ausnahme sein. Werden zudem die Soße und das Wasser, in dem der Fisch gekocht wurde, nicht mitgegessen, so geht ein erheblicher Anteil Jod verloren – im Übrigen ebenso beim Erhitzen der Nahrungsmittel durch Verdunsten.

Vorbeugung mit Jodtabletten: einfach und effektiv

Die einfachste Möglichkeit, dem Jodmangel zu begegnen und rechtzeitig ein Kropfwachstum zu vermeiden, besteht in der **Einnahme von Jodtabletten** *(Jodsubstitution)*. Richtig dosiert, verhindern die Tabletten das Auftreten sämtlicher Jodmangelerscheinungen.

Der Zeitpunkt der Einnahme, ob vor, nach oder zu den Mahlzeiten, ist beliebig wählbar. Es kommt nur darauf an, die Tabletten wirklich regelmäßig einzunehmen. Ihre Verträglichkeit ist sehr gut; Allergien gegen das Jodid in den Jodtabletten sind nicht zu befürchten (s. hierzu auch Seite 101).

Jodtabletten sind **nicht verschreibungspflichtig**. Bevor Sie mit der Einnahme beginnen, sollten Sie jedoch mit Ihrem Arzt sprechen. Denn es könnte sein, dass bei Ihnen Gründe vorliegen, die gegen die Einnahme von Jod sprechen. Ein solcher Grund wäre beispielsweise eine Überfunktion der Schilddrüse.

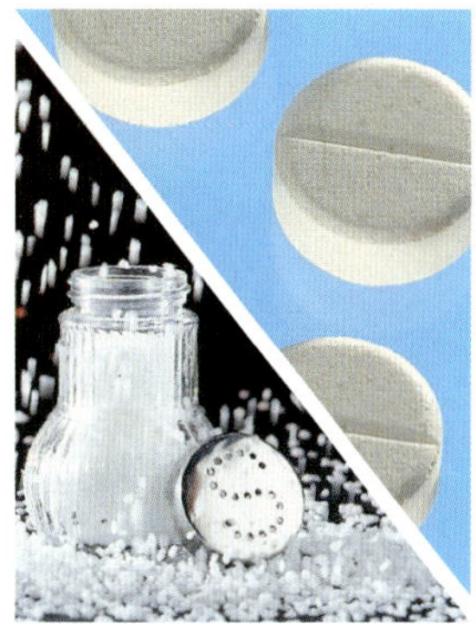

Eine Jodtablette enthält 100 Mikrogramm Jod – über das jodierte Speisesalz erhalten wir hingegen nur durchschnittlich 50 Mikrogramm Jod bei Zusalzen von etwa 2,5 Gramm Salz am Tag.

Was Sie über die Schilddrüse wissen sollten

Kleines Organ, große Wirkung: Diese Beschreibung charakterisiert die Schilddrüse eigentlich ganz treffend. Das folgende Kapitel liefert Ihnen noch ein paar Informationen mehr – zum besseren Verständnis.

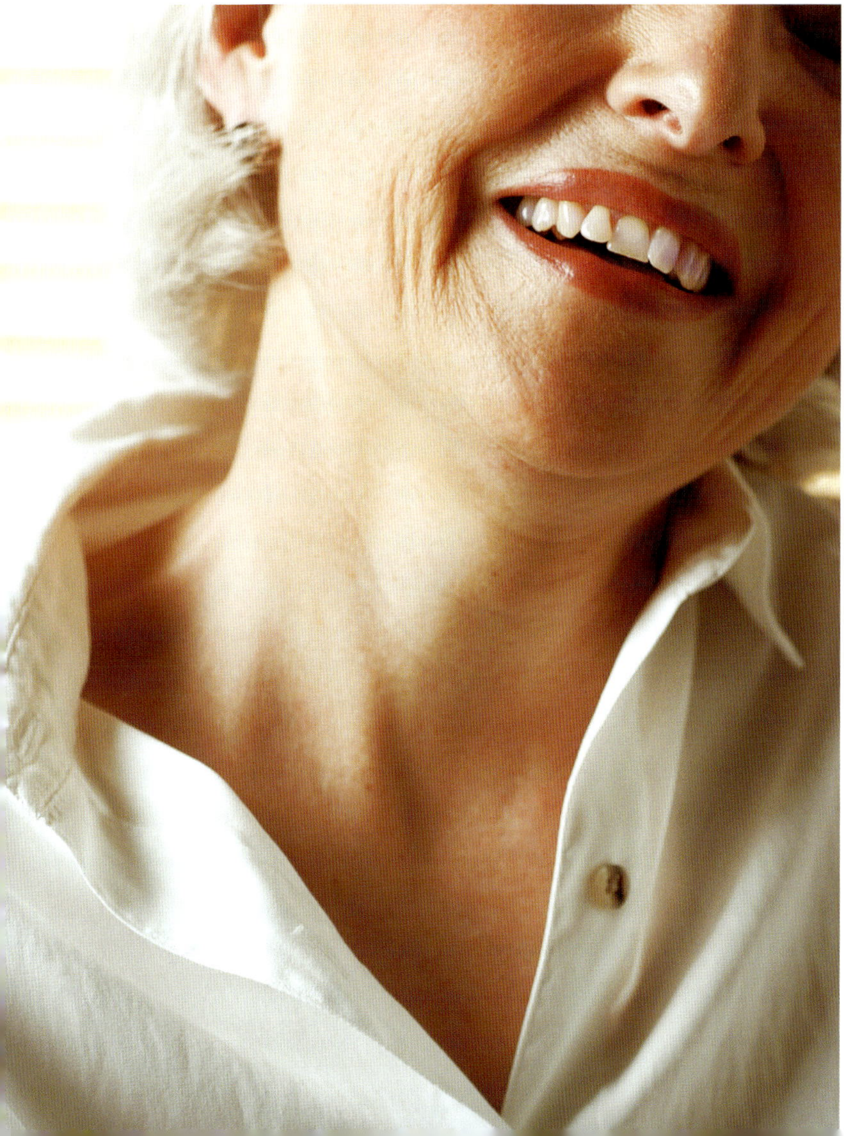

Ganz schön kompliziert: die Entstehung der Schilddrüse

Bereits etwa drei Wochen nach der Befruchtung beginnt sich beim Embryo im Mutterleib die Schilddrüse zu entwickeln. Zunächst geschieht das dort, wo sich später der Mundboden befindet. Die Drüse wandert dann den Hals hinab, um in der siebten Schwangerschaftswoche ihre endgültige Lage vor der Luftröhre einzunehmen. Zuvor hat sie sich in der fünften Woche in ein kleines paariges Organ geteilt, das lediglich eine schmale Gewebsbrücke (Fachbegriff *Isthmus*) besitzt. Mit dem Ausgangspunkt ihrer Wanderung bleibt die Schilddrüse durch einen kleinen Tunnel *(Ductus thyreoglossus)* verbunden, der zur Zeit der Geburt verödet. In der ehemaligen »Schlucht« dieses Ganges kann später noch Schilddrüsengewebe vorhanden sein. Es wird als »versprengt« *(dystop)* bezeichnet und ist im Szintigramm erkennbar. Am Zungenbein wiederum kann sich aus dem Überbleibsel des Ganges eine Zyste bilden – typischerweise in Halsmitte *(mediane Halszyste)*. Etwa 40 Prozent aller Erwachsenen haben übrigens einen *Lobus pyramidalis* (s. Abbildung Punkt 5). Dieser kleine, pyramidenförmige Lappen entsteht aus dem Rest des Ductus thyreoglossus direkt an der Schilddrüse.

Schon ab der zehnten Woche braucht die Schilddrüse des Embryos Jod.

Etwa ab der **zehnten Schwangerschaftswoche** kann die Schilddrüse des ungeborenen Kindes **Jod aufnehmen** und bald die fürs Wachstum unerlässlichen Schilddrüsenhormone bilden. Deshalb ist die ausreichende Jodversorgung während der Schwangerschaft so wichtig (s. Seite 174).

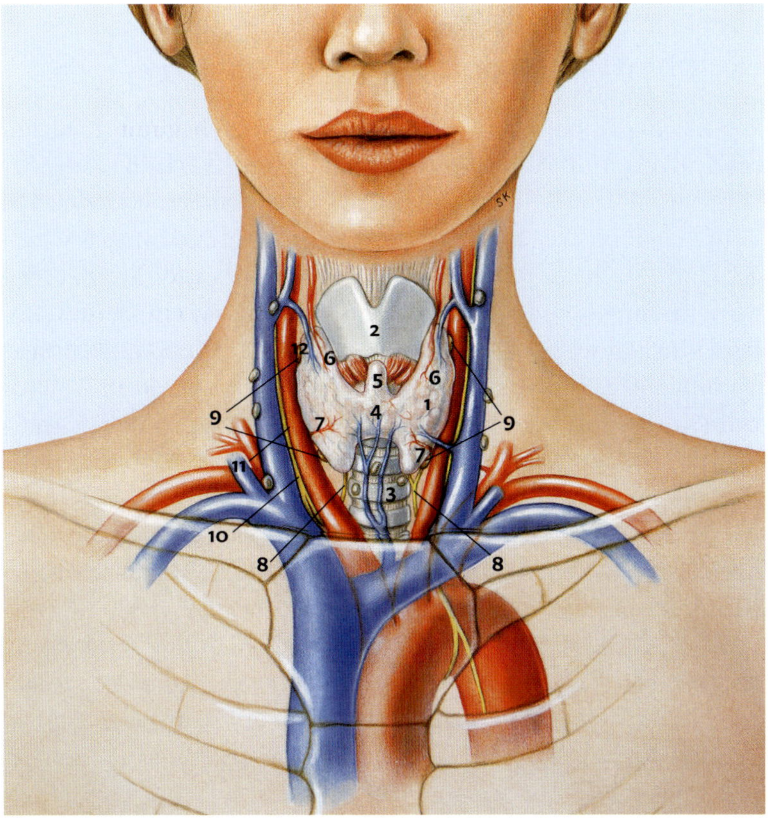

Schmetterlingsförmig liegt die Schilddrüse (**1**) unterhalb des Kehlkopfs (**2**) vor der Luftröhre (**3**). Sie besteht aus zwei Lappen, die in der Mitte durch eine Gewebsbrücke (Isthmus (**4**)) miteinander verbunden sind. Sie weist häufig zusätzlich einen pyramidenförmigen Zipfel (Lobus pyramidalis (**5**)) auf. Weit verzweigte Arterien (rot) sorgen für starke Durchblutung, vor allem die beiden oberen (**6**) und unteren (**7**) Schilddrüsenschlagadern; Venen (blau) transportieren das Blut wieder ab. Hinter den beiden Schilddrüsenlappen verläuft jeweils der (untere) Stimmbandnerv (**8**), berühmt als *Nervus recurrens*. Dieser kommt aus dem Vagusnerv (**10**), welcher hinter der Halsschlagader (**11**) verläuft. Der ebenfalls wichtige obere Stimmbandnerv (s. Seite 203) befindet sich etwa bei Punkt **12**. An der Rückseite der Schilddrüse liegen die vier weizenkorngroßen Nebenschilddrüsen (**9**).

Wo die Schilddrüse liegt und welche Nachbarn sie hat

Als »Adamsapfel« wird der hervorspringende Teil des Kehlkopfes bezeichnet.

Wie in der Abbildung auf Seite 31 zu sehen und dort auch schon beschrieben, liegt die Schilddrüse unmittelbar auf und neben der Luftröhre *(Trachea)*, und zwar unterhalb des Kehlkopfes. In »Reichweite« befindet sich auch die Speiseröhre *(Ösophagus)*.

Die Drüse erhält ihr Blut über zwei obere und zwei untere Schilddrüsenschlagadern (*Arteria thyreoidea superior und inferior*). Der Verlauf dieser Blutgefäße kann von Mensch zu Mensch recht unterschiedlich sein; manch einer besitzt zusätzlich zu den genannten vier noch eine weitere Schilddrüsenschlagader *(Arteria thyreoidea ima)* – vor allem für den Chirurgen beachtenswert! Natürlich ist auch der Abtransport des Blutes sichergestellt: Die kräftig ausgebildeten Venen schicken das Blut zunächst in die Venen des Halses. Von dort gelangt es in den oberen Brustraum und schließlich zum Herzen zurück.

Mit den Blutgefäßen ziehen vielfach auch die Fasern des unwillkürlichen (= vegetativen) Nervensystems zur Schilddrüse. Sie verfügt außerdem über einen ganzen »Strauß« sensibler (z. B. Schmerz leitende) Nervenfasern; aus diesem Grund ist sie schmerzempfindlich. In ihrer unmittelbaren Nähe liegen zudem Nerven, welche die Muskeln des Kehlkopfes versorgen (sie bewegen die **Stimmbänder**). Näheres dazu auf Seite 202.

INFO

Die Schilddrüse ist ein stark durchblutetes Organ: Innerhalb von 1,5 Stunden wird sie von der gesamten Blutmenge des Körpers durchströmt. Auch mit Nerven ist sie üppig ausgestattet.

Die Schilddrüse ist also reich – übrigens auch an Lymphgefäßen! Die darin transportierte Lymphflüssigkeit fließt über die Lymphgefäße und Lymphknoten des Halses und des vorderen Brustkorbes ab. Werden die großen Halslymphgefäße z. B. bei einer Schilddrüsenoperation verletzt, kann sich eine *Lymphfistel*, d. h. eine Verbindung nach außen durch die Haut, ausbilden.

An der Rückseite der Drüse liegen die vier weizenkorngroßen **Nebenschilddrüsen** – jeweils zwei oben und zwei unten. Sie bilden das *Parathormon*, das den Kalziumstoffwechsel regelt (s. dazu auch die Abbildung auf Seite 85).

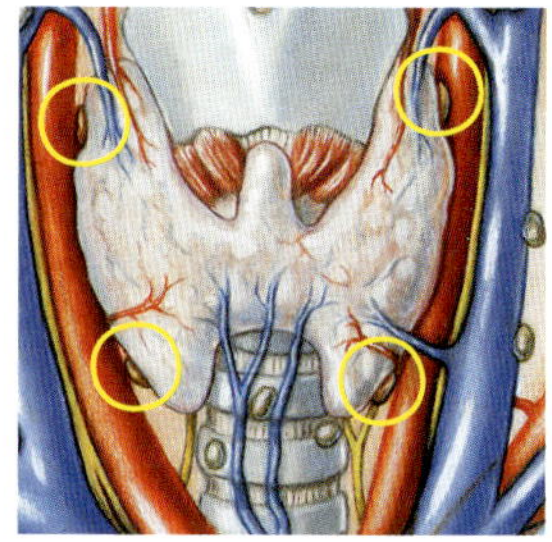

Die Nebenschilddrüsen (innerhalb der gelben Kreise) werden auch Epithelkörperchen genannt.

Eine normale Schilddrüse ist gemeinhin nicht von außen sichtbar; sie ist weich wie ein Schwamm und folgt den Schluckbewegungen des »Adamsapfels«. Bei einer **Überfunktion** ist manchmal ein Pochen und Schwirren spürbar, das durch den verstärkten Blutfluss ausgelöst wird. Auch ein kurzfristiges An- und Abschwellen ist dadurch möglich – vor allem bei Stress und Aufregung!

Die kleinen, aber feinen Details

Das Schilddrüsengewebe besteht feingeweblich aus so genannten *Follikeln*, also kleinen Bläschen. Sie enthalten *Kolloid*, das aus einer Eiweißlösung besteht. Hauptinhaltsstoff ist ein spezielles Eiweiß, das *Thyreoglobulin*. In den Follikeln werden die Schilddrüsenhormone bis zur Abgabe an das Blut gespeichert, gebunden an Thyreoglobulin.

Mehr noch: Die Follikel sind von einer Schicht kleiner Zellen, den so genannten *Thyreozyten*, ausgekleidet. Diese nehmen das mit dem Blut kreisende **Jod** auf und geben die fertigen Schilddrüsenhormone an das Innere der Follikel oder die Blutbahn ab. Bei krankhaften Vorgängen innerhalb der Schilddrüse können Bestandteile der Follikel wie z. B. das zuvor genannte Thyreoglobulin (s. auch Seite 69) vermehrt ins Blut gelangen und dort nachgewiesen werden.

Die Thyreozyten sind für den Aufbau von Hormonen zuständig.

Im Bindegewebe zwischen den einzelnen Follikeln liegen die C-Zellen (s. S. 34). Sie produzieren das Hormon *Kalzitonin*, das bei der Regulierung des Kalziumstoffwechsels eine wichtige Rolle spielt. Mehr zum Kalziumstoffwechsel erfahren Sie ab Seite 85.

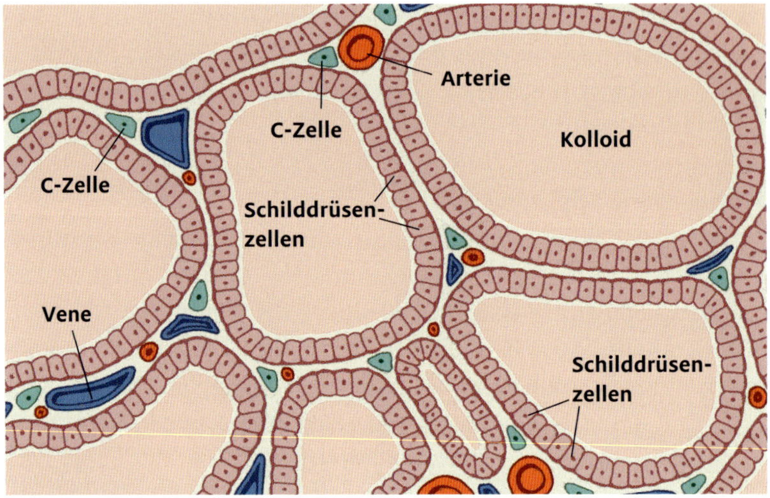

Einblick in den feingeweblichen Bau der Schilddrüse: Viele Schilddrüsenzellen bilden jeweils einen Follikel, in dem sich das Kolloid befindet. Die C-Zellen und die Blutgefäße (Arterien und Venen) liegen zwischen den Follikeln, ebenso Nerven und Lymphgefäße (beide nicht eingezeichnet).

INFO

Der Jodtransport ist seit kurzem aufgeklärt. Ein Eiweiß namens *Natrium-Jod-Symporter* vermittelt den gemeinsamen Transport eines Jodid-Ions und zweier Natrium-Ionen (daher der Name »Symporter«) in die Follikelzelle. Der Symporter kommt u. a. auch in der Brustdrüse vor. Das Gen, das die Bildung dieses Eiweißes steuert, ist bekannt, und man verspricht sich davon neue Erkenntnisse zur Entstehung und Therapie des Kropfes und des Schilddrüsenkrebses (vielleicht auch Brustkrebses).

Aufgaben der Schilddrüse

Wie gelangt Jod in die Schilddrüse?

Der gewichtsmäßig größte Bestandteil der Schilddrüsenhormone ist das Spurenelement Jod. Es kann vom Körper nicht selbst hergestellt und außer in der Schilddrüse auch in keinem anderen Organ gespeichert werden (allerdings können Brustdrüsenzellen Jod in der Muttermilch anreichern – wichtig fürs Kind!). Über Magen und Darm gelangt das Jod fast vollständig aus der Nahrung ins Blut. Die Schilddrüsenzellen wiederum können Jod aus dem Blut »herausfischen«. Der Jodtransport in die Schilddrüsenzellen ist ein aktiver Vorgang, der Energie erfordert.

Der Jodgehalt der Schilddrüsenzelle liegt um das 5- bis 300fache höher als der des Blutes. Jod, das die Schilddrüse nicht aufnimmt, wird von den Nieren mit dem Urin wieder ausgeschieden. Dasselbe geschieht zum Teil auch mit Jod, das beim Abbau der Schilddrüsenhormone freigesetzt wird, oder aber es wird von der Schilddrüse »recycelt«.

Was macht die Schilddrüse mit dem Jod?

Jod wird für den Aufbau der Schilddrüsenhormone – für die Hormonsynthese – benötigt. Zunächst wird das Jod in der Schilddrüse an die Aminosäure *Tyrosin* – also einen Eiweißbestandteil – gekoppelt. Dabei entsteht entweder *Monojodtyrosin* mit einem oder *Dijodtyrosin* mit zwei Molekülen Jod. Aus diesen beiden vorgefertigten Bausteinen stellt ein Helfershelfer – nämlich ein Schilddrüsenenzym – die kompletten Schilddrüsenhormone her: Für *Tetrajodthyronin* (T_4) werden zu diesem Zweck zwei Moleküle Dijodtyrosin aneinander gekoppelt. *Trijodthyronin* (T_3) entsteht aus einem Molekül Dijodtyrosin und einem Molekül Monojodtyrosin (s. Abbildung unten).

Jod kann der Körper nicht selbst herstellen – er ist auf die tägliche Zufuhr über die Nahrung angewiesen.

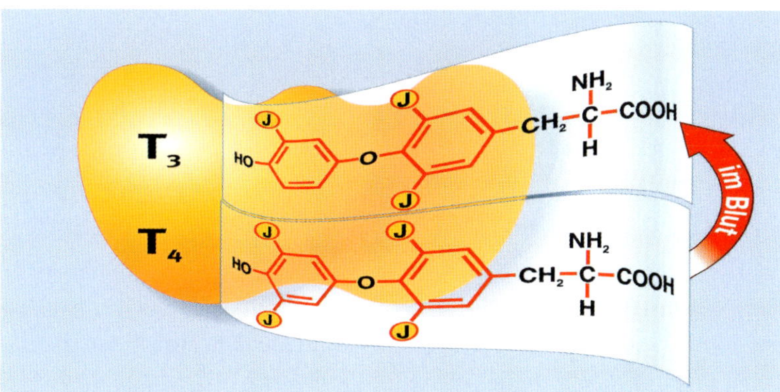

Etwas Chemie: Formeln der Schilddrüsenhormone.
Aus T4 (= Tetrajodthyronin) wird T3 (= Trijodthyronin).

Endokrin heißen die Organe, die Stoffe wie z. B. Hormone in das Blut ausschütten.

Danach gibt es für die fertigen Hormone zwei Möglichkeiten: Sie werden entweder gespeichert oder gleich in die Blutbahn abgegeben. Als einziges *endokrines* Organ im menschlichen Organismus kann die Schilddrüse nämlich große Hormonmengen speichern. Normalerweise reicht der Vorrat in den Follikeln bis zu zwei Monate lang.

INFO

Die zwei Hormone der Schilddrüse heißen

- Tetrajodthyronin (abgekürzt: **T4**), auch Thyroxin genannt
- Trijodthyronin (abgekürzt: **T3**)

Das Verhältnis T4:T3 im Blut beträgt etwa 10:1.

Entsprechend dem Bedarf des Körpers gibt die Schilddrüse ihre Hormone in die Blutbahn ab. Es wird allerdings wesentlich mehr Tetrajodthyronin (T_4) als Trijodthyronin (T_3) freigegeben. Tetrajodthyronin (T_4) wird im Blut, außerhalb der Schilddrüse, zu Trijodthyronin (T_3) umgewandelt, da T_3 der »Aktivposten«, also das **bedeutendste Schilddrüsenhormon** im Stoffwechsel ist.

Eiweiße als »Spediteure« im Blut

Für den Transport im Blut werden die Schilddrüsenhormone an **Eiweiße** (= *Proteine*) gebunden, die deshalb auch Transportproteine heißen. Wichtige Transportproteine für Schilddrüsenhormone sind das thyroxinbindende *Globulin* (TBG), das *Transthyretin* und das *Albumin*. Tetrajodthyronin (T_4) ist im Blut zu 99 Prozent an Transportproteine gebunden. Auch Trijodthyronin (T_3) ist zu über 99 Prozent, allerdings deutlich »lockerer«, an Proteine gekoppelt. Diese Bindung an Transporteiweiße hat den Zweck, die rasche Ausscheidung der Schilddrüsenhormone über die Nieren zu verhindern. Denn in der gebundenen Form sind sowohl T_3 als auch T_4 für die Filterporen der Nieren einfach zu groß. Für die Körpervorgänge verfügbar und damit wirklich verwendbar sind aber nur die freien (f=frei), d.h. die ungebundenen Hormone **fT_4 und v.a. fT_3**.

Der Anteil des freien, d. h. ungebundenen Trijodthyronins (fT3) beträgt nur 0,3 Prozent der Gesamtmenge von T3 im Blut. Welche Rolle die Unterscheidung zwischen gebundenen und ungebundenen Hormonen bei der Diagnose von Schilddrüsenerkrankungen spielt, können Sie auf Seite 66 nachlesen.

Wie kommt der »Aktivposten« (f)T_3 in die Körperzellen?
Dazu verhelfen ihm z.T. bekannte, z.T. aber auch noch unbekannte Prinzipien der Physik und Biochemie wie *Diffusion* (freies Strömen) und *aktiver Transport*. Wichtig ist, dass T_3 schließlich an Empfangsstellen *(Rezeptoren)* andockt, worüber sofort der Zellkern informiert wird, und über die Gene den Stoffwechsel aktiviert. Veränderungen *(Mutationen)* der Rezeptoren können z.B. eine Schilddrüsenüberfunktion verursachen.

INFO

Nicht nur die Reifung von Gehirn und Nervensystem – für sich allein genommen schon wichtig genug –, sondern überhaupt das geregelte Wachstum während der Entwicklung des Menschen hängt von den Schilddrüsenhormonen ab.

So wirken Schilddrüsenhormone

Kinder wie Erwachsene benötigen die Schilddrüsenhormone in vielerlei Hinsicht. Ein Beispiel ist der Stoffwechsel von Kohlenhydraten, Fetten und Eiweißen, der Nährstoffe also, auf die der Körper zur Aufrechterhaltung von Bau und Funktion so dringend angewiesen ist. Doch damit nicht genug: Sie beeinflussen den Knochen- und Mineralstoffwechsel, das zentrale Nervensystem, die Übertragung von Befehlen von den Nerven auf die Muskulatur und die Muskulatur selbst. Maßgebend ist auch ihr Einfluss auf das Herz-Kreislauf-System, die Verdauungsorgane, die Keimdrüsen bzw. Sexualität sowie Haut, Haare und Nägel. Nicht zuletzt sind Psyche, Intellekt und damit letztlich die Persönlichkeit eines Menschen eng mit der Funktion dieser Hormone verknüpft.

Vgl. dazu Symptome von Unter- und Überfunktion der Schilddrüse ab Seite 41.

Der Regelkreis: Gas und Bremse der Schilddrüse

Eine normale Schilddrüse arbeitet nicht völlig unabhängig und »selbstherrlich«. Sie ist eingebunden in einen Regelkreis, der sicherstellen soll, dass die Versorgung des Körpers mit Schilddrüsenhormonen genau auf seinen jeweiligen Bedarf abgestimmt ist.

INFO

Der Hypothalamus ist der wichtigste Teil des Gehirns, wenn es um die Aufrechterhaltung eines stabilen inneren Milieus im Körper geht. Er ist somit auch Teil desjenigen Regelkreises, der die Funktion der Schilddrüse kontrolliert.

Hypothalamus, Hypophyse und Schilddrüse sind eng und wechselseitig miteinander verbunden. Diesen Regelkreis zeigt vereinfacht das Bild auf Seite 39.

Zu diesem Regelkreis gehört neben der Schilddrüse die **Hirnanhangsdrüse** *(Hypophyse)* sowie eine nussförmige **Struktur** des **Zwischenhirns**, die *Hypothalamus* genannt wird. Der Hypothalamus stellt seinerseits ein Hormon her, das die Aufgabe eines Boten übernimmt. Es trägt den Namen **Thyreotropin-Freisetzungs-Hormon**. Freisetzen heißt in der englischen Sprache release, deshalb lautet der Fachbegriff für diesen Botenstoff auch *Thyreotropin-Releasing-Hormon*, abgekürzt *TRH*. TRH gelangt mit dem Blut zur Hirnanhangsdrüse und stimuliert dort die Produktion und die Freisetzung eines weiteren Botenstoffes, der den Namen **Thyreoidea-stimulierendes Hormon** *(TSH)* trägt. Das TSH erreicht ebenfalls über die Blutbahn die Schilddrüse und regt dort die Jodaufnahme, alle Schritte zur Herstellung von Schilddrüsenhormonen sowie ihre Abgabe ins Blut an. Die Ausschüttung von TSH aus der Hirnanhangsdrüse wird normalerweise gehemmt, wenn im Blut die Konzentration an freien Schilddrüsenhormonen bereits hoch ist. Das kann z. B. der Fall sein, wenn – aus welchen Gründen auch immer – die Schilddrüse zu viele Hormone produziert. Diese Sperre ist sinnvoll, denn die Freisetzung von TSH zöge die nochmalige Erhöhung der bereits hohen Schilddrüsenhormonkonzentration nach sich.

Auch das TSH hat übrigens seinen Rezeptor zum Andocken, und zwar auf der Oberfläche der Schilddrüsenzellen. Nur so kann es diese auch »kommandieren«. Erneut können Veränderungen (Mutationen) des Rezeptors die Schilddrüsenfunktion stören. Der Regelkreis ist dann außer Kraft gesetzt. Schließlich können, wenn auch selten, gutartige Geschwülste *(Adenome)* der Hirnanhangsdrüse unkontrolliert TSH ausschütten. Diese – auch TSHom genannten – Geschwülste treiben die Schilddrüse vermehrt an und führen zur Überfunktion. Auch dann ist der Regelkreis unterbrochen.

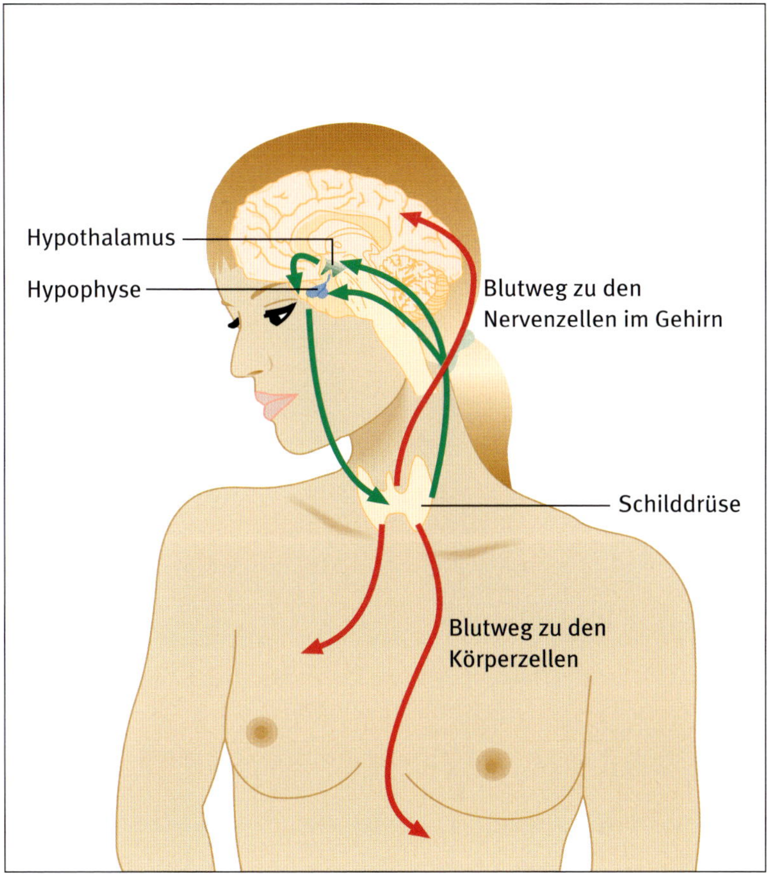

Regelkreis. Er sorgt für ausgeglichene Schilddrüsenhormonspiegel im Blut und ausreichende Hormonmengen im Körper.
Hypothalamus und Hypophyse sind dabei jene übergeordneten Zentren im Gehirn, die die Hormonproduktion der Schilddrüse über Steuerhormone anregen oder drosseln können. Der Körperkreislauf übernimmt den Transport der verschiedenen Hormone und versorgt auf dem Blutweg jede Zelle.

Doch es gibt noch weitere Steuerungsmechanismen. Die Schilddrüse kann auf das Jodangebot direkt reagieren, was als *thyreoidale Autoregulation* (griech. *auto* = selbst) bezeichnet wird. Niedrige Joddosen regen die Schilddrüsentätigkeit an, extrem hohe Dosen blockieren sie vorübergehend. Dies macht man sich bei der *Plummerung* zunutze, wenn vor einer Operation eine Schilddrüsenüberfunktion durch Gabe von hohen Dosen Jod kurzfristig gebremst wird (s. Seite 199).

Kropf, Überfunktion, Unterfunktion: die Anzeichen

Wie viele andere Krankheiten kann sich auch eine Erkrankung der Schilddrüse auf unterschiedlichste Art bemerkbar machen. Nicht selten finden Arzt und Patient erst nach langem Suchen und einigen Irrwegen die Ursachen in dem kleinen Organ im Hals.

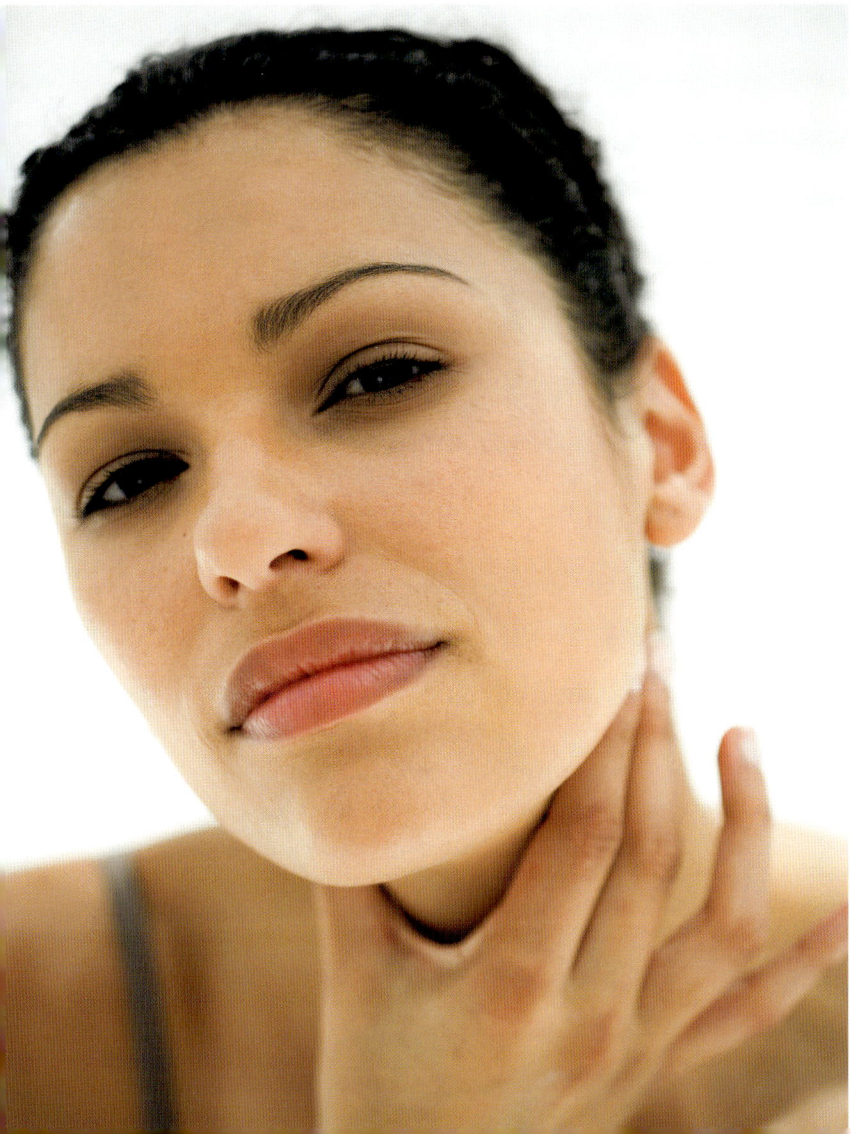

ACHTUNG

Veränderungen im Halsbereich sollten Sie zum Arzt führen!

Beobachten Sie sich selbst

Jede Schwellung im Halsbereich, ob symmetrisch auf beiden Seiten oder einseitig, ob weich oder hart, ob schmerzhaft oder schmerzlos, sowie jede Veränderung sichtbarer Halsvenen oder der Hautbeschaffenheit sollten Sie an eine Erkrankung der Schilddrüse denken lassen. Zögern Sie dann nicht, möglichst bald Ihren Hausarzt aufzusuchen. Denn nicht immer macht sich eine Schilddrüsenerkrankung dadurch bemerkbar, dass das Organ größer und damit der Hals dicker wird.

Oft kann Ihnen ein unbestimmtes Enge- und Druckgefühl im Hals den einzigen Hinweis auf den Ursprung der Erkrankung geben. Möglicherweise ist Ihnen dadurch das Tragen von Krawatten, engen Kragen oder Rollkragenpullovern unangenehm.

Wenn es im oder um den Hals eng wird, kann die Schilddrüse dahinter stecken.

Auch jede Art von Berührung am Hals, und sei sie noch so liebevoll gemeint, verursacht Ihnen dann Unbehagen; vielleicht tut Ihnen sogar der Hals weh. Missempfindungen in Rachen und Schlund können Schluckstörungen nach sich ziehen. »Es fühlt sich an wie ein Fremdkörper oder wie ein Kloß im Hals«, so beschreiben viele Menschen das erste Anzeichen ihrer Schilddrüsenerkrankung.

Dieses Gefühl, das so genannte **Globusgefühl**, verstärkt sich häufig bei Aufregung, Stress und in Situationen großer innerer Anspannung. Manche Körperhaltungen bessern, andere verschlechtern die Beschwerden. So kann z. B. nachts der Schlaf in Rücken- oder Seitenlage empfindlich gestört sein, wenn der Kropf dadurch stärker gegen die Luftröhre drückt.

Typische Beschwerden bei Kropfwachstum

Vergrößert sich die Schilddrüse, so wird sie in aller Regel von außen sichtbar. Da dies relativ langsam geschieht, bemerkt der Betroffene meist nicht selbst, dass sein Hals dicker wird oder sich gar ein Knoten entwickelt. Schmerzen im Halsbereich sind dabei die Ausnahme. Deshalb fallen solche Veränderungen eher den Bezugspersonen (in nächster Nähe) auf.

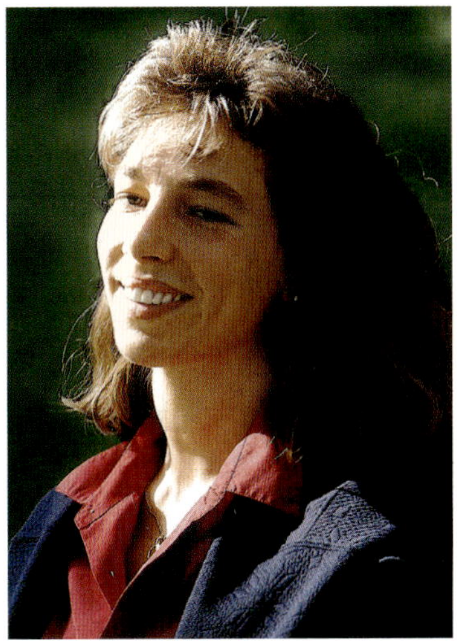

Sichtbar: Patientin mit durchgehend vergrößerter Schilddrüse (Grad II; s. auch Seite 97).

Wächst die Schilddrüse weiter, so bedrängt sie die benachbarten Organe und Gewebe. Spätestens jetzt kommt es zu den typischen Beschwerden, die vom einfachen Enge- und Druckgefühl im Hals über Schluckstörungen bis hin zur – oft anfallsweisen – Atemnot reichen können. Nicht selten werden diese Symptome auf eine Herzschwäche oder eine Erkrankung der Lungen- oder Bronchien zurückgeführt. Bis die eigentliche Ursache erkannt und beseitigt wird, kann deshalb leider viel Zeit vergehen.

Andererseits: Manche Kröpfe erreichen eine enorme Größe und machen dennoch keinerlei Beschwerden! Genauso kann es sein, dass zwar erhebliche Beschwerden bestehen, aber keine sichtbare Vergrößerung der Schilddrüse. Selbst ein sehr großer Kropf muss nicht von außen sichtbar sein, wenn er nach »innen«, also hinter das Brustbein gewachsen ist (s. a. Abbildung auf Seite 97).

INFO

Das sind die ersten Anzeichen einer Schilddrüsenerkrankung:

- Druckgefühl im Hals;
- Kloßgefühl, Schluckstörungen;
- Schwellung am Hals, Umfangzunahme;
- sichtbare Knoten;
- Veränderung sichtbarer Halsvenen;
- Hautveränderungen;
- allgemeine Beschwerden.

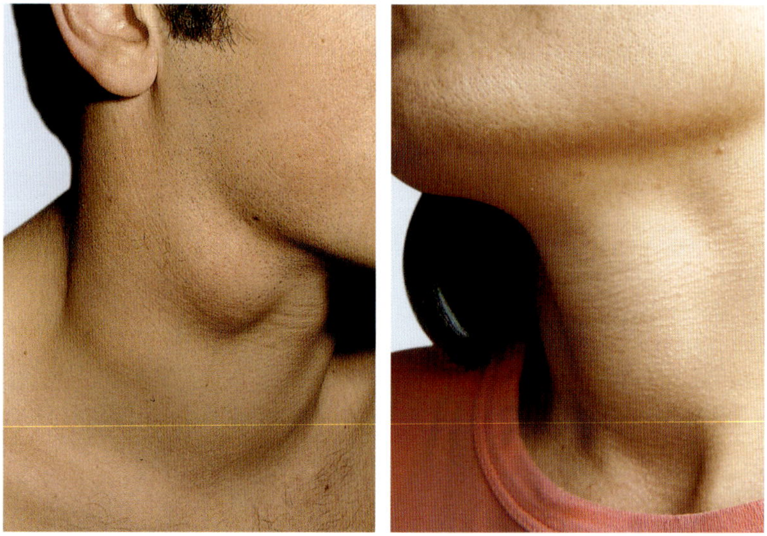

Knotenkropf Grad II. Kropf ist eben nicht gleich Kropf (vgl. auch Abbildung auf der vorhergehenden Seite).

Eine vergrößerte oder sonstwie veränderte Schilddrüse kann auch für Beschwerden allgemeiner Art verantwortlich sein, wie beispielsweise Unruhe, Schlafstörungen, Leistungsabfall, Angst, Verdauungs- und mitunter Menstruationsstörungen (s. Seite 45 – 55).

Merkmale einer Über- oder Unterfunktion

Die Hormone der Schilddrüse beeinflussen den Energiestoffwechsel in jeder einzelnen Zelle des menschlichen Organismus. Bei Überschuss oder Mangel dieser lebenswichtigen Hormone können vielfältige Störungen auftreten. Die Beschwerden bei Überfunktion sind denen der Unterfunktion übrigens meist entgegengesetzt.

Für das jeweilige Krankheitsbild »beweisende« Krankheitszeichen gibt es aber nicht. Deshalb muss der Verdacht auf eine Schilddrüsenfunktionsstörung vor ihrer Behandlung durch weitere Untersuchungen bestätigt werden (vgl. ab Seite 64). Zahlreiche Symptome können aber zumindest Ihr Augenmerk auf eine Überfunktion *(Hyperthyreose)* oder Unterfunktion *(Hypothyreose)* der Schilddrüse lenken.

Kein Anzeichen ist beweisend für eine bestimmte Funktionsstörung der Schilddrüse.

Schon lange kennt man »unterschwellige« (*latente* oder *subklinische*) Schilddrüsenfunktionsstörungen. Die Abweichungen der Blutwerte vom Normalbereich sind hier nur gering, sodass der Arzt dem Problem nicht immer leicht auf die Spur kommt. Die Beschwerden und »Folgeschäden« können jedoch schon hier erheblich sein. Neuerdings wird sogar international eine Änderung der Normwerte gefordert, um zum Beispiel Patienten mit latenter Unter- oder Überfunktion rechtzeitig behandeln zu können.

Unruhe im Herz-Kreislauf-System

Oft sind gerade die Beschwerden an Herz und Kreislauf richtungsweisend für die Diagnose einer Schilddrüsenüber- oder -unterfunktion.

Überfunktion
Manchmal ist ein schneller Pulsschlag, der gelegentlich sogar spürbar ist, das einzige Anzeichen einer **Schilddrüsenüberfunktion**. Er kann vor allem im Hals als deutliches Klopfen wahrgenommen werden. Bei jungen Menschen ist der Pulsschlag meist regelmäßig. Er liegt jedoch bereits in Ruhe bei über 100 Schlägen in der Minute und neigt dazu, schon bei geringen Belastungen enorm anzusteigen. Der Begriff »Herzjagen« beschreibt diesen Zustand treffend.

Bei älteren Menschen »stolpert« das Herz und schlägt unregelmäßig. Es vollführt meist mehr als 100 bis 120 Schläge pro Minute. Ist eine Schilddrüsenüberfunktion die Ursache von Herzrhythmusstörungen, so kann es sein, dass Medikamente den Herzrhythmus nicht normalisieren können, solange die Überfunktion nicht behandelt ist.

Bei der Blutdruckmessung ist der »obere«, d. h. der *systolische* Wert normal oder erhöht, der »untere«, d. h. der *diastolische* Wert kann sogar erniedrigt sein. Die Schilddrüsenhormone beschleunigen den Stoffwechsel, was die vermehrte Durchblutung bestimmter Organe erfordert. Dazu gehören vor allem die Haut, das Gehirn, die Muskulatur und das Herz. Alles in allem muss das Herz pro Minute deutlich mehr Blut bewegen als bei einer normalen Funktionslage der Schilddrüse.

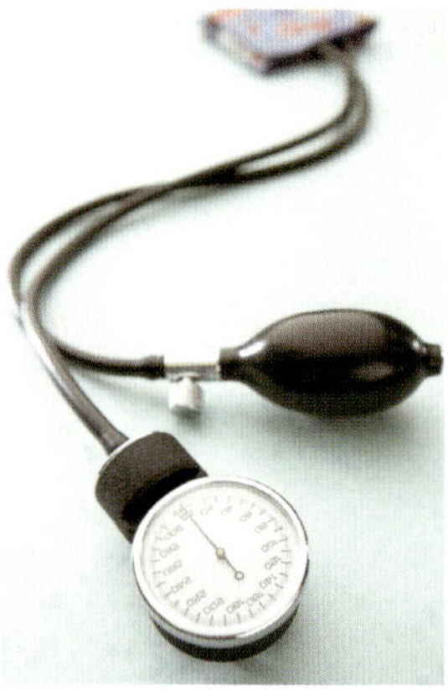

Bei einer Unterfunktion ist meist der Blutdruck erhöht.

Unterfunktion

Die Auswirkungen einer **Schilddrüsenunterfunktion** auf Herz und Kreislauf sind längst nicht so heftig wie die einer Überfunktion. Harmloser sind sie deswegen aber keineswegs. Der Pulsschlag ist langsam; das wird in der Regel jedoch nicht als unangenehm empfunden. Der Blutdruck ist meist erhöht: Im Prinzip betrifft das den »unteren«, d. h. den *diastolischen* Wert.

Bei älteren Patienten oder infolge von Begleiterkrankungen sind allerdings der »obere«, d. h. der *systolische* oder beide Werte tendenziell ohnehin oft erhöht. Die Unterfunktion kann das Problem verschärfen und bei Verengung der Herzkranzgefäße *Angina-pectoris-Anfälle* auslösen: ein Enge- und Druckgefühl und/oder Schmerzen vor allem in der linken Hälfte des Brustkorbs mit Ausstrahlung in den linken Arm, die linke Schulter oder den Hals. Sie beruhen auf Sauerstoffmangel im Herzmuskel. Das Herz leidet darunter.

Auch kann sich infolge der Unterfunktion Flüssigkeit im Herzbeutel ansammeln, was die Herzarbeit zusätzlich behindert.

Eigendynamik im Magen-Darm-Trakt

Überfunktion

Die **Schilddrüsenüberfunktion** führt zu einer gesteigerten Darmtätigkeit. Das hat zur Folge, dass mehrmals, meist zwischen zwei- und fünfmal pro Tag, ein weicher, breiiger Stuhl abgesetzt wird. Richtig heftige Durchfälle treten nur selten, und zwar bei starker Überfunktion auf. Eine Verstopfung, die schon vorher bestand, kann sich plötzlich normalisieren. Es ist also möglich, dass der Betroffene dies als mehr oder weniger angenehm empfindet und zunächst nicht als krankhaft wertet.

Bei einer Schilddrüsenüberfunktion ist die Bewegung der Darmmuskulatur gesteigert. Dies kann Bauchschmerzen bis hin zu kolikartigen Bauchkrämpfen auslösen.

Da der Darminhalt beschleunigt »wandert«, wird die Nahrung nicht richtig verdaut und die Nährstoffe werden schlecht aufgenommen; der Körper leidet an einem Kalorienmangel. Junge Menschen versuchen dies durch eine gesteigerte Nahrungsaufnahme wettzumachen. Trotz eines solchen »Heißhungers« führt die Überfunktion aufgrund des gesteigerten Energieverbrauchs in der Regel zur Gewichtsabnahme. Von den kalorienbewussten Übergewichtigen in seiner Umgebung wird der Betroffene oft beneidet: »Der kann essen, was er will, und nimmt nicht zu!«, heißt es dann. Gewichtszunahme hingegen ist die absolute Ausnahme.

So genannter Heißhunger – gepaart mit Gewichtsabnahme – ist ein deutliches Anzeichen einer Schilddrüsenüberfunktion.

Bei älteren Menschen wird der Mangel an bereitgestellter Energie, d. h. an Kalorien, meistens nicht durch größere Nahrungsportionen ausgeglichen. Im Gegenteil: Der Appetit kann sogar noch abnehmen! Deshalb führt die Überfunktion zu einer raschen Gewichtsabnahme und einem zunehmenden Kräfteverlust. Dieser körperliche Leistungsabfall, zusammen mit der Gewichtsabnahme

Leistungsschwäche und Gewichtsabnahme lassen zunächst an eine bösartige Erkrankung denken.

und den Verdauungsbeschwerden, kann eine bösartige Geschwulsterkrankung vortäuschen. Deshalb werden oft erst einmal ausgiebige Untersuchungen des Magen-Darm-Traktes und anderer Organe vorgenommen, bis der Arzt schließlich den eigentlichen Ursprung der Beschwerden in der Schilddrüsenüberfunktion gefunden hat.

Unterfunktion
Die **Schilddrüsenunterfunktion** dagegen vermindert und verlangsamt die Darmtätigkeit und zieht eine anhaltende Verstopfung nach sich. Die Betroffenen versuchen meist jahrelang, die Darmträgheit durch entsprechende Ernährung oder abführende Medikamente zu beheben. Im Extremfall kann sich eine vollständige Darmlähmung einstellen.

Eine Unterfunktion verlangsamt alle energieverbrauchenden Vorgänge im Körper.

Trotz des geringen Appetits und der geringen Nahrungsaufnahme steigt das Gewicht an. Dies wird verständlich, wenn Sie bedenken, dass alle sauerstoff- und energieverbrauchenden Vorgänge im Körper verlangsamt sind. Die Schilddrüsenunterfunktion ist eine der seltenen Erkrankungen, bei der der Betroffene mit Recht behauptet: »Ich esse fast nichts und werde trotzdem dick!« In diesem Fall liegt die Ursache wirklich in den »Drüsen«, denn selbst eine Diät mit strenger Kalorienreduktion könnte die Gewichtszunahme hier nicht verhindern.

Stoffwechsel aus dem Lot

Überfunktion
Bei einer **Schilddrüsenüberfunktion** ist der Energieumsatz erhöht. Die Erkrankten entwickeln im Zuge dessen eine Abneigung gegen Wärme, eine so genannte *Wärmeintoleranz*. Meist fällt ihnen das selbst gar nicht so sehr auf, wohl aber ihren Mitmenschen. Da wer-

den mitten im Winter die Heizungen gedrosselt oder Fenster geöffnet, um eine niedrigere Raumtemperatur zu erzielen. Es erstaunt oft zu sehen, mit welch dünner Kleidung diese Menschen im Winter ein angenehmes Wärmeempfinden erreichen – selbst im Freien.

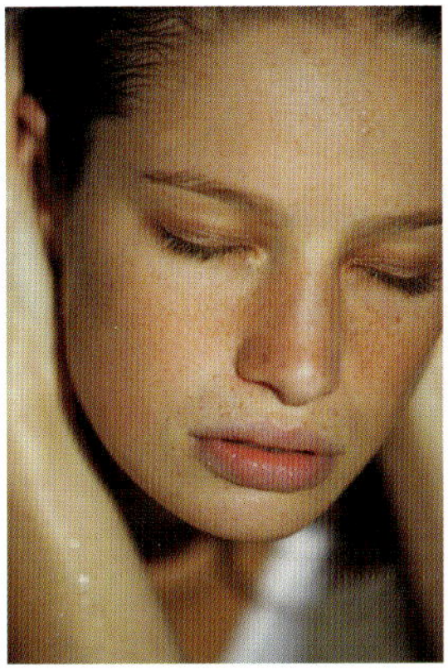

Eine allzu aktive Schilddrüse lässt Widerwillen gegen Wärme aufkommen.

Die Körpertemperatur kann sich bei einer Schilddrüsenüberfunktion auf bis zu 38 °C erhöhen. Die dadurch vermehrte Neigung zum Schwitzen bemerkt der Betroffene selbst als störend. Bei Frauen mittleren Alters werden diese Beschwerden leider sehr häufig als Hitzewallungen im Rahmen der Wechseljahre abgetan, und ein unnötiger Leidensweg nimmt seinen Lauf.

Zu den Auswirkungen des angekurbelten Stoffwechsels bei einer Überfunktion gehört übrigens auch die Erniedrigung der Fettwerte im Blut, insbesondere des *Cholesterins*.

Unterfunktion

Menschen mit einer **Unterfunktion der Schilddrüse** haben dagegen erhöhte Blutfette – das betrifft vor allem den Cholesterinwert. In Kombination mit dem häufig ebenfalls erhöhten Blutdruck steigt das Risiko für das Auftreten frühzeitiger Gefäßerkrankungen (Stichwort *Arteriosklerose*) mit all ihren Folgen wie beispielsweise Durchblutungsstörungen, Brustschmerzen aufgrund von Sauerstoffmangel im Herzmuskel, Herzinfarkt und Schlaganfall.

Erhöhte Blutfettwerte steigern das Risiko für vorzeitige Gefäßerkrankungen.

Das Wärmeempfinden von Menschen mit einer Schilddrüsenunterfunktion ist ebenfalls gestört. Sie frieren leicht, lieben stets warme Räume und ziehen sich warm an. Dieses Verhalten bezeichnet man als *Kälteintoleranz*. Die Körpertemperatur kann auf weniger als 36 °C absinken.

Worunter die Augen zu leiden haben

Zwei verschiedene Arten von Augenveränderungen sind zu unterscheiden: solche, die typischerweise in Kombination mit der *Basedowkrankheit* auftreten und deshalb dort beschrieben werden (s. Seite 135), und solche, die ganz allgemein Folge einer Schilddrüsenüberfunktion sein können.

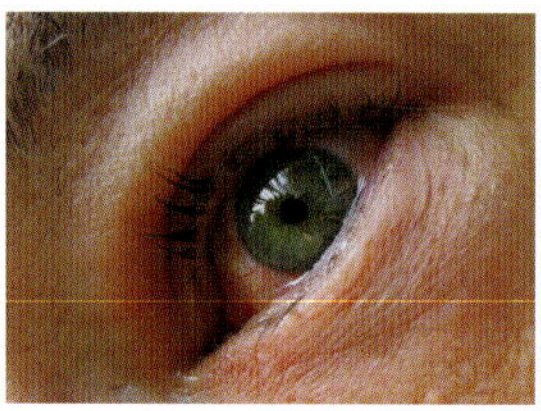

Auch Bindehautentzündungen sind häufige Begleiterscheinung einer Überfunktion.

Überfunktion

Bei einer **Überfunktion der Schilddrüse** ist das Oberlid etwas zurückgezogen und das »Weiße« des Auges zwischen Lidrand und Regenbogenhaut sichtbar. Wird der Blick gesenkt, so folgt das Oberlid nur unvollständig und bleibt zurück. Der Lidschlag ist selten, das Auge wirkt glänzend; daher trägt dieses Symptom auch den Namen »Glanzauge«. Reizzustände und Bindehautentzündungen können sich häufen.

Diese Veränderungen betreffen entweder nur ein Auge oder alle beide. Sie müssen nicht zwingend vorhanden sein, können allerdings auch auftreten, ohne dass eine Funktionsstörung der Schilddrüse vorhanden ist.

Unterfunktion

Bei der **Unterfunktion** der Schilddrüse hingegen sind Augenveränderungen jeglicher Art insgesamt eher selten.

Wenn Haut, Haare und Nägel streiken

Überfunktion

Am häufigsten führt Haarausfall auf die Spur der **Schilddrüsenüberfunktion**. Er ist gleichmäßig über die gesamte Kopfhaut verteilt. Das Haar ist dabei seidenweich, und Frisuren halten schlecht, was nicht nur Frauen als unangenehm empfinden. Aufgrund der gesteigerten Durchblutung ist die Haut warm, samtartig weich, feucht und rosig. Sie wirkt insgesamt jünger, als es dem Lebensalter entspricht. Allerdings neigt sie zu fleckigen Rötungen, und beim Kratzen der Haut mit einem scharfen Gegenstand entstehen schnell rote Streifen.

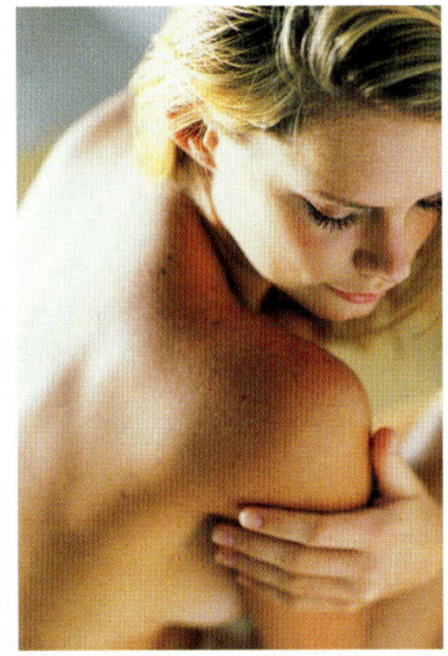

Unterfunktion
Bei schweren Formen der **Unterfunktion** können die Erscheinungen an der Haut so auffallend sein, dass ein Blick genügt, um die Diagnose zu stellen. Die Haut erscheint verdickt, ist trocken, kühl, von blassgrauer Farbe und schuppt leicht. Diese Veränderungen finden sich vor allem im Gesicht rund um die Augen, den Mund sowie an Hand- und Fußrücken bzw. den Unterschenkeln. Drückt man die teigig wirkenden Schwellungen mit dem Finger ein, so entstehen **keine Dellen**, wie es bei Wassereinlagerungen im Gewebe der Fall ist. Deshalb haben diese Schwellungen auch einen eigenen Namen: Sie heißen *Myxödem* und sind typisch für die Schilddrüsenunterfunktion.

Hautschwellungen hinterlassen bei einer Unterfunktion nach Eindrücken keine Dellen.

Die Fingernägel können verdickt, brüchig und mit Rillen und Flecken bedeckt sein. Das Kopfhaar ist trocken, spröde und bricht leicht. Haarausfall ist ebenfalls möglich: Im Gegensatz zur Schilddrüsenüberfunktion gehen die Haare büschelweise aus. Die Achsel- und Schambehaarung ist spärlich, ebenso wie die äußere Partie der Augenbrauen.

Geht Ihr Haar büschelweise aus, spricht das für eine Unterfunktion.

Anfällig: Nervensystem und Muskulatur

Überfunktion
Typisch für die **Schilddrüsenüberfunktion** ist das feinschlägige Zittern der Finger (beschleunigte Nervenimpulse). Es fällt meist

auf, wenn Gegenstände ruhig in der Hand gehalten werden sollen, beispielsweise beim Nähen, Eingießen von Getränken oder Tragen eines Tabletts. Weitere Anzeichen sind körperliche Unruhe und Rastlosigkeit.

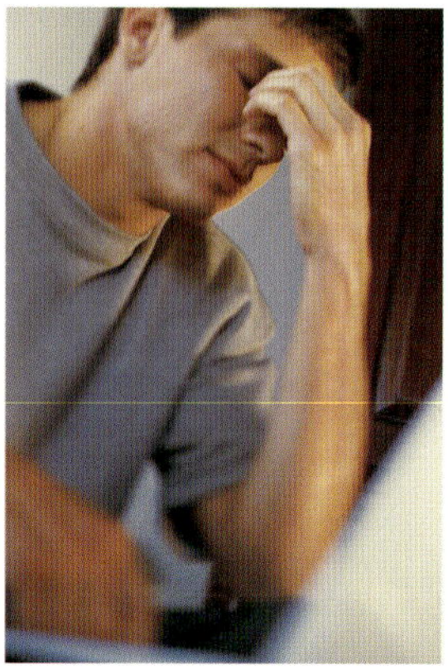

Bei beiden Funktionsstörungen der Schilddrüse herrscht allgemeine Kraftlosigkeit vor.

Unterfunktion

Bei der **Unterfunktion** nimmt die Geschwindigkeit ab, mit der die Nervenfasern Impulse weiterleiten. Dies hat einen verlangsamten Bewegungsablauf zur Folge, der bis hin zur Unsicherheit beim Gehen führen kann. Zudem sind die Muskelsehnenreflexe verlangsamt (prüft der Arzt). Störungen des Geruchs- und Geschmackssinnes sowie des Gehörs können den Alltag belasten, und schon bestehende Störungen dieser Art können sich verschlimmern.

Sowohl Über- als auch Unterfunktion verändern die Muskulatur; es kommt zu Schwäche und allgemeiner Kraftlosigkeit. Bei einer **Schilddrüsenüberfunktion** bilden sich vor allem die Muskeln des Schulter- und Beckengürtels zurück. Manchmal wird so das Aufrichten aus der Hocke unmöglich! Bei der **Unterfunktion** täuschen Einlagerungen von Wasser und gallertartiger Substanz in der Muskulatur einen kräftigen Muskelbau vor; tatsächlich ist die Muskelkraft aber vermindert.

Labile Psyche und Persönlichkeit

Überfunktion

Zu den Leitsymptomen der **Schilddrüsenüberfunktion** gehört eine nur schwer beschreibbare innere Unruhe. Damit sind häufig eine leichte Erregbarkeit, eine auffallende Reizbarkeit und extreme Gefühlsschwankungen verbunden. Die Rastlosigkeit, das geringe Schlafbedürfnis und die außerordentliche Aktivität können beruflich und privat vorübergehend sogar von Vorteil sein, wäre da nicht eine gewisse Konzentrationsschwäche, die häufig zu beobachten ist (andere intellektuelle Fähigkeiten sind in der Regel jedoch nicht beeinträchtigt). Problematisch: In ihrer unsteten Art überfordern die Betroffenen oft sich selbst und ihre Umgebung. Wegen Kleinigkeiten kommt es zum Streit. Jähzorn, Aggressionen, Nervosität, Müdigkeit und Unlust werden von den Mitmenschen als Änderung der Persönlichkeit wahrgenommen. Die Betroffenen selbst tun ihre Gereiztheit und leichte Erregbarkeit oft als Wesensart ab; das Gefühl, »krank« zu sein, kommt deswegen meist gar nicht auf. Die Schilddrüsenüberfunktion vermag sogar psychotische Zustände auszulösen, die in einem Koma enden können (so genannte *thyreotoxische* Krise, s. Seite 112).

Schilddrüsenhormone im Übermaß können aggressiv machen. Nicht selten verursacht das auch Probleme in der Partnerschaft.

Eine »hyperthyreote Krise« kann in ein Koma münden.

Unterfunktion

Ein Mensch mit **Schilddrüsenunterfunktion** wirkt dagegen auffallend ruhig. Er ist verlangsamt und fühlt sich müde. Obwohl die intellektuellen Fähigkeiten meist erhalten bleiben, täuscht das äußere Erscheinungsbild zusammen mit dem Leistungsabfall eine »Verkalkung« vor. Es überwiegt entweder eine friedliche Unbeteiligtheit oder, allerdings seltener, eine depressive Gereiztheit. Nach längerer Dauer der Unterfunktion kann es jedoch auch zu Erregungszuständen mit Verwirrtheit, Halluzinationen und Wahnvorstellungen kommen.

Hormonmangel führt zu Leistungsabfall, Müdigkeit und Aufmerksamkeitsstörungen bis hin zu Verwirrtheitszuständen.

Solche psychischen Veränderungen – sowohl bei Unter- wie bei Überfunktion – bezeichnet der Arzt als *endokrines Psychosyndrom*.

Im Abseits: Sexualität und Fruchtbarkeit

Überfunktion

Eine **Schilddrüsenüberfunktion** verursacht bei Frauen die verschiedensten Zyklusstörungen. Es kann zu Verkürzungen oder Ver-

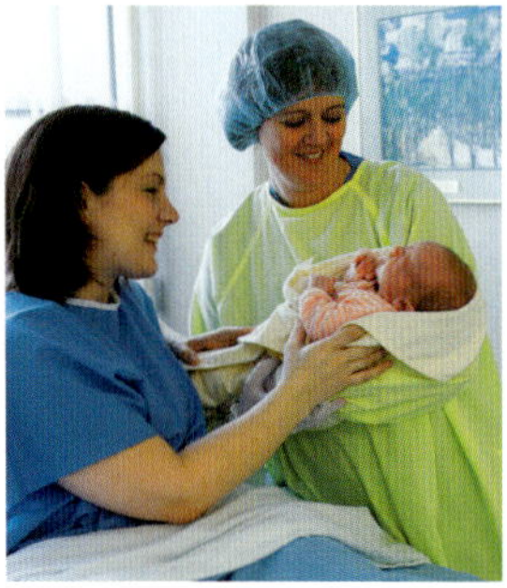

Nach der Geburt verschlechtert sich häufig die Schilddrüsenüberfunktion der Mutter.

längerungen des Menstruationszyklus, ja sogar zum anhaltenden Ausbleiben der Regelblutung, zur *Amenorrhoe*, kommen. Entwickelt sich trotzdem eine Schwangerschaft, so drohen bei dieser Funktionsstörung Fehlgeburten im ersten und zweiten Schwangerschaftsdrittel. Frühgeburten sind sehr viel häufiger als bei gesunden Frauen, ebenso Fehlbildungen bei den Kindern. Während der Geburt kann eine lebensbedrohliche thyreotoxische Krise (s. eine Seite zuvor und Seite 112) auftreten. In den Wechseljahren der Frau werden häufig die Symptome der Hyperthyreose auf die Hormonumstellung geschoben!

Unterfunktion

Bei beiden Geschlechtern können infolge einer **Schilddrüsenunterfunktion** Libido und Fruchtbarkeit abnehmen. Die Lust auf Sex geht verloren. Der Partner glaubt, nicht mehr geliebt zu werden. Bei Männern beobachtet man eine Potenzschwäche und gelegentlich eine Größenzunahme der Brust *(Gynäkomastie)*. Auch ein unerfüllter Kinderwunsch kann die Folge einer Schilddrüsenfunktionsstörung sein: Frauen mit schwerer Schilddrüsenunterfunktion werden nur selten schwanger.

Achtung

Sollte bei Ihnen trotz einer schweren Schilddrüsenunterfunktion eine Schwangerschaft eintreten, drohen ohne entsprechende Behandlung Wehenschwächen sowie Fehl-, Früh- und Totgeburten.

Auch andere Organe kann es treffen

Überfunktion

Die **Schilddrüsenüberfunktion** ist auch verantwortlich für eine besondere Form der *Osteoporose*, d. h. des Knochenschwundes. Im gesunden Knochen finden permanent Umbauvorgänge statt, weil er sich den Anforderungen des Körpers – das Maß der Bewegung einerseits, Stoffwechsel andererseits (Stichwort Kalziumbedarf: Knochen sind unser Hauptkalziumspeicher!) – anpasst. Durch den erhöhten »Knochenumsatz« bei gesteigerter Schilddrüsenfunktion kommt es zum Verlust an Mineralien (»harte Substanz«)

in den Knochen. Folglich lässt ihre Festigkeit nach. Schon geringfügige Verletzungen können dann zu Knochenbrüchen führen.

Eine keulenförmige Auftreibung der Finger- und Zehenendglieder – wie bei Arthrose – kommt auch vor, ist jedoch eher selten. Häufig sind dagegen Gelenkbeschwerden in den Fingern, Schultern, Knien sowie Ellenbogen.

Infolge der Überfunktion ist zudem fast regelmäßig die Leberfunktion verändert. Da viele Medikamente zur Behandlung der Schilddrüsenüberfunktion die Leber zusätzlich schädigen, müssen die entsprechenden Funktionswerte im Blut regelmäßig kontrolliert werden. Das gilt auch für die Blutbildung im Knochenmark, auf die sich die »Schilddrüsenblocker« nachteilig auswirken können (s. Seite 119).

Unterfunktion

Auch die **Schilddrüsenunterfunktion** macht vor den Knochen nicht Halt. Die Veränderungen sind zwar gering, trotzdem ist die Neigung zu Knochenbrüchen groß und die Aussicht auf deren Heilung meist schlecht. Das liegt an dem niedrigeren Knochenstoffwechsel, der sich auch ungünstig auf Heilungsvorgänge auswirkt. Bei längerem Verlauf der Unterfunktion kann sich eine Osteoporose ausbilden, obwohl der Knochenstoffwechsel – im Gegensatz zur Osteoporose bei der Überfunktion – eigentlich verlangsamt ist. Der Knochen ist eben ganz stark auf »normale Verhältnisse« angewiesen.

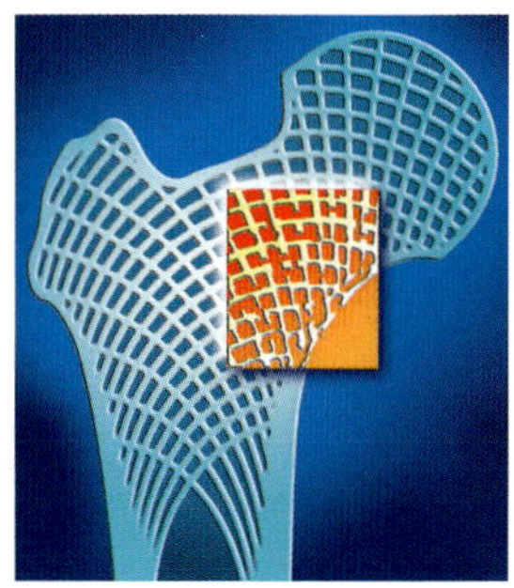

Beide Funktionsstörungen begünstigen den Knochenschwund.

Einfluss auf das Wachstum bei Kindern

Bei Kindern kann die **Überfunktion** zu beschleunigtem Wachstum und damit auch zum vorzeitigen Verschluss der Schädelnähte *(Kraniosynostose)* führen, was eine Fehlbildung bzw. Verformung

TIPP

Alle in diesem Kapitel geschilderten Anzeichen und Beschwerden bei Schilddrüsenüber- und -unterfunktion finden Sie noch einmal in einer Übersicht zum schnellen Nachschlagen in der hinteren Umschlagklappe.

des Schädels mit sich bringen und vor allem das Gehirnwachstum behindern kann.

Die **Unterfunktion** wiederum führt zu Knochenreifungsstörungen, wenn sie vor dem Abschluss des Wachstums (bei Mädchen etwa mit 16, bei Jungen etwa mit 18 Jahren) auftritt.

Umso wichtiger ist es gerade auch bei Kindern, mögliche Symptome einer Schilddrüsenfunktionsstörung frühzeitig zu erkennen!

Wie geht der Arzt vor?

Eine Schilddrüsenerkrankung kann die unterschiedlichsten Beschwerden auslösen. Daher wird ein Arzt bei bestimmten Symptomen nicht immer auf Anhieb an eine Störung der Schilddrüsenfunktion denken. Er wird sich jedoch bemühen, konkrete Hinweise zu bekommen und diese gezielt zu hinterfragen. Erste Vermutungen und Tastbefunde werden dann durch weitere Untersuchungen bestätigt oder widerlegt.

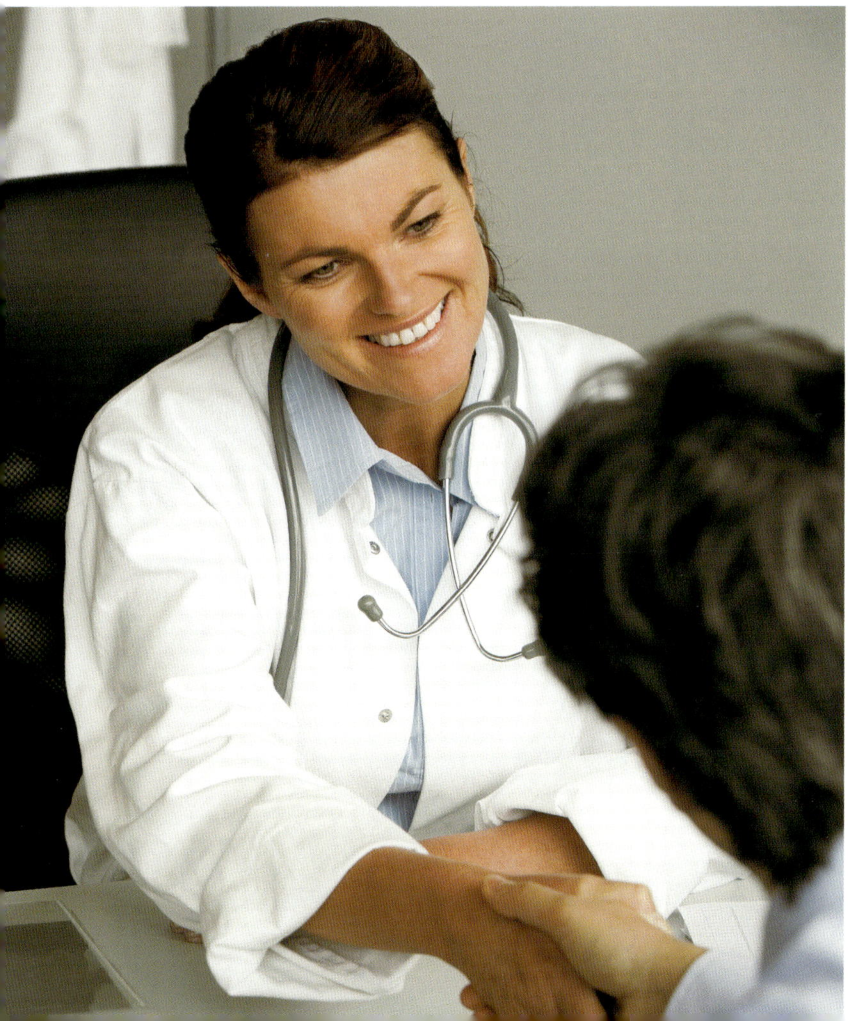

Mit allen Sinnen: Gespräch und körperliche Untersuchung

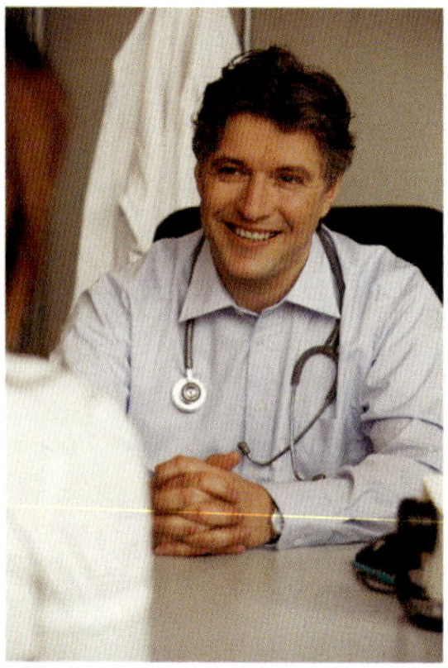

Das Wissen um die Schweigepflicht des Arztes sollte es Ihnen ermöglichen, gerade auch über Themen zu sprechen, die Ihnen sehr unangenehm erscheinen.

Die Erhebung der Krankheitsgeschichte, die *Anamnese,* gibt sich nicht mit der bloßen Beschreibung der Beschwerden zufrieden. Um sich ein Bild über Art und Ursache einer Erkrankung machen zu können, muss der Arzt auch Informationen sammeln über das soziale Umfeld des Patienten, Erkrankungen in seiner Familie, frühere Leiden und Operationen sowie über besondere seelische oder berufliche Belastungen.

Das Gespräch über »Tabuthemen«, wie beispielsweise Libidoverlust, Impotenz, Unfruchtbarkeit, Depressionen oder Aggressivität, kann dem Arzt wichtige Hinweise liefern und zudem den Betroffenen erleichtern. Besteht bei Ihnen der Verdacht auf eine Schilddrüsenkrankheit, so wird der Arzt nach allgemeinen Beschwerden fragen, aber auch nach speziellen im Bereich des Halses, die durch das Kropfwachstum bedingt sein könnten. Fragen nach Beschwerden, die sich bei Ihnen **nicht** zeigen bzw. von denen Sie **nicht spontan** berichtet haben, sind für Sie als Patient vielleicht oft verwirrend; sie können aber für den Arzt von entscheidender Bedeutung sein.

Zu diesem Zweck gibt es verschiedene **Fragebögen**, die Experten entworfen haben. Vor einer eingehenderen Schilddrüsenuntersuchung können Sie zunächst einen solchen Fragebogen ausfüllen, um ihn dann nach Auswertung durch Ihren Arzt nochmals mit ihm zu besprechen.

Schilddrüsentest: Fragen und Ihre Antworten

Testen Sie doch einmal, wie Sie selbst die Fragen beantworten würden, und besprechen Sie dann das Ergebnis mit Ihrem behandelnden Arzt.

	ja	nein
Verspüren Sie ein Kloß- und Engegefühl im Halsbereich?	☐	☐
Haben Sie Schmerzen im Halsbereich?	☐	☐
Hat der Halsumfang zugenommen?	☐	☐
Haben Sie eine Abneigung gegen hoch schließende Kleider?	☐	☐
Haben Sie Luftnot?	☐	☐
– in Ruhe?	☐	☐
– bei körperlicher Belastung?	☐	☐
– in bestimmten Körperlagen?	☐	☐
– anfallsweise ohne erkennbaren Grund?	☐	☐
Schwillt der Hals bei Aufregungen an?	☐	☐
Sind Sie ein sehr nervöser und reizbarer Mensch?	☐	☐
Fühlen Sie sich innerlich unruhig, rastlos? Sind Sie überaktiv?	☐	☐
Schwitzen Sie leicht?	☐	☐
Haben Sie häufig Stuhlgang?	☐	☐
Ist Ihr Blutdruck erhöht?	☐	☐
Können Sie gut schlafen?	☐	☐
Spüren Sie einen schnellen oder unregelmäßigen Puls?	☐	☐
Haben Sie Stimmprobleme?	☐	☐
Haben Sie gesteigerten Appetit?	☐	☐

Schilddrüsentest: Fragen und Ihre Antworten

	ja	nein
Fühlen Sie sich müde, träge und lustlos?	☐	☐
Sind Sie öfters depressiv verstimmt?	☐	☐
Hat sich Ihre sexuelle Aktivität vermindert?	☐	☐
Frieren Sie leicht?	☐	☐
Neigen Sie zu Stuhlverstopfung?	☐	☐
Haben Sie einen niedrigen Blutdruck?	☐	☐
Fallen Ihnen die Haare aus?	☐	☐
Ist Ihre Haut trocken und spröde?	☐	☐
Brechen Ihre Fingernägel leicht ab?	☐	☐
Ist Ihr Pulsschlag langsamer geworden?	☐	☐
Sind Sie nicht mehr voll leistungsfähig?	☐	☐
Haben Sie Gewichtsprobleme?	☐	☐
Haben Sie Beschwerden im Bereich der Augen?		
– Schwellungen der Augenlider?	☐	☐
– Augentränen oder -jucken?	☐	☐
– Hervortreten oder Zurücksinken der (trockenen) Augen?	☐	☐
– Sehen Sie doppelt oder verschwommen?	☐	☐
– Sind Ihre Pupillen ungleich groß?	☐	☐
In welcher Gegend sind Sie aufgewachsen?	....	
Hat(te) von Ihren Verwandten jemand eine Erkrankung der Schilddrüse oder Nebenschilddrüse?	☐	☐

Schilddrüsentest: Fragen und Ihre Antworten

	ja	nein
Falls ja, welche Erkrankungen sind oder waren das? Kam oder kommt dabei auch ein Fall von Schilddrüsenkrebs vor?	.... ☐	☐
Wurde Ihre Schilddrüse früher schon einmal untersucht, und was kam dabei heraus?	☐	☐
Haben Sie bereits früher Medikamente zur Behandlung der Schilddrüse eingenommen? Falls ja, welche, wann und wie lange?	☐	☐
Wurde bei Ihnen bereits eine Untersuchung/Behandlung mit radioaktiven Substanzen durchgeführt?	☐	☐
Wurde jemals eine Strahlentherapie durchgeführt?	☐	☐
Erhielten Sie in letzter Zeit Röntgenkontrastmittel?	☐	☐
Sind irgendwelche Allergien bei Ihnen bekannt?	☐	☐
Haben Sie eine Störung der Blutgerinnung,	☐	☐
oder nehmen Sie Medikamente ein, die in die Blutgerinnung eingreifen?	☐	☐
Rauchen Sie?	☐	☐
Trinken Sie regelmäßig Alkohol?	☐	☐
Haben Sie unerfüllten Kinderwunsch?	☐	☐
Welche früheren Erkrankungen und Operationen haben Sie hinter sich? Hatten Sie eine Kropfoperation?	☐	☐
Welche Medikamente nehmen Sie zur Zeit ein oder haben Sie bis vor kurzem eingenommen?	....	
Haben Sie Potenzprobleme?	☐	☐

Schilddrüsentest: Fragen und Ihre Antworten

Die folgenden Fragen richten sich natürlich an Frauen:	ja	nein
Sind Sie in den Wechseljahren?	☐	☐
Nehmen Sie die »Pille« ein?	☐	☐
Nehmen Sie andere Hormone?	☐	☐
Leiden Sie unter Menstruationsstörungen?	☐	☐
Besteht derzeit eine Schwangerschaft?	☐	☐
Waren bisherige Schwangerschaften und Geburten normal?	☐	☐

Die körperliche Untersuchung vermittelt dem Arzt einen ersten Gesamteindruck.

Nach der Anamnese folgt die **körperliche Untersuchung**. Dabei beschränkt sich der Arzt natürlich nicht nur auf die Schilddrüse! Um ein allgemeines Bild zu erhalten, misst er Ihren Blutdruck, fühlt den Puls, hört Herz und Lunge ab und tastet die Bauchorgane ab. Außerdem überprüft er kurz Ihre grobe Kraft (Händedruck!) und Ihre Muskelsehnenreflexe. Viele Dinge nimmt er in Sekundenschnelle wahr: z. B. die Temperatur der Haut, ihre Geschmeidigkeit und Durchblutung, Narben und Verletzungen, die Beschaffenheit der Haare, die Verteilung des Fettgewebes, etwaige Schwellungen, Aussehen und Bewegungen der Augen, und vieles mehr. Weitere Fragen, die bei der Untersuchung entstehen, können die Anamnese sinnvoll ergänzen.

Die **Schilddrüse** betrachtet der Arzt zunächst unter folgenden Aspekten: Sind sichtbare Vergrößerungen oder Knotenbildungen erkennbar? Ist die Schilddrüse beim Schlucken beweglich? Sind am Hals Narben oder Hautveränderungen zu sehen? Sind die Blutgefäße vermehrt gefüllt und gestaut? Finden sich Lymphknotenschwellungen?

Nun ist das Abtasten an der Reihe. Eine normale Schilddrüse kann nicht immer sicher getastet werden. Aber auch bei einer stark vergrößerten Schilddrüse mit unzähligen Knoten besteht die Möglichkeit, dass sie weder von außen sichtbar noch tastbar ist – selbst dann nicht, wenn ein erfahrener Arzt dies untersucht. Meist liegt in diesen Fällen der größte Teil des Kropfes hinter dem Brustbein. Der Arzt achtet zudem darauf, ob die Untersuchung Ihnen unangenehm oder gar schmerzhaft ist. Aus den bis dahin gesammelten

Selbst eine deutlich veränderte Schilddrüse lässt sich nicht immer tasten!

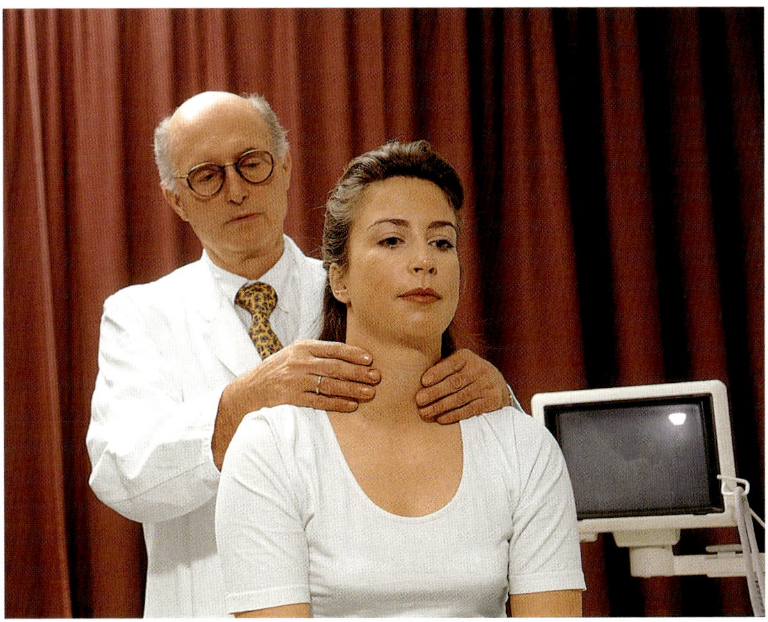

Fingerspitzengefühl: Durch Abtasten erkennt der erfahrene Arzt oft eine vergrößerte, somit auch eventuell knotige Schilddrüse, ferner geschwollene Halslymphknoten.

Informationen kann der Arzt erste Schlüsse auf die Art Ihrer Schilddrüsenkrankheit ziehen. Beweisen kann er sie jedoch erst mit den nun folgenden gezielten technischen Untersuchungsverfahren.

Technische Untersuchungen

Was das Blut verrät

Der Arzt hat mehrere Möglichkeiten, die Funktion der Schilddrüse zu überprüfen. Relativ einfach geht das mit Blutuntersuchungen. Aufgrund der Informationen, die der Arzt aus der Anamnese und der körperlichen Untersuchung gewonnen hat, entscheidet er, welche Blutuntersuchungen im konkreten Fall sinnvoll sind. Meist sind zur endgültigen Klärung der Erkrankung mehrere Tests erforderlich.

Beschwerden können sich schon vor den im Blut messbaren Veränderungen zeigen.

Typische Beschwerden einer Schilddrüsenüber- oder -unterfunktion können jedoch bereits auftreten, **bevor** sie durch Veränderungen im Blut »messbar« und erklärbar sind. Ist dem so, dann sollten die Untersuchungen zu einem späteren Zeitpunkt wiederholt werden.

Das Thyreoidea-stimulierende Hormon (TSH)
Der *basale,* d. h. der natürliche, von außen nicht beeinflusste TSH-Spiegel im Blut (*TSH basal, TSH b* oder kurz *TSH*) zeigt sehr zuverlässig an, ob die Schilddrüse und der übergeordnete Regelkreis (s. Seite 39) richtig funktionieren. Ist TSH im Normalbereich, so kann eine Störung der Schilddrüsenfunktion fast sicher ausgeschlossen werden. Hier sei allerdings kurz daran erinnert, dass die Schilddrüsenfunktion bei den meisten Menschen mit knotigen Kröpfen normal ist. Dagegen können Menschen, die keinen Kropf aufweisen, sehr wohl eine Schilddrüsenfunktionsstörung haben!

Bei einer **Überfunktion der Schilddrüse** sind die Hormone T_3 **und** T_4 oder nur eines der beiden im Blut erhöht. Das bleibt der Hirnanhangsdrüse *(Hypophyse)* natürlich nicht verborgen. Infolgedessen hört sie auf, die Schilddrüse zur weiteren Hormonproduktion anzuregen, indem sie die Freisetzung von TSH mehr oder weniger stark drosselt. Im Blut erkennt man das daran, dass das TSH stark erniedrigt oder eventuell sogar nicht mehr messbar ist. Man spricht dann von einer *manifesten*, d.h. offensichtlichen *Hyperthyreose*.

Bei einer manifesten Überfunktion ist der TSH-Wert im Blut erniedrigt, und die Hormone T3 und/oder T4 sind erhöht (zu den Schilddrüsen-Normwerten s. Anhang, S. 218).

Es kommt auch vor, und zwar nicht einmal selten, dass die Blutspiegel von T3 und T4 normal sind, der TSH-Wert aber zu niedrig liegt. Die Erklärung dafür ist, dass sich die Schilddrüse der Steuerung durch die Hirnanhangsdrüse entzogen hat. Meist geben dann *autonome*, also eigenständig arbeitende Bezirke der Schilddrüse ohne übergeordnete Regulation Hormone an das Blut ab. Die Hypophyse ist, was die Schilddrüse betrifft, praktisch zum Nichtstun »verdonnert«. Denn obwohl sie kein TSH zur Stimulation der Schilddrüse an das Blut abgibt, sind trotzdem genügend Hormone im Blut nachweisbar. Diesen Zustand nennt man *latente*, d.h. versteckte *Hyperthyreose*. Es ist nahe liegend, dass daraus leicht eine manifeste, also eine offensichtliche Überfunktion werden kann und bereits schon Beschwerden vorliegen können. Liegt eine **Unterfunktion der Schilddrüse** vor, so sind die Hormone T3 und T4 oder nur eines davon im Blut erniedrigt. Funktioniert der Regelkreis, so steigt nun natürlich im Gegenzug das TSH an, um die Schilddrüse maximal zur Produktion von Hormonen anzutreiben. Man nennt diesen Zustand *manifeste Hypothyreose*, was soviel heißt wie offensichtliche Unterfunktion. Wie bei der Überfunktion gibt es auch bei der Unterfunktion eine *latente*, also eine versteckte Form. Das TSH im Blut ist erhöht, obwohl die Schilddrüsenhormone im Blut noch normal sind. Die Hirnanhangsdrüse schafft es

Autonome Bezirke in der Schilddrüse machen die Hypophyse im Hinblick auf die Schilddrüse beschäftigungslos.

also mit maximaler Ausschüttung von TSH gerade noch, das erkrankte oder restliche Schilddrüsengewebe so weit zu stimulieren, dass die Hormonkonzentration im Blut »stimmt« – mit oder ohne Beschwerden.

Die drei »T« im Blut geben Auskunft

f*T_3:	f*T_4:	TSH:	Diagnose:
normal	normal	normal	Euthyreose (normale Funktion)
▲ und/oder	▲	▼	manifeste Hyperthyreose (offensichtliche Überfunktion)
normal	normal	▼	latente Hyperthyreose (versteckte Überfunktion)
▼ und/oder	▼	▲	manifeste Hypothyreose (offensichtliche Unterfunktion)
normal	normal	▲	latente Hypothyreose (versteckte Unterfunktion)

(▲ erhöht ▼ erniedrigt; Normwerte s. Anhang Seite 218)

* zu den Abkürzungen fT_3/fT_4 lesen Sie mehr ab Seite 68

INFO

Der Endokrinologe Leonidas Duntas hat eine neue Einteilung der Hypothyreose vorgeschlagen:

- TSH 2–4 mU/l = minimale Unterfunktion,
- TSH 4–10 mU/l = milde Unterfunktion,
- TSH >10 mU/l = manifeste Unterfunktion.

Gerade bei älteren Menschen ist bedeutsam, dass das TSH trotz schon vorhandener Unterfunktion gerade noch normal sein kann. Nach den neuen Empfehlungen sollte der obere Grenzwert etwas niedriger angesetzt werden.

Neue Untersuchungen aus den USA sprechen dafür, die bisherigen Normalwerte für das TSH zu korrigieren. Anstelle der bisherigen Obergrenze von 4,0 mU/l wird ein **Wert von 2,5 mU/l** empfohlen. In Kürze werden wohl auch in Deutschland die neuen Grenzwerte gelten – mit der Folge, dass

→ etwa zehn Prozent vermeintlich Gesunder eine versteckte Unterfunktion der Schilddrüse haben, wie es auch dem Ergebnis einer aktuellen deutschen Studie (»Papillon-Initiative«, s. Seite 17 bzw. 18) entspricht;

- → Symptome wie Müdigkeit, Leistungsminderung, Gewichtszunahme etc. zum einen einer Schilddrüsenunterfunktion zugeordnet und zum anderen dementsprechend erfolgreich mit Schilddrüsenhormonen behandelt werden können;
- → stets ein TSH-Wert zwischen 0,5 und 1,5 mU/l bei der Therapie mit Schilddrüsenhormonen angestrebt wird.

Bei den bisher geschilderten Fällen sind wir stets davon ausgegangen, dass die Schilddrüse erkrankt ist, während der übergeordnete Regelkreis funktioniert. Es gibt natürlich auch den seltenen Fall, dass zu wenig Hormone im Blut vorhanden sind und gleichzeitig das TSH erniedrigt oder normal ist. In solchen Fällen liegt der Verdacht nahe, dass nicht die Schilddrüse selbst erkrankt ist, sondern die **Hirnanhangsdrüse**. Um diesen Verdacht zu erhärten, wird unter anderem ein spezieller Test herangezogen, der so genannte TRH-Test.

Der TRH-Test

Dem vierten Hormon, dessen Name ebenfalls mit einem T beginnt und das in den Schilddrüsenregelkreis eingreift, nämlich dem **T**hyreotropin-**R**eleasing-**H**ormon (TRH), sind Sie schon einmal auf Seite 38 begegnet. Es wird im Zwischenhirn gebildet und regt die Hirnanhangsdrüse zur Abgabe von TSH an.

INFO

Der TRH-Test spürt auch versteckte Funktionsstörungen auf, ist insgesamt aber nur selten nötig.

Für den TRH-Test wird zunächst Ihre TSH-Konzentration im Blut bestimmt. Danach verabreicht man Ihnen TRH – entweder als Injektion in eine Vene oder in Form eines Nasensprays. Nach 30 Minuten wird erneut Blut abgenommen und ein zweites Mal der TSH-Wert gemessen. An diesem zweiten Wert lässt sich die Reaktion der Hypophyse ablesen: Arbeitet nämlich die Hirnanhangsdrüse normal, so steigt das TSH in einer ganz bestimmten Größenordnung an. Steigt es jedoch nicht an, so liegt möglicherweise eine Funktionsstörung der Hirnanhangsdrüse vor. Andererseits kann

Die Reaktionen der Hypophyse beeinflussen direkt das TSH.

auch eine latente Hyperthyreose für ein solches Ergebnis sorgen: In diesem Fall ist die Hirnanhangsdrüse bereits durch die Schilddrüsenüberfunktion »gebremst«. Fällt der Anstieg des TSH-Wertes dagegen überschießend hoch aus, so deutet dies auf ein Unvermögen der Schilddrüse hin, Hormone zu produzieren. Entsprechend können dann auch die Schilddrüsen-Hormonwerte im Blut erniedrigt sein (s. Seiten 65 und 66).

Heutzutage wird immer häufiger ausschließlich das so genannte *TSH basal* bestimmt. Die richtige Diagnose kann auf diese Weise also auch ohne TRH-Test meist sofort gestellt werden. Daher kommt dieser Test immer seltener und nur noch bei wenigen Fragestellungen zur Anwendung. Sollte bei Ihnen ein TRH-Test notwendig werden, so wird Sie der durchführende Arzt ausführlich über Ablauf und Wirkungen sowie über mögliche Nebenwirkungen des Tests informieren.

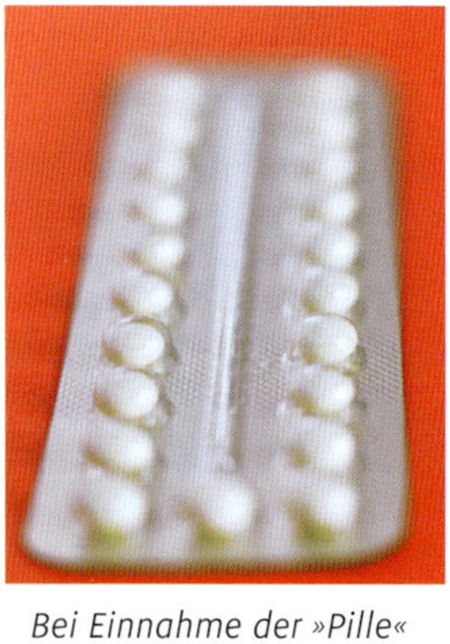

Bei Einnahme der »Pille« können die Trägereiweiße für Schilddrüsenhormone im Blut ansteigen.

Die Schilddrüsenhormone T_3 und T_4

Die Bestimmung der Schilddrüsenhormone T_3 und T_4 gehört zum Basisprogramm der Schilddrüsendiagnostik. Sie erinnern sich: Die beiden Hormone sind an **Trägereiweiße** gebunden (s. Seite 36). Betrachtet der Arzt die jeweilige Gesamtkonzentration im Blut, wird er diese Tatsache berücksichtigen müssen. Nur ein geringer Teil der Schilddrüsenhormone im Blut ist nämlich ungebunden. Doch allein diese »freien« Hormone sind biologisch aktiv und für den Untersucher relevant. Deshalb wird heutzutage bevorzugt der freie, d. h. der nicht eiweißgebundene Anteil der Hormone (abgekürzt **fT_3** und **fT_4**) im Blut bestimmt.

Nimmt z. B. eine Patientin die »Pille« oder andere östrogenhaltige Medikamente ein oder ist sie schwanger, so erhöht sich im Blut die Konzentration der Trägereiweiße für Schilddrüsenhormone. Um trotzdem dem Bedarf des Körpers zu genügen, erhöht sich auch die Konzentration an Schilddrüsenhormonen. Wird dann lediglich die Gesamtkonzentration an T_3 und T_4 gemessen, so kann deren Erhöhung als Schilddrüsenüberfunktion fehlgedeutet werden. Das freie T_3 (fT_3) und das freie T_4 (fT_4) liegen jedoch im Normalbereich, da die Bindung an Eiweiß unberücksichtigt bleibt.

Auch Erkrankungen wie die *Leberzirrhose* (Leberverhärtung, -schrumpfung) können die Konzentration der Trägereiweiße beeinflussen.

Das Thyreoglobulin ((h)TG)

Thyreoglobulin wird ausschließlich von der Schilddrüse gebildet. Es befindet sich normalerweise in den Schilddrüsenfollikeln (s. Abb. 6 auf Seite 34) und dient dort der Speicherung der Schilddrüsenhormone. Im Blut ist es nur in kleinen Mengen nachweisbar. Bei Schädigungen der Schilddrüsenzellen, z. B. infolge eines ausgeprägten Jodmangels, bei Knotenbildungen, Entzündungen oder nach Schilddrüsenoperationen, steigt seine Konzentration im Blut jedoch messbar an.

(h)TG ist die Abkürzung für (»humanes«) Thyreoglobulin (s. auch Seite 231).

Normalisiert sich ein vorher erhöhter Thyreoglobulinspiegel im Blut, so kann das anzeigen, dass eine bestimmte Form der Schilddrüsenentzündung ausgeheilt ist. Nach kompletter Entfernung der Schilddrüse durch eine Operation oder nach Zerstörung des Schilddrüsengewebes durch eine Radiojodtherapie verschwindet das Thyreoglobulin vollständig aus dem Blut. Steigt die Konzentration dagegen erneut an, so ist das ein Hinweis darauf, dass wieder Schilddrüsengewebe vorhanden ist. Das Thyreoglobulin dient daher auch als »Seismograph« (oder *Tumormarker*) für den Verlauf einer Tumortherapie. Ein weiterer Tumormarker ist das *carcinoembryonale Antigen (CEA)*, ein jedoch von der Schilddrüse

Thyreoglobulin hat als Tumormarker Bedeutung.

unabhängiger Eiweißstoff. Er wird bei verschiedenen bösartigen Tumorleiden wie auch bei bestimmten Formen des Schilddrüsenkrebses zur Verlaufskontrolle bestimmt.

Einen »Nachsorgeplan« finden Sie auf Seite 171

Schilddrüsenantikörper

Besteht der Verdacht auf eine **Entzündung der Schilddrüse** oder einen *Morbus Basedow* (Basedowkrankheit), hilft die Bestimmung so genannter *Autoantikörper* weiter. Autoantikörper sind Antikörper, die der Organismus gegen körpereigene Gewebebestandteile bildet. Im Falle der Schilddrüse können sie sich gegen unterschiedliche Organbestandteile richten, wie z. B. das Thyreoglobulin oder die Andockstellen (= *Rezeptoren*) des TSH oder gegen ein Eiweiß in der Schilddrüsenzelle, die *Schilddrüsen-Peroxidase* (= *TPO*).

Entsprechend werden diese Antikörper bezeichnet als:

Das T in der Kurzformel »TPO« steht für engl. *thyroidea* = Schilddrüse; das PO für *Peroxidase.*

- → *TSH-Rezeptor-Antikörper* (kurz: *TRAK*),
- → *Thyreoglobulin-Antikörper* (kurz: *TAK*) und
- → *TPO-Antikörper* (früher: MAK = mikrosomale Antikörper).

Das Auftreten von TAK und TPO-Antikörpern ist kennzeichnend für eine chronische Schilddrüsenentzündung. Bei der Basedowkrankheit sind TRAK sogar für die Schilddrüsenüberfunktion verantwortlich. Denn diese Antikörper binden sich an die Schilddrüsenzellen und veranlassen sie zur gesteigerten Produktion und Ausschüttung von Schilddrüsenhormonen. Die Folge ist eine Überfunktion, die natürlich auch durch ein völliges Drosseln der TSH-Ausschüttung seitens der Hirnanhangsdrüse nicht zu beheben ist.

Kalzitonin und molekulargenetische Tests

Bei einer Form von Schilddrüsenkrebs namens *medulläres Karzinom* – dieses geht von den C-Zellen der Schilddrüse aus (s. Seite 34 und Seite 164) –, sind Bestimmungen des Kalzitonins, des Hormons, welches eben diese C-Zellen bilden, aufschlussreich. Durch Untersuchungen des Erbgutes (*molekulargenetische* Tests) sind zudem bestimmte Erbkrankheiten, bei denen ein medulläres Schilddrüsenkarzinom auftritt, erkennbar.

Was Ultraschall sichtbar macht

Gerade bei Menschen mit leichten Vergrößerungen der Schilddrüse, die nicht getastet werden können, ist das Ultraschallverfahren segensreich und unerlässlich. Da die Schilddrüse recht oberflächlich liegt, kann sie mit Ultraschallwellen sehr gut untersucht werden.

Bei der Untersuchung liegen Sie auf dem Rücken. Mit Hilfe eines Polsters oder einer Nackenrolle wird die Halswirbelsäule leicht überstreckt, damit der Halsbereich für den Arzt gut zugänglich

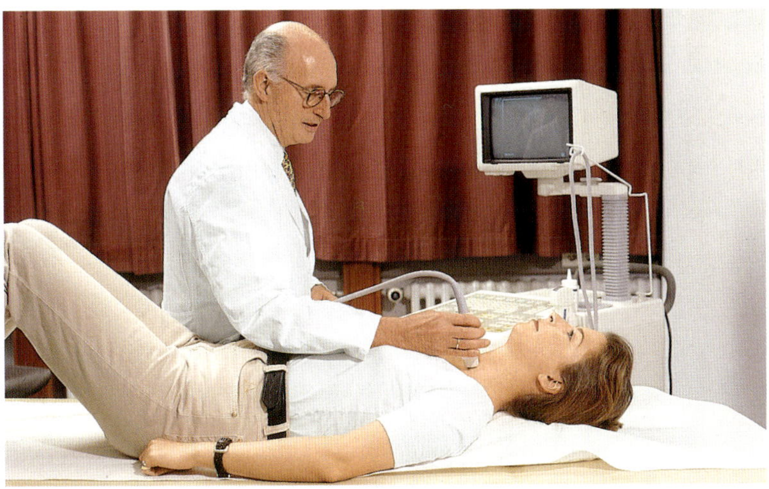

Schmerzloser »Schilddrüsen-Schall«: Bei der Untersuchung liegt die Patientin bequem auf dem Rücken, den Kopf leicht nach hinten überstreckt.

INFO

Trotz modernster Labormethoden wird der Arzt nicht *einem* Untersuchungsbefund *allein* vertrauen, sondern jedes Ergebnis mit der »Ausgangsdiagnose« und mit Ihren Symptomen vergleichen. »Überraschungsergebnisse« können zu bestimmten Zeitpunkten wiederholte oder andere Laboruntersuchungen notwendig machen.

INFO

Die Ultraschalluntersuchung, Fachbegriff *Sonographie*, ist heute die wichtigste Untersuchung, mit der sich der Arzt ein Bild von der Schilddrüse und ihrer Umgebung machen kann.

wird. Ein Kontaktgel auf der Haut verbessert die Leitfähigkeit für Ultraschallwellen. Dann setzt der Untersucher den Schallkopf zunächst ohne Druck quer auf die Haut und fährt langsam nach oben und unten. Bei einer nicht vergrößerten Schilddrüse lassen sich so beide Hälften (»Lappen«) im Querschnitt darstellen (s. untere Abbildung). Danach wird der Schallkopf gedreht, sodass die Schilddrüsenlappen im Längsschnitt untersucht werden können. Zur Größenbestimmung der Schilddrüse werden außerdem Messungen durchgeführt und damit auch das Volumen errechnet.

Das Prinzip dieser Methode beruht darauf, dass Schallwellen mit hohen, für das menschliche Ohr nicht mehr wahrnehmbaren Frequenzen (Ultraschall!) in das Gewebe geleitet werden. Ein Empfänger nimmt die vom Gewebe zurückgeworfenen Schallwellen

Mit Ultraschall lassen sich Größe und Volumen sowie etwaige Knoten der Schilddrüse ermitteln.

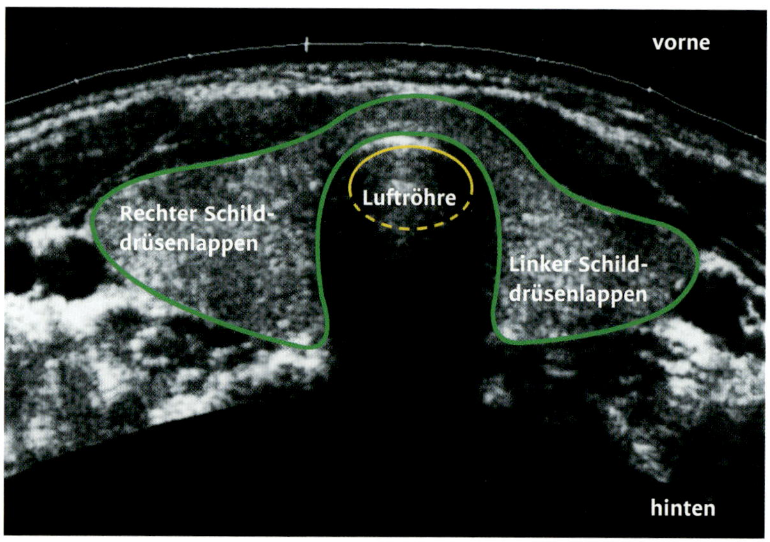

Ultraschallbild – normalerweise »grau in weiß«. Normale Schilddrüse im Querschnitt, zur besseren Erkennbarkeit etwas eingefärbt: Die grünen Konturen verdeutlichen den rechten und den linken Schilddrüsenlappen.

wieder auf. Aus der unterschiedlichen Abschwächung der Schallwellen auf dem Hin- und Rückweg durch den Körper errechnet ein Computer die Daten für die bildliche Darstellung. Das »Auflösungsvermögen« moderner Sonographiegeräte ist so hoch, dass schon zwei bis drei Millimeter große Veränderungen des Gewebes für geschulte Augen sehr gut sichtbar sind.

Die Sonographie verursacht keine Schmerzen und ist mit keiner Strahlenbelastung verbunden. Sie kann ohne spezielle Vorbereitungen jederzeit durchgeführt und – soweit das ärztlicherseits für notwendig erachtet wird – beliebig oft wiederholt werden.

Die Ultraschalluntersuchung ist vollkommen risikolos. Sie lässt jedoch die Frage der Gut- oder Bösartigkeit offen.

Bei der Ultraschalluntersuchung ist es bis zu einem gewissen Grad möglich, Veränderungen innerhalb der Schilddrüse zu erkennen und bestimmten Krankheiten zuzuordnen. So lassen sich z. B. Veränderungen der Struktur beurteilen oder in sonst normalem Gewebe Knoten aufspüren. Geklärt werden kann auch, ob solche Knoten aus solidem Gewebe bestehen oder eher flüssigkeitsgefüllten Hohlräumen *(Zysten)* entsprechen. Beweisende Aussagen über die Gut- bzw. Bösartigkeit von Knoten können allerdings mit der Ultraschalluntersuchung nicht getroffen werden. Lediglich Hinweise darauf sind manchmal zu erkennen. Dies gilt auch für neuere Methoden wie die *farbkodierte Duplexsonographie* (s. Bild S. 74) und das *dreidimensionale Ultraschallverfahren*.

Sehr hilfreich ist die Sonographie auch, wenn Knoten innerhalb der Schilddrüse, die von außen nicht zu tasten sind, mit einer dünnen Nadel gezielt angesteuert (genauer: angestochen, also *punktiert*) werden sollen (*Feinnadelpunktion*, s. Bild Seite 80). Die dabei gewonnenen Zellen können dann unter dem Mikroskop genauer betrachtet und beurteilt werden. Neben der Schilddrüse selbst lässt sich auch ihre Nachbarschaft sonographisch gut erkennen und be-

INFO

Moderne Ultraschallanwendungen wie die farbkodierte Duplexsonographie machen Gefäße sowie Strömungsgeschwindigkeit und -richtung des Blutes in diesen Gefäßen farbig sichtbar.

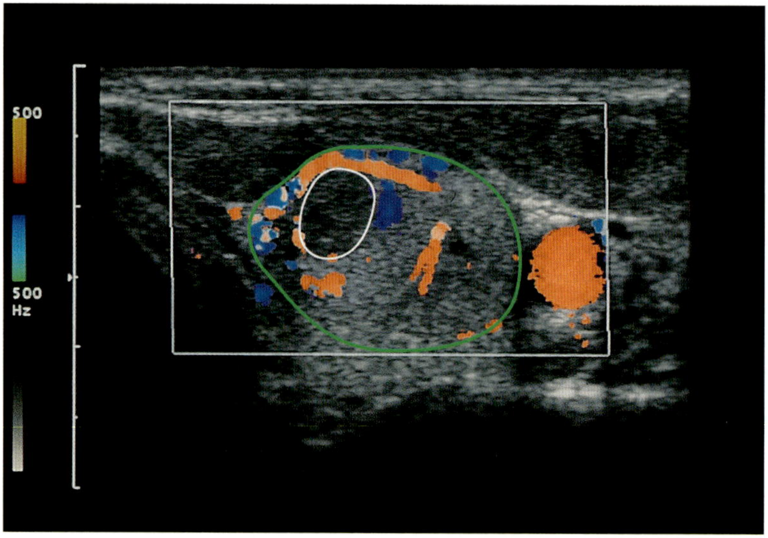

Farbkodierte Ultraschalluntersuchung: Das Querschnittbild zeigt im linken Schilddrüsenlappen (grüner Umriss) einen Knoten (weiß umrandet). Die Halsschlagader ist rot markiert (rechte Bildhälfte); blaue Flecken = Venen.

INFO

Die mikroskopische Analyse wird auch *zytologische* Untersuchung genannt. Knoten, die größer als 1 cm sind, werden oft *»punktionszytologisch«* abgeklärt, d. h. der Arzt entnimmt einige Zellen und betrachtet sie unter dem Mikroskop.

urteilen, z. B. Muskeln, Blutgefäße, Lymphknoten oder sogar die normalerweise winzigen Nebenschilddrüsen – wenn sie vergrößert sind!

Findet man bei der Ultraschalluntersuchung eine normale oder gleichmäßig vergrößerte Schilddrüse, so reicht diese Information über die Gewebebeschaffenheit zusammen mit den Blutuntersuchungen meistens für die Diagnose aus. Werden bei Ihnen erstmals Auffälligkeiten (z. B. knotige Veränderungen) entdeckt, folgt eine weitere Untersuchung, nämlich eine *Schilddrüsenszintigraphie.*

Allerdings: Knoten, die kleiner als einen Zentimeter sind, werden zwar sonographisch, nicht aber szintigraphisch erkannt. Das liegt an der jeweiligen Methode. Der Arzt wird diese kleinen Knoten mittels Ultraschall kontrollieren, wenn es bei dem oder der Betroffenen keine erhöhte Strahlenbelastung und in seiner/ihrer Familie bislang keinen bösartigen Schilddrüsentumor gegeben hat. Sollte der Knoten wachsen oder im Ultraschallbild »verdächtig« aussehen, sind weitere Untersuchungen, gegebenenfalls sogar eine Operation anzuraten.

»Heiß« oder »kalt«? Die Antwort gibt die Schilddrüsenszintigraphie

Die Schilddrüsenszintigraphie ist nach den Blutuntersuchungen und der Ultraschalluntersuchung meist der nächste Schritt in der Diagnostik.

Das *Szintigramm* (das Ergebnis einer Szintigraphie, s. Bilder auf S. 76) gibt Auskunft über den Funktions- und Aktivitätszustand des Schilddrüsengewebes. Deshalb ist diese Untersuchung immer dann erforderlich, wenn entweder Knoten in der Schilddrüse festgestellt wurden und/oder wenn eine Funktionsstörung im Sinne einer Unter- oder Überfunktion aufgetreten ist.

Die Szintigraphie zeichnet die Lage, Form und Größe der Schilddrüse auf und erlaubt es zudem, Regionen mit gesteigerter Aktivität, so genannte **»heiße«** oder **»warme« Knoten** *(hyperfunktionell)*, aber auch Regionen mit verminderter oder fehlender Aktivität, so genannte »kühle« oder »kalte« Knoten *(hypofunktionell)* zu erkennen. Eine weitere Einsatzmöglichkeit der Szintigraphie besteht darin, Schilddrüsengewebe aufzuspüren, das sich an unüblicher Stelle *(dystop)* befindet. Schließlich liefert die Szintigraphie wichtige Informationen für die weitere Behandlung: Dem Operateur gibt sie Auskunft über die notwendige Operationstaktik.

INFO

Auch bei Kindern sind Szintigramme gefahrlos möglich. Während der Stillzeit kann eine Schilddrüsenszintigraphie durchgeführt werden, wenn danach 48 Stunden lang nicht gestillt wird.

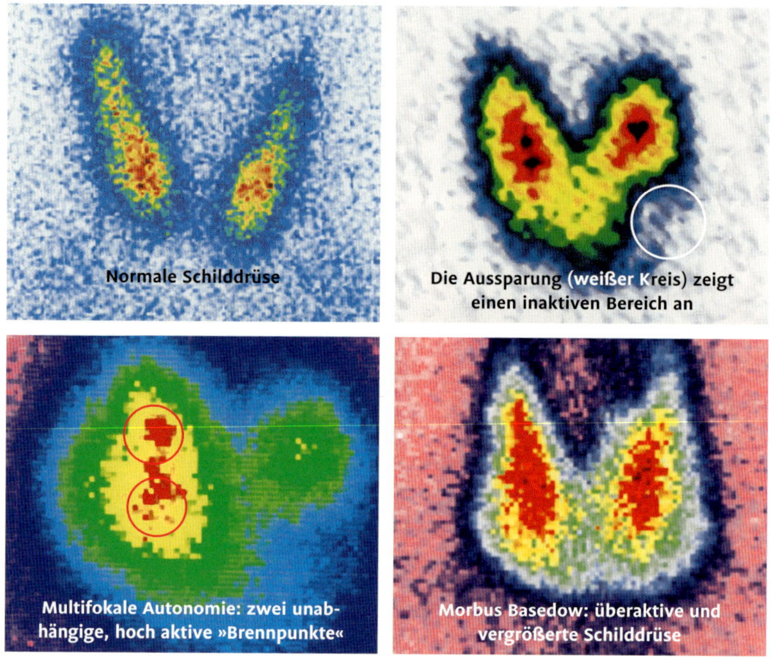

Vier Szintigramme: Mit Hilfe schwach radioaktiver Substanzen werden Lage, Form, Größe und Funktion der Schilddrüse dargestellt und gemessen. Je nach Aktivitätsgrad der Schilddrüsenzellen erscheinen sie in verschiedenen Farben (z. B. rot = aktiv).

»Kalte« Knoten sind funktionslos, »heiße« dagegen überaktiv.

Ein funktionsloser, »kalter« Knoten kann möglicherweise bösartig sein und muss vielleicht noch während der Operation feingeweblich untersucht werden. Glücklicherweise verbergen sich dahinter jedoch meist gutartige Zysten, Verkalkungen, Narben, gutartige Geschwülste, Entzündungen usw. Ein »heißer« Knoten mit überschießender Funktion muss vollständig entfernt werden. Er ist aber fast immer gutartig.

Zur Planung einer *Radiojodtherapie* (s. Seite 209) werden ebenfalls genaue Angaben über die Ausdehnung des zu behandelnden Gewebes benötigt, damit die erforderliche Menge an radioaktivem Jod sicher ermittelt werden kann.

Die Szintigraphie spielt zudem eine wichtige Rolle in der Nachsorge von Patienten, die an einem Schilddrüsenkrebs operiert worden sind. Denn mit dieser Methode lassen sich eventuell noch verbliebene Schilddrüsenreste oder im Körper verstreute Tochtergeschwülste *(Metastasen)* nachweisen. Dazu wird dann der gesamte Körper nach Schilddrüsengewebe abgesucht. Diese Untersuchung heißt deswegen auch *Ganzkörperszintigraphie*.

Radioaktivität zeigt Aktivität
Die Technik der Schilddrüsenszintigraphie beruht auf der Tatsache, dass funktionierende Schilddrüsenzellen aktiv Jod aufnehmen. Das gilt auch für schwach radioaktive »Spielarten« des Jods, so genannte Jodisotope. Beispiele dafür sind das *Jod-123*, das *Jod-131* oder das jodähnliche *Technetium-99-m-Pertechnetat*.

Nachdem das radioaktive Jod in eine Vene des Patienten gespritzt wurde, kann mit einem speziellen Messgerät, einem Strahlendetektor, die Strahlung und damit die Aufnahme und Verteilung der radioaktiven Substanz in der Schilddrüse gemessen und abgebildet werden. Diese bildliche Darstellung wird Szintigramm genannt. Heute verwendet man dazu die *Gamma-Kamera*: Sie erfasst zu jedem Zeitpunkt der Untersuchung die gesamte Schilddrüse und muss deshalb nicht mehr über dem Patienten bewegt werden. Entweder sitzt der Patient vor der Kamera (s. Bild S. 78) oder liegt unter ihr. Die Gamma-Kamera erhielt diesen Namen, weil sie Gamma (= γ = griechisches g)-Strahlen misst.

Wie geht der Arzt vor?

Die verwendeten radioaktiven Substanzen verursachen eine nur noch geringe Strahlenbelastung.

Als radioaktive Substanz kommt heute meist nur noch Technetium-99m-Pertechnetat zum Einsatz, ein so genannter *Gamma-Strahler*. Es hat im Gegensatz zu Jod-131 eine sehr kurze Halbwertszeit von nur sechs Stunden, d. h. bereits nach sechs Stunden ist die Hälfte der verabreichten Radioaktivität wieder abgeklungen. Die Strahlenbelastung für die Schilddrüse und alle anderen Organe des Körpers, vor allem aber der Keimdrüsen, kann daher gering gehalten werden. Eine weitere Substanz, die zunehmend Verwendung findet, ist Jod-123. Es besitzt eine Halbwertszeit von 13 Stunden. Jod-123 ist jedoch in der pharmazeutischen Herstellung etwas aufwändiger.

Die Gamma-Kamera erfasst die Verteilung der Radioaktivität und bildet sie ab: Ein Szintigramm entsteht.

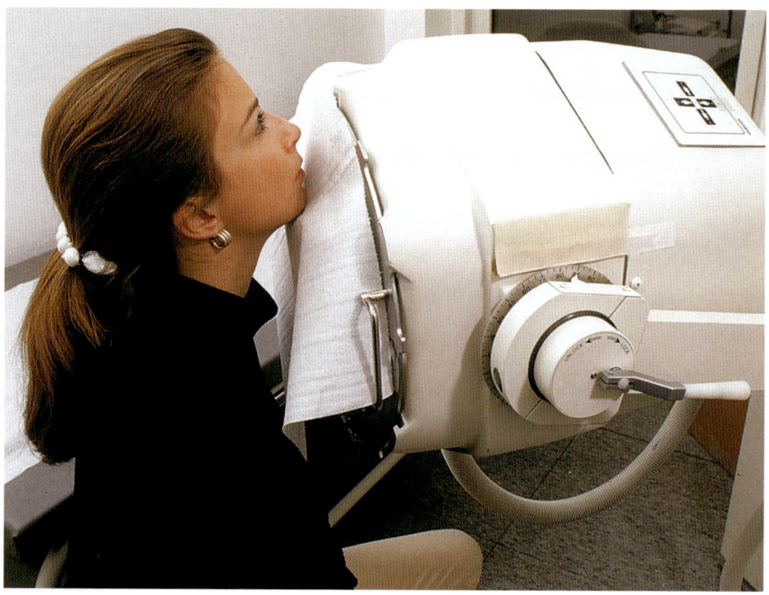

Position bei der Szintigraphie: Die Patientin sitzt hier vor der Gamma-Kamera, das Kinn wird dabei aufgestützt. Eine halbe Stunde zuvor wurde ihr die radioaktive Substanz in eine Armvene gespritzt; die Szintigraphie selbst dauert maximal zehn Minuten.

Radioaktives Jod-131, das früher benutzt wurde, hat eine lange Halbwertszeit von etwa acht Tagen. Dementsprechend war die Strahlenbelastung relativ hoch. Aus diesem Grund wird Jod-131 heute nur noch bei ganz bestimmten Fragestellungen verwendet. Das ist z. B. der Fall beim so genannten *Radiojodtest*, bei dem es darum geht, vor einer geplanten Radiojodtherapie die dafür erforderliche Strahlendosis zu ermitteln (s. Seite 209).

Die Szintigraphie liefert dem Arzt also Informationen über die Aufnahme, Anreicherung und Speicherung von Jod in der Schilddrüse und ermöglicht ihm so Rückschlüsse auf die Art der Schilddrüsenerkrankung.

Die Suppressionsszintigraphie

Nicht immer kann die Szintigraphie bei der Erstuntersuchung gleich alle Fragen eindeutig beantworten. Manchmal lässt sich die Aktivität einzelner Knoten nicht vollständig klären, und die Frage nach einer etwaigen **Autonomie** (s. Seite 113) bleibt offen. Deshalb muss in solchen Fällen eine so genannte *Suppressionsszintigraphie* die Erstuntersuchung ergänzen: Mit Schilddrüsenhormon-Tabletten wird zunächst absichtlich die Aktivität der gesunden Schilddrüsenzellen, die dem Regelkreis noch unterliegen, unterdrückt. Wird zwei bis drei Wochen später eine Szintigraphie durchgeführt, so können diejenigen Regionen der Schilddrüse erkannt werden, die sich der übergeordneten Steuerung entziehen. Sie werden als autonom bezeichnet (s. auch Szintigramme auf Seite 76).

Die Suppressionsszintigraphie bringt eigenmächtig aktive autonome Bereiche zum Vorschein.

Ein »stichhaltiger« Beweis: die Feinnadelpunktion

Mit Hilfe der Punktion wird Gewebe aus der Schilddrüse bzw. aus dem oder den fraglichen Knoten entnommen. Der Arzt untersucht die Gewebeprobe unter dem Mikroskop, damit eine möglichst ex-

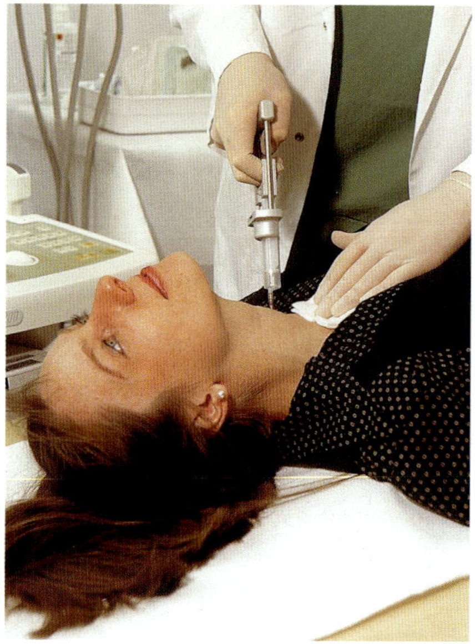

Feinnadelpunktion: Mit einer speziellen Punktionsnadel entnimmt der Arzt aus der Schilddrüse bzw. dem Knoten etwas Gewebe. Die Rückenlage ist dabei üblich.

akte Aussage über die Art der Veränderung getroffen werden kann. Auch bei manchen Formen der Schilddrüsenentzündung bringt erst die Punktion mit Ansaugen von Zellmaterial, die so genannte *Aspirationszytologie*, eine Klärung. Flüssigkeitsgefüllte Hohlräume innerhalb eines Schilddrüsenknotens (Zysten) können mit dieser Technik entleert, die Flüssigkeit und die darin enthaltenen Zellen untersucht werden. Vor einer Punktion der Schilddrüse sollten bereits Sonographie- und eventuell Szintigraphiebilder angefertigt worden sein, damit möglichst genaue Angaben über die Art und den Ort des anzusteuernden Gewebes vorliegen.

Die Punktion eines Knotens erfolgt mit Ortung durch ein Ultraschallgerät.

Bei der Feinnadelpunktion liegen Sie meist auf dem Rücken. Zunächst wird die Halsregion desinfiziert; eine örtliche Betäubung ist nicht erforderlich, da sehr dünne Nadeln (Durchmesser von 0,6 oder 0,7mm) verwendet werden. Der Einstich ist im Allgemeinen weniger schmerzhaft als bei einer Blutentnahme.

Das Material, das bei der Punktion gewonnen wurde, wird auf einem Glasplättchen ausgestrichen und zur Beurteilung an den dafür zuständigen Facharzt, den Pathologen, weitergeleitet.

Die Feinnadelpunktion ist nicht gefährlich. In sehr seltenen Fällen kann es zu Blutungen oder Infektionen kommen. Wenn Sie die **Blutgerinnung hemmende Medikamente** einnehmen, dürfen Sie allerdings **nicht punktiert** werden. Was theoretisch denkbar ist, nämlich dass bei der Punktion Krebszellen verschleppt werden, hat sich trotz zahlreicher Nachuntersuchungen nie sicher bestätigen lassen.

Die Treffsicherheit und Genauigkeit der Feinnadelpunktion ist relativ hoch. Dennoch bereitet die Erkennung einiger Schilddrüsenerkrankungen nach wie vor Probleme. Zudem ist nicht immer gewährleistet, dass der fragliche »Herd« in der Schilddrüse auch bei der Punktion sicher getroffen werden konnte. Sollten bei der Auswertung des gewonnenen Materials Zweifel an der Gutartigkeit aufkommen, so muss eine Operation Klarheit bringen.

Die Frage nach der Gutartigkeit oder Bösartigkeit eines Schilddrüsenknotens ist der häufigste Anlass für eine Schilddrüsenpunktion.

Für besondere Problemlagen: Röntgenuntersuchungen

Bei geringfügigen Veränderungen der Schilddrüse, die mit der Ultraschalluntersuchung erfasst werden können, sind oft keine weiteren Röntgenuntersuchungen erforderlich. Manchmal wird jedoch ein Kropf erstmals rein zufällig auf einer Röntgenaufnahme entdeckt, die aus anderen Gründen angefertigt wurde, z. B. zur Beurteilung von Lunge und Herz (s. Bilder Seite 82).

Die Verlagerung der Luftröhre *(Trachea)* durch den Kropf oder gar ihre Einengung wird durch spezielle Röntgenaufnahmen nachgewiesen (beispielsweise mit der *Trachealserie*: Saug- und Pressversuch). Die Speiseröhre kann ebenfalls verlagert (häufig!) oder eingeengt (selten!) sein; um das zu erkennen, werden Röntgenbilder aufgenommen, **während** der Patient Kontrastmittel schluckt. So kann die Speiseröhre in ihrem Verlauf abgebildet werden.

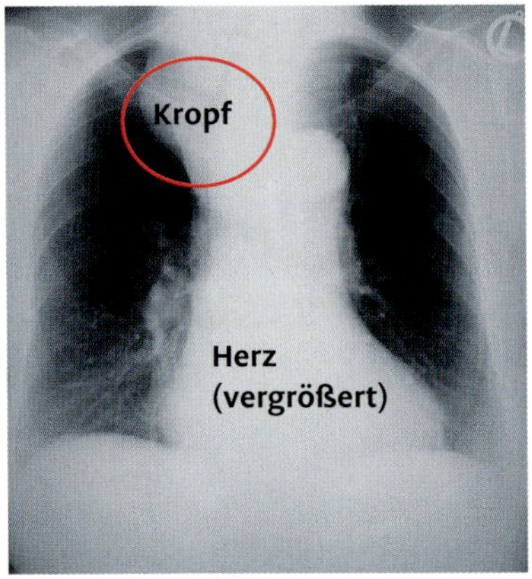

Zufallsbefund? Im Röntgenbild von Brustkorb und Brustorganen kann sich eine vergrößerte, von außen aber unsichtbare Schilddrüse zeigen. Der betroffene Patient hat auch ein deutlich vergrößertes Herz; möglich, dass die Schilddrüse schuld ist.

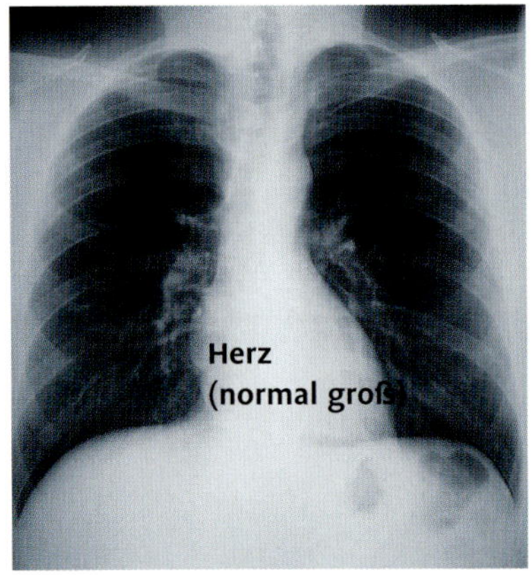

Normale Verhältnisse zum Vergleich: Röntgenbild eines gesunden Brustkorbs mit gesundem Innenleben

Bei einer erst im Erwachsenenalter aufgetretenen Schilddrüsenunterfunktion ist möglicherweise die Hirnanhangsdrüse selbst erkrankt oder wird durch eine Geschwulst in der Umgebung bedrängt. In diesem Fall werden Röntgenaufnahmen des Schädels, insbesondere aber der Gegend der Hirnanhangsdrüse erforderlich. Um auch kleinste Veränderungen besser erkennen zu können, eignen sich entweder die wesentlich genauere *Computer-* (CT) oder die *Kernspintomographie*. Die Kernspintomographie wird auch *Magnetresonanztomographie* (MRT) genannt, arbeitet doch dieses »Schnittbildverfahren« im Gegensatz zur CT nicht mit Röntgenstrahlen, sondern mit Magnetfeldern (s. »Lexikon der Fachbegriffe«, Seite 223).

Eine Computer- und/oder Kernspintomographie der Hals- und Brustorgane ist dann sinnvoll, wenn die genaue Ausdehnung eines großen Kropfes mit anderen Untersuchungstechniken nicht ermittelt werden kann. Weiterhin haben sich diese aufwändigeren Untersuchungen in der Ersterkennung und in der Nachsorge bösartiger Schilddrüsenerkrankungen bewährt.

Computer- und Kernspintomographie liefern mit ihren detailgenauen Schichtbildern bei speziellen Fragestellungen gute Informationen.

Untersuchungen rund um den Kropf

Funktionieren die Stimmbänder?

Vor und nach jeder Schilddrüsenoperation muss die Stimmbandfunktion überprüft werden. Der Hals-Nasen-Ohrenarzt hat dazu verschiedene Möglichkeiten: Mit einem gebogenen Spiegel, der über den Mund in den Rachen vorgeschoben wird, ist ein Einblick in den Kehlkopf möglich (Kehlkopfspiegelung = *Laryngoskopie*). So können die Stimmbänder beurteilt und ihre Bewegungen beim Atmen und Sprechen beobachtet werden.

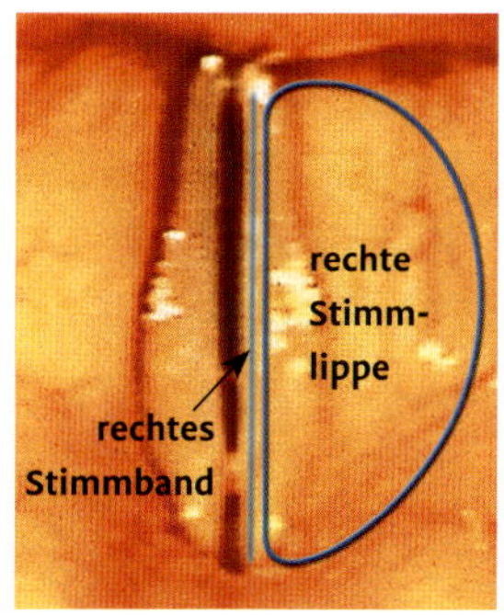

Stimmbandfunktionsprüfung mit Hilfe der Videolaryngoskopie: Der Patient sagt »Hi«, und die Stimmbänder (mit Stimmlippen) sind geschlossen. Die Stimmlippen werden umgangssprachlich oft mit den »Stimmbändern« gleichgesetzt.

Immer häufiger wird für diese Untersuchung allerdings eine etwas modernere Technik herangezogen: Über den Mund wird ein starres Rohr mit einer Winkeloptik oder über die Nase (bzw. ebenfalls den Mund) ein beweglicher Schlauch *(flexibles Endoskop)* mit einer kleinen Kamera in den Rachen geschoben und die Stimmbänder dann »gefilmt«. Da die Stimmbänder sehr schnell schwingen, können dem Auge kleinere Funktionsstörungen entgehen. Ein Flackerlicht, ein so genanntes *Stroboskop*, versetzt die Schwingungen für das Auge des Arztes in Zeitlupe. So werden auch geringfügigere Störungen erkennbar. Diese Untersuchungsmethoden tragen die zungenbrecherischen Namen *Video-Lupenlaryngostroboskopie* und *Videolaryngoskopie* mit flexiblem Endoskop.

Veränderungen der Stimme können durch Stimmfeldmessungen näher »taxiert« werden, deren Ergebnis die weitere Behandlung mitbestimmt.

Blick in die Luftröhre: Tracheoskopie

Die Luftröhre, von den Ärzten *Trachea* genannt, kann »von innen« untersucht, d.h. gespiegelt werden. Die betreffende Untersuchungsmethode heißt *Tracheoskopie*: Ein starres Rohr oder ein biegsamer Schlauch werden über den Mund oder die Nase in die Luftröhre eingeführt. Die Spiegelung der Luftröhre ist vor oder nach einer Schilddrüsenoperation aber nur sehr selten erforderlich, beispielsweise dann, wenn bösartige Tumoren der Schilddrüse die Atemwege behindern oder wenn schwerwiegende Entzündungen bzw. Blutungen in diesem Bereich auftreten.

Keine Nebensache: die Nebenschilddrüsen

Wo die Nebenschilddrüsen liegen, wurde bereits auf den Seiten 31 und 33 beschrieben und abgebildet. Erklärungen zu ihrer Funktion haben bisher noch gefehlt. Das soll nun an dieser Stelle nachgeholt werden – in aller Kürze, versteht sich.

Die **Nebenschilddrüsen** produzieren ein Hormon namens *Parathormon* (PTH). Es sorgt dafür, dass die *Kalziumkonzentration* im Blut konstant bleibt. Der Mineralstoff Kalzium hat für unseren Körper eine zentrale Bedeutung: Er ist an vielen wichtigen Vorgängen wie z.B. der Funktion von Muskeln, Knochen und Nerven maßgeblich beteiligt. Fällt der Kalziumspiegel im Blut ab, so sorgt das Parathormon für Nachschub (s. Bild gegenüber).

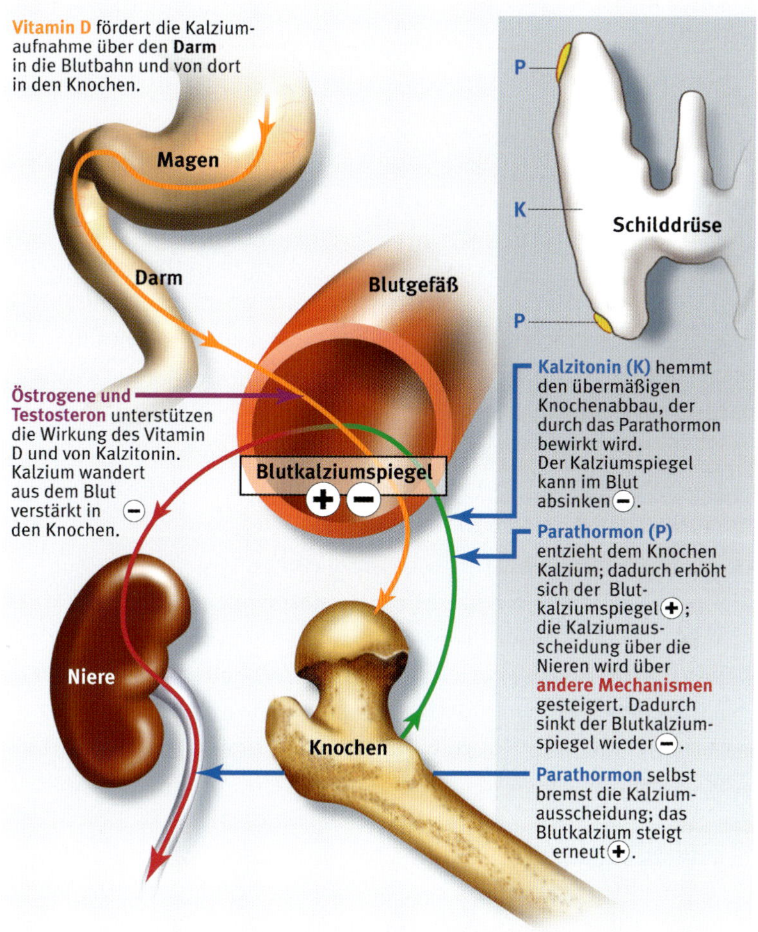

Kalziumstoffwechsel: in Wirklichkeit noch viel komplizierter.
Parathormon aus den Nebenschilddrüsen hält den Kalziumspiegel im Blut stets konstant. Die beteiligten Organe und Gewebe geben je nach Bedarf Kalzium an das Blut ab bzw. nehmen Kalzium auch wieder auf. Ein Teil verlässt den Körper über Nieren und Harnwege.

So wirkt Parathormon

- → Zusammen mit Vitamin D steigert es die Aufnahme von Kalzium aus dem Darm.
- → Es veranlasst die Niere, dem Harn weniger und dafür lieber dem Blut mehr Kalzium beizugeben.
- → Es fördert das Herauslösen von Kalzium aus seinem »Lager« im Knochen.

Die Funktion der Nebenschilddrüsen lässt sich also indirekt durch die Messung des Kalziumspiegels im Blut kontrollieren – vorausgesetzt, die Nieren arbeiten ordnungsgemäß. Ist der Kalziumspiegel normal, so ist eine Funktionsstörung so gut wie ausgeschlossen.

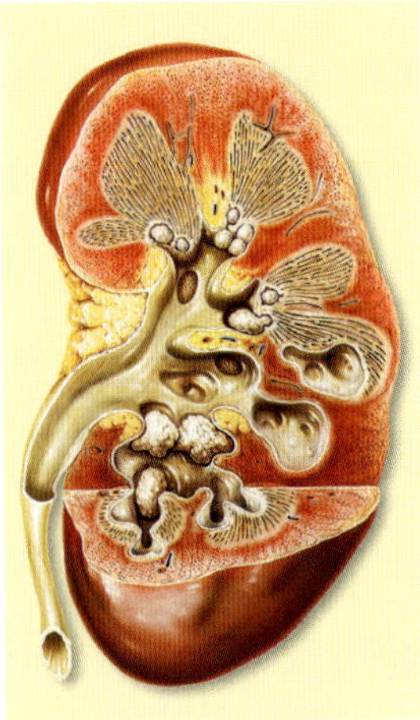

Überschüssiges Kalzium kann sich in Form von Nierensteinen niederschlagen (siehe dazu auch Seite 218: Normwerte von Kalzium und Parathormon).

Wenn die Nebenschilddrüsen überaktiv sind

Richtungsweisend ist der erhöhte Kalziumwert im Blut *(Hyperkalziämie)*. Dieses Kalzium geht den Knochen ab, was eine Osteoporose nach sich ziehen kann. In den Nieren dagegen, z.T. auch in den Gallenwegen und der Bauchspeicheldrüse, kann sich überschüssiges Kalzium in Steinen niederschlagen. Auch Magengeschwüre kommen vor, schließlich psychische Veränderungen, etwa Depressionen.

Generell kann das Ausscheren des Blutkalziums aus seinem (engen) Normbereich viele Ursachen haben. Vor jeder Schilddrüsenoperation muss vor allem klar sein, ob das an einer Störung der Nebenschilddrüsen, nämlich einer Überfunktion *(Hyperparathyreoidismus)* liegt. Zu diesem Zweck wird das von diesen Drüsen gebildete Parathormon im Blut gemessen. Beide Blutwerte – Kalzium und Parathormon – gemeinsam betrachtet erlaubt es, die Funktion der Nebenschilddrüsen zuverlässig einzuschätzen. Sehr hilfreich zur Erkennung einer vergrößerten Nebenschilddrüse *(Adenom)* ist die Ultraschall-, insbesondere die Ultraschalldoppleruntersuchung. Sollte tatsächlich mit den Nebenschilddrüsen etwas nicht stimmen, so wird Ihr Chirurg dies natürlich bei der Planung des Eingriffs berücksichtigen: Gegebenenfalls kann/können dann auch eine/mehrere erkrankte Nebenschilddrüse(n) im gleichen Zug operiert werden. Umgekehrt gilt, dass bei einer geplanten Operation an den Nebenschilddrüsen (z. B. bei einer Überfunktion) gleichzeitig bestehende Erkrankungen der Schilddrüse mitbedacht werden sollten. Auf diese Weise wird das erhöhte Risiko umgangen, das sich ergibt, wenn innerhalb kurzer Zeit zweimal oder sogar öfter an derselben Stelle des Halses operiert werden muss.

Was das Blut sonst noch verrät

Bei Funktionsstörungen der Schilddrüse können sich die unterschiedlichsten Blutwerte verändern. Sie werden heutzutage zwar nicht mehr direkt zur Diagnose einer Schilddrüsenerkrankung herangezogen, jedoch insgesamt mit berücksichtigt. Dazu zählen die Erniedrigung der Blutfette bei einer Schilddrüsen**über**funktion bzw. deren Erhöhung bei **Unter**funktion. Ist die Störung der Schilddrüsenfunktion wieder behoben, so normalisieren sich auch die Blutwerte wieder, sofern nicht andere Ursachen mit schuld an ihren Abweichungen sind.

Die Blutfettwerte (Lipidspiegel) geben indirekt Auskunft über Schilddrüsenfunktionsstörungen.

Wie alle Entzündungen so verändern auch Schilddrüsenentzündungen vorzugsweise ganz bestimmte Blutwerte: Die Blutsenkung beispielsweise ist stark beschleunigt, und bei eitrigen Infektionen vermehrt sich die Anzahl der weißen Blutkörperchen. Der Verlauf der Erkrankung wird anhand dieser und weiterer Werte beurteilt. Nach Abklingen der Entzündung normalisieren sie sich wieder.

INFO

Auch das *CRP* (= *C-reaktives Protein*), ein bestimmtes Bluteiweiß, kann bei Entzündungen erhöht sein.

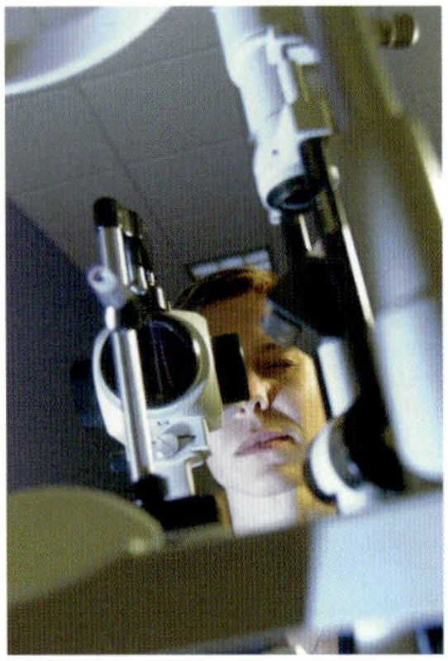

Auge um Auge, Nerv um Nerv: den Krankheitsfolgen auf der Spur

Funktionsstörungen der Schilddrüse beeinflussen die Stoffwechsellage aller Körperzellen und somit auch deren Leistungsfähigkeit. Da machen die Augen und das Nervensystem keine Ausnahme.

Die Untersuchung der **Augen** ist gerade bei der **Basedowkrankheit** (vgl. Seite 137) sehr wichtig. Oft werden wenig aufschlussreiche Anfangsbeschwerden wie Lidschwellungen und Bindehautentzündungen anderen Erkrankungen zugeordnet, solange die Schilddrüse noch normal funktioniert. Verschiedene Untersuchungen werden den Augenarzt zur richtigen Diagnose leiten. Während der Behandlung gehören regelmäßige Termine beim Augenarzt zum Kontrollprogramm.

Die »Erstuntersuchung der Augen im Zusammenhang Schilddrüse« schließt die Messung der Sehschärfe und der Lage der Augäpfel sowie die Prüfung von Augenbeweglichkeit und Pupillengröße ein. Falls erforderlich, kann die Ultraschalluntersuchung über die Strukturen der Augäpfel und Augenhöhlen Auskunft geben.

Noch genauer geht das mit der manchmal zusätzlich notwendigen Kernspintomographie der Augenhöhlen (s. Seiten 137 bis 138).

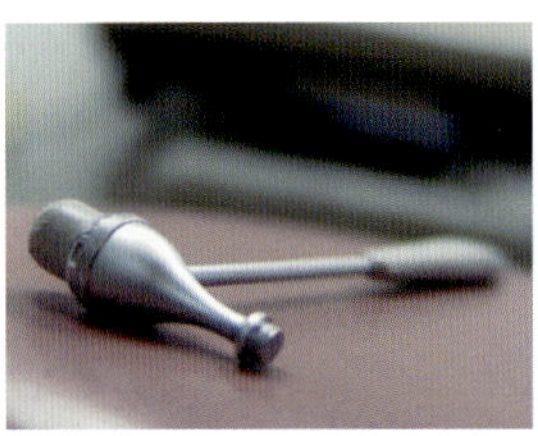

Was schließlich die **Nerven** betrifft, so sind bei einer **Unterfunktion der Schilddrüse** die Reflexzeiten der Muskelsehnen verlängert, bei **Überfunktion** verkürzt (s. Seite 52). Ein indirektes Maß dafür ist die Zeit, die beispielsweise der Achillessehnenreflex von seiner Auslösung bis zur Beendigung benötigt.

Der Nervenarzt löst diesen Reflex aus, indem er mit seinem Reflexhammer die Achillessehne direkt oberhalb der Ferse »beklopft«. Auf diesen Reiz reagieren die Wadenmuskeln quasi automatisch: Sie ziehen sich zusammen, und der Fuß nimmt dadurch kurzfristig eine Spitzfußstellung ein, um dann wieder in die Ausgangsposition zurückzukehren.

Wachstum »ohne Grenzen«: der Kropf

Ein »Kropf« oder eine »Struma« ist eine tastbare oder apparativ festgestellte Vergrößerung der Schilddrüse. Welche Ursache das Schilddrüsenwachstum hat und ob eine Funktionsstörung vorliegt oder nicht, spielt für die Bezeichnung keine Rolle. Mit Abstand häufigster »Kropffaktor« ist nach wie vor der Jodmangel.

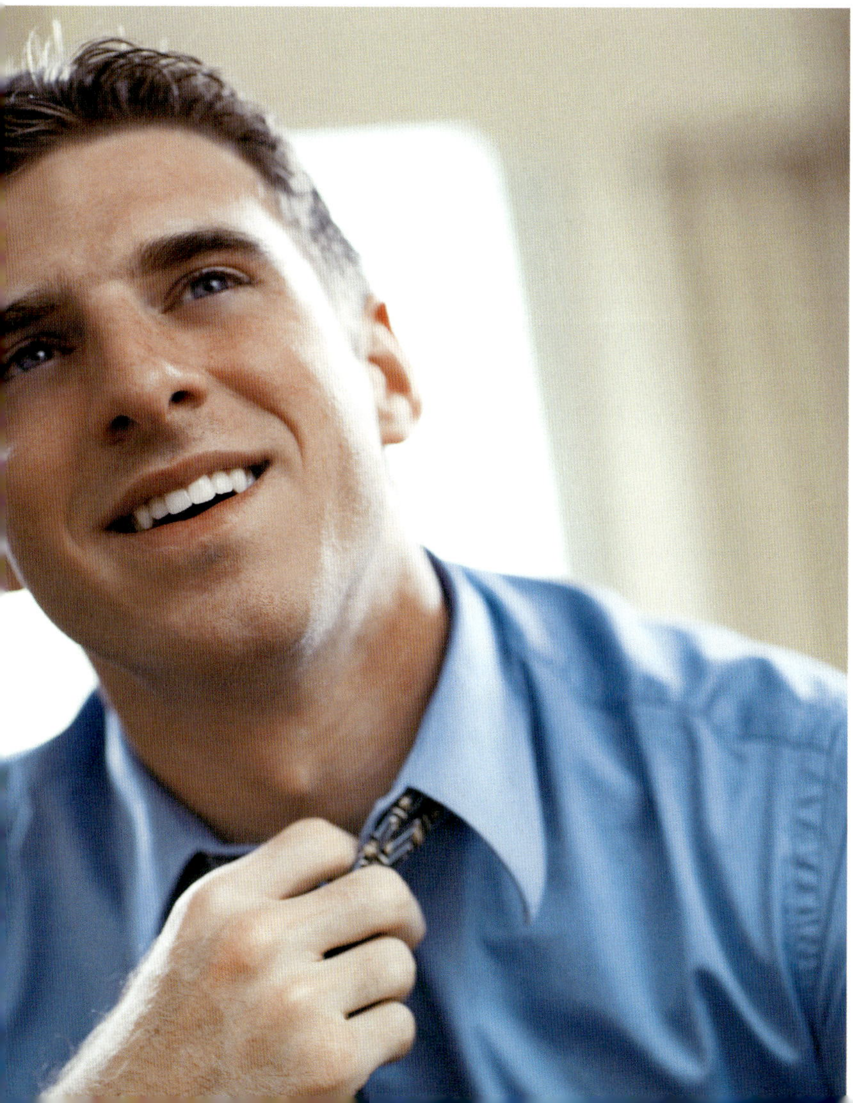

Was lässt die Schilddrüse wachsen?

Ein Kropf entsteht, wenn Jodmangel und eine entsprechende Veranlagung zusammenkommen.

Wenn der Jodmangel die Hauptursache für die Kropfentstehung ist, stellt sich die Frage, warum nicht jeder Mensch in einem Jodmangelgebiet einen Kropf bekommt. Das liegt daran, dass zusätzlich zum Jodmangel eine **erbliche Veranlagung zur Kropfentstehung** und/oder weitere Faktoren vorhanden sein müssen. Nicht jeder Mensch ist also in der Lage, mit wenig Jod gleichermaßen gut auszukommen. So entwickeln bei gleicher Jodaufnahme die einen einen großen, die anderen einen kleinen und manche überhaupt keinen Kropf.

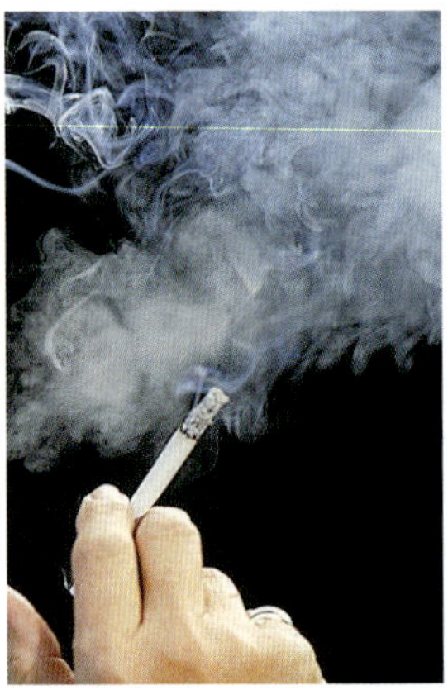

Auch im Zigarettenrauch ist Thiozyanat zu finden. Es ist kropffördernd, da es den Transport von Jod in die Schilddrüsenzellen behindert.

In Gebieten ohne Jodmangel treten Schilddrüsenerkrankungen dagegen relativ selten auf. Da sie dennoch vorkommen, wird klar, dass auch noch andere Ursachen speziell für das Größerwerden der Schilddrüse eine Rolle spielen, beispielsweise folgende:

Kropffördernde Substanzen in Nahrung und Trinkwasser

Kropffördernde Stoffe kommen z. B. in verschiedenen Kohlarten (»Kohlkropf«), Weißklee und Sojabohnen vor. Bekannt ist das *Vinyl-Thiooxazolidon (Thiozyanat, Goitrin)*, das direkt über diese Nahrungsmittel oder aber indirekt über Milchprodukte aufgenommen wird. Es sind jedoch große Nahrungsmengen erforderlich, um einen Kropf oder sogar eine Schilddrüsenunterfunktion zu verursachen. Wie bereits erwähnt, enthält Zigarettenrauch ebenfalls Thiozyanat (s. Seite 23).

Einen Kropf fördernde Substanzen werden auch als *strumigen* bezeichnet.

Im Trinkwasser sind Verunreinigungen mit *Urochromen* (den Harnfarbstoffen) und *Nitraten* zu nennen. Auch ein hoher Kalziumgehalt, also eine ausgeprägte »Härte« des Wassers, ist bedeutsam.

Förderung des Kropfes durch Arzneimittel

Am bekanntesten ist (»ausgerechnet«!) die kropffördernde Wirkung von Mitteln zur Blockade der Schilddrüse, der *Thyreostatika*, die ab Seite 119 u. 120 ausführlich beschrieben werden. Ebenso können bestimmte Rheuma- und Schmerzmittel wie z. B. der Wirkstoff *Phenylbutazon*, Substanzen aus der Gruppe der *Salizylate* oder Medikamente zur Behandlung von Depressionen, etwa *Lithium*, das Wachstum der Schilddrüse fördern. Diese Aufzählung kann schlichtweg nicht vollständig sein. Sie sollten deshalb immer die Packungsbeilage von Medikamenten sorgfältig lesen und in Zweifelsfällen den Arzt oder Apotheker fragen.

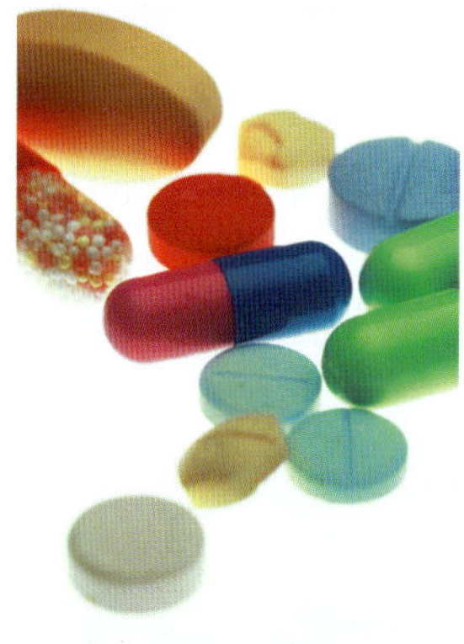

Verschiedene Medikamente können die Kropfentstehung begünstigen.

Gesteigerter Jodbedarf in bestimmten Lebensphasen

In der Pubertät und Wachstumsphase sowie während Schwangerschaft und Stillzeit ist der Jodbedarf erhöht. Hier tritt häufig erstmals ein Kropf auf, oder ein bereits bestehender wird größer (s. Seite 173).

Verlust von Jod und/oder Schilddrüsenhormonen

Bei manchen Erkrankungen kann es zur vermehrten Ausscheidung und damit zu einem ständigen Verlust an Jod und Hormonen kommen. Dies sind z. B. bestimmte Erkrankungen der Nieren und des Verdauungstraktes.

Angeborene Störungen

Als »Jodfehlverwertung« bezeichnete erbliche Störungen werden meist schon im Kindesalter erkannt. Ausschlaggebend sind fehlerhafte Enzyme – Eiweißkörper, die biochemische Reaktionsabläufe steuern und mittragen. In der Schilddrüse betrifft das den Jodeinbau und die Hormonbildung. Fehler oder »Defekte« werden vererbt, treten also in den betroffenen Familien häufiger auf und führen nicht nur zu vermehrtem Schilddrüsenwachstum, sondern oft

Angeborene Enzymdefekte werden vererbt und treten bei mehreren Mitgliedern bzw. Generationen davon betroffener Familien auf.

auch zu einer mehr oder weniger merklichen Schilddrüsenunterfunktion, wenn keine Behandlung erfolgt.

Meist liegt der Kropfbildung nicht nur eine einzelne Ursache zugrunde, sondern mehrere treffen zusammen. Bis heute sind längst nicht alle bekannt. Weiteren Aufschluss über dieses komplexe Geschehen erhoffen wir uns von der Forschung.

Der Jodmangelkropf

Eine »Blande Struma« ist ein gutartiger Kropf mit normaler Funktion.

Wie der Name schon sagt, verursacht Jodmangel einen Kropf. Gleichbedeutend ist in diesem Zusammenhang oft von der *endemischen Struma* oder *blanden Struma* die Rede. Endemisch deshalb, weil in Gebieten mit Jodmangel der Kropf eine Häufigkeit von zehn Prozent deutlich überschreitet (Endemiegebiet). Als »**blande**«, was soviel heißt wie reizlos, werden genau genommen alle **nichtentzündlichen, gutartigen Kröpfe** mit normaler Schilddrüsenfunktion bezeichnet, ganz unabhängig von der Ursache ihrer Entstehung. Der Jodmangelkropf ist also nur eine, jedoch mit Abstand die häufigste Form der »blanden Struma«.

So entsteht ein Jodmangelkropf

Leidet die Schilddrüse unter Jodmangel, so vergrößern und vermehren sich ihre Zellen und Zellverbände (Follikel). Bis vor wenigen Jahren wurde angenommen, dass das *TSH (Thyreoidea stimulierendes Hormon)* den entscheidenden Wachstumsreiz auf die Schilddrüse ausübt. Inzwischen konnten allerdings verschiedene **wachstumsstimulierende**, aber auch **wachstumshemmende Substanzen** isoliert und entschlüsselt werden. Sie werden – je nach Jodangebot in der Schilddrüse – teils von den Schilddrüsenzellen selbst, teils von umliegenden Zellen vermehrt oder vermindert gebildet. Solche Wachstumsfaktoren wie der *epidermale Wachstumsfaktor* (engl. *epidermal growth factor*, abgekürzt *EGF*) oder der *insulinähnliche Wachstumsfaktor* (engl. *insulin-like growth factor*, abgekürzt *IGF*) können die Vermehrung von Schilddrüsenzellen stark stimulieren. Dagegen wirkt sich die erst seit kurzem bekannte Substanz *TGF-beta* (kurz für engl. *transforming growth factor beta*) hemmend auf das Wachstum der Schilddrüsenzellen aus. Inzwischen hat sich zudem herausgestellt, dass TSH selbst keinen direkten Effekt auf das Wachstum der Schilddrüsenzellen hat.

INFO

Heute erklärt man sich das Kropfwachstum einerseits durch die Vergrößerung, andererseits durch die Vermehrung von Schilddrüsenzellen. Bei der Vergrößerung der Zellen spielt das TSH lediglich eine Vermittlerrolle.

Die Vermehrung der Zellen wird vielmehr durch die zuvor genannten Wachstumsfaktoren in der Schilddrüse verursacht, die durch die Jodarmut des Organs »geweckt« und aktiviert werden.

Wie kommt der Knoten in den Kropf?

Besteht ein Jodmangelkropf über längere Zeit, so entwickeln sich häufig knotige Veränderungen. Folgerichtig wird dieser Zustand dann auch als »Knotenkropf« bezeichnet. Hauptverantwortlich dafür ist wohl eine Eigenart der Follikelzellen, nämlich ihr unterschiedliches Wachstums- und Funktionsverhalten (s. auch Bild auf Seite 114). Daneben sind weitere Vorgänge an der Entstehung von Knoten beteiligt: Bedingt durch das starke Wachstum reißen die Follikel ein, und es kommt zu kleinsten Blutungen *(Mikroblutungen)*. Die zarten Blutgefäße *(Kapillaren)* können mit dem Wachstum nicht Schritt halten. Damit ist die Blutversorgung der neu entstandenen Zellen nicht gewährleistet. Zellen, die nicht überleben können, sterben ab, und es bildet sich narbiges Bindegewebe. Diese Narbenzüge beengen und behindern das weitere Wachstum, führen sozusagen zu einem »Follikelzellgedränge« und damit ebenfalls zur Knotenbildung.

Gutartige Schilddrüsenknoten werden auch Adenome genannt.

Kennzeichen eines Kropfes

Nach ihrer **Beschaffenheit** können folgende Kropfformen unterschieden werden:

Die meisten Kröpfe beginnen »diffus«.

Struma überall: diffus
Die Schilddrüse ist gleichmäßig vergrößert. In den meisten Fällen beginnt ein Kropf seine Laufbahn als diffuse Struma. Deswegen findet man diese Form insbesondere im Kindesalter, bei Jugendlichen und jungen Erwachsenen (s. Seite 180).

Struma mit Knoten
Zusätzlich zur diffusen Vergrößerung finden sich einzelne oder mehrere knotige Veränderungen, die entweder tast- oder sichtbar oder mittels Ultraschall und/oder Szintigraphie erkennbar sind (s. dazu auch Abbildungen auf Seite 44 und Seite 97). Knoten ist aber nicht gleich Knoten: Wie Sie noch sehen werden, haben sie sehr unterschiedliche Bedeutungen.

Stadieneinteilung
Die Weltgesundheitsorganisation (WHO) hat eine Stadieneinteilung des Kropfes nach dem sicht- und tastbaren Befund am Hals einschließlich **Größe** nach Augenmaß entwickelt. Diese Einteilung ist allerdings relativ grob und birgt Fehlermöglichkeiten. Bei einem sehr schlanken Hals wird die Größe des Kropfes oft überschätzt, bei einem kurzen, muskulösen Hals dagegen häufig unterschätzt. Zur genaueren Größenbestimmung des Kropfes ist die Ultraschalluntersuchung (Sonographie) immer unerlässlich.

Kropfstadien nach WHO	Kropfstadien sonographisch	
Oa: keine Struma (weder sicht- noch tastbare Struma)	Die Größe des Kropfes wird nach Volumen (ml) gemessen	
Ob: tastbare, aber nicht sichtbare Struma	I:	< 30
I: tastbare und bei zurückgebeugtem Kopf eben noch sichtbare Struma	II:	30–50
II: deutlich sichtbare Struma	III:	50–100
III: große sichtbare Struma mit Beengung von Speise- und Luftröhre sowie Halsgefäßen	übergroß: (Struma permagna)	> 100

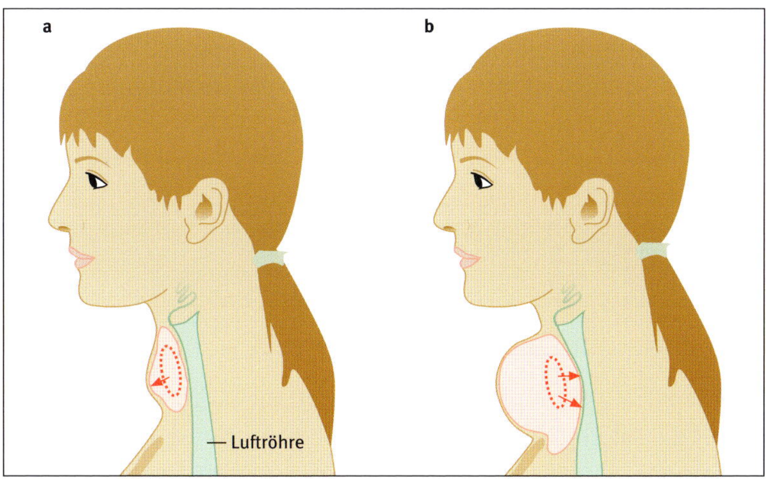

Nicht ganz ohne: Kropfstadien II und III. Im Stadium II (Bild a) kann ein Kropf bereits die Luftröhre bedrängen. Sie sehen hier einen knotigen Kropf, der jedoch zunächst nach vorn wächst. Im Stadium III in Bild b ist die Luftröhre unübersehbar (und spürbar) eingeengt: Die Schilddrüse (normale Größe: gestrichelte Linie) hat sich nach allen Seiten hin vergrößert.

Was führt einen »Kropfträger« zum Arzt?

Die Größe des Kropfes sagt noch nichts über die Stärke der Beschwerden aus und ob er gut- oder bösartig ist.

Eine kleine, weiche, diffuse Struma im Stadium I bis II verursacht oft keine oder nur gering ausgeprägte Beschwerden. Häufig wird daher ein solcher Kropf bei einem Arztbesuch aus anderen Gründen zufällig entdeckt. Oder aber der Betroffene wird von »guten Beobachtern« auf seinen dicker gewordenen Hals aufmerksam gemacht. Folglich suchen die meisten Menschen den Arzt erst im Stadium II oder III auf – entweder aus kosmetischen Gründen oder weil bereits Beschwerden aufgetreten sind. **Typische Symptome** sind:

- Engegefühl im Hals
- Berührungsempfindlichkeit am Hals
- Schmerzen im Halsbereich
- Druckgefühl
- Kloß- *(Globus-)* und Fremdkörpergefühl
- Schluckbeschwerden
- Lageabhängigkeit, z. B. Verstärkung der Beschwerden in Rücken- und Seitenlage
- Abneigung gegen enge Kragen, Rollkragenpullover oder Krawatten
- Zunahme von Halsumfang und Kragenweite
- Luftnot bei körperlicher Belastung, Aufregung und Anspannung

Übrigens: Die Stärke der Beschwerden ist nicht unbedingt von der Größe des Kropfes abhängig. Auch kleinere Knoten können, wenn sie in der Nähe der Luftröhre liegen, schon merkliche Beschwerden machen.

Plötzlich auftretende schmerzhafte Schwellungen im Halsbereich sind meist ein Zeichen für Komplikationen der Schilddrüsenerkrankung, z. B. Einblutungen in Knoten oder in zystische Hohlräume. Seltener sind Entzündungen dafür verantwortlich.

In jedem Jodmangelkropf, sei er nun diffus, knotig, klein oder groß, können prinzipiell **alle** Erkrankungen der Schilddrüse auftreten. Der Jodmangelkropf begünstigt sogar das Entstehen dieser Erkrankungen, z. B. eine funktionelle Autonomie (s. Seite 116) und sollte deshalb rechtzeitig behandelt werden. Jede Vergrößerung der Schilddrüse ist nicht normal; ihre Ursache muss geklärt und eine entsprechende Behandlung begonnen werden.

Jeder Jodmangelkropf kann prinzipiell mit allen Schilddrüsenerkrankungen kombiniert sein.

Wie sieht die Behandlung aus?

Ein Jodmangelkropf muss auch dann behandelt werden, wenn Sie keine Beschwerden haben oder sich nicht krank fühlen. Die Schilddrüse kann bis ins hohe Alter wachsen, wenn sie unverändert dem Jodmangel ausgesetzt ist. **Es ist also sinnvoll, die Behandlung so früh wie möglich zu beginnen.** Denn erstens ist die Therapie im jüngeren Alter wesentlich wirksamer, zweitens beugt sie gleichzeitig weiterer Vergrößerung, Komplikationen oder gar bösartigem Wachstum vor. Ziel der Behandlung ist die Rückbildung des Kropfes oder zumindest ein Stillstand seines Wachstums.

Welche Behandlung die geeignete ist, muss individuell ausgelotet werden. Die Entscheidung hängt maßgeblich von Größe und Beschaffenheit des Kropfes, von Ihrem Alter und zusätzlichen Erkrankungen (z. B. eine ebenfalls bestehende Herz-Kreislauf-Krankheit) ab. Liegt bei Ihnen jedoch eine Struma nebst **Überfunktion** in Verbindung mit **funktioneller Autonomie, Morbus Basedow** oder einer **Thyreoiditis** vor, so ist natürlich eine darauf zugeschnittene Therapie notwendig. Beim Jodmangelkropf gibt es folgende Alternativen:

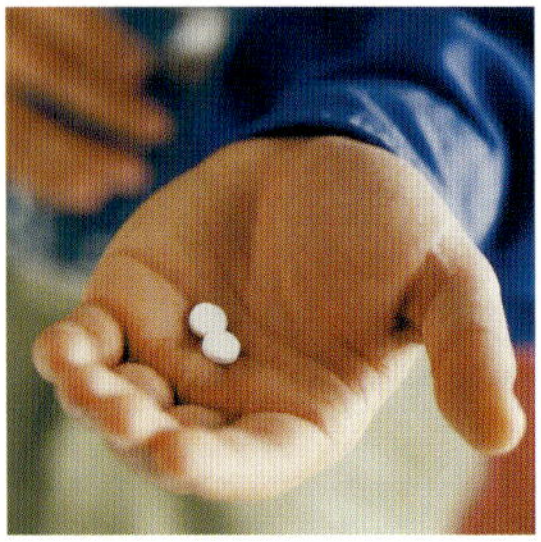

Medikamente werden zur Verkleinerung eines diffusen Kropfes eingesetzt.

- → Medikamentöse Behandlung mit Jod
- → Medikamentöse Behandlung mit Schilddrüsenhormonen
- → Medikamentöse Behandlung mit einer Kombination von Jod und Schilddrüsenhormonen
- → Operation
- → Radiojod-Verkleinerungstherapie

An erster Stelle steht bei der **diffusen Struma** immer die medikamentöse Behandlung. Sind Knoten im Kropf vorhanden, wird der Arzt ebenfalls einen Versuch mit Medikamenten unternehmen. Vor der Behandlung muss allerdings – wie oben schon erwähnt – eine funktionelle Autonomie (s. Seite 116) ausgeschlossen werden. Außerdem dürfen keine Anhaltspunkte für bösartiges Wachstum bestehen, und es darf keine Notwendigkeit einer Operation aus anderen Gründen, beispielsweise wegen einer erheblichen Einengung der Luftröhre, bestehen.

Aufgrund experimenteller Untersuchungen wird heute vermutet, dass der **Ausgleich des Jodmangels** zur **Rückbildung der Zellzahl** und **Schilddrüsenhormone** in entsprechender Dosierung zur **Rückbildung der Zellgröße** in der Schilddrüse führen. Beides lässt den Kropf schrumpfen.

INFO

Jod wird in Form von Jodid eingenommen, das Salz der Jodwasserstoffsäure. Gebräuchlich ist vor allem Kaliumjodid. Der Einfachheit halber sprechen wir meist von **Jod**.

Die Behandlung mit Jodid

Bei Kindern und Jugendlichen mit diffusen, also noch nicht knotig umgewandelten Kröpfen ist die Behandlung mit Jod die Therapie der Wahl. Bei Erwachsenen bis etwa zum 40. Lebensjahr mit nachgewiesener diffuser Struma wird die Behandlung mit Jod heute als gleichwertig zur Therapie mit Schilddrüsenhormonen angesehen.

Die therapeutische Dosierung von Jodid ist vom Lebensalter abhängig

	Lebensalter	Tagesdosis
→	Säuglinge, Kleinkinder	50–100 µg*
→	Schulkinder, Jugendliche	100–200 µg
→	Erwachsene	200–500 µg

*µg = Mikrogramm (s. Seite 231)

Üblicherweise wird die Behandlung mit hohen Joddosen neun bis zwölf Monate, maximal eineinhalb bis zwei Jahre durchgeführt. Meist wird die Schilddrüse relativ rasch kleiner. Der Erfolg der Behandlung wird regelmäßig mittels Ultraschall kontrolliert und dokumentiert. Bildet sich der Kropf nach vier bis sechs Monaten nicht zurück, so kann versucht werden, dies mit der zusätzlichen Gabe von Schilddrüsenhormonen zu erreichen. Nach erfolgreicher Behandlung ist natürlich weiterhin Jod erforderlich – allerdings in niedriger Dosierung. Wird nämlich kein Jod zugeführt, wächst die Schilddrüse erneut.

Die »vorbeugende« Einnahme von Jod (Jodprophylaxe) ist lebenslang zu empfehlen. Inzwischen gibt es auch Depotpräparate, die nur einmal pro Woche eingenommen werden müssen.

Jod ist ein lebenswichtiger Bestandteil unserer Nahrung und somit in den üblichen Mengen nebenwirkungsfrei. Eine rein durch das Element Jod bzw. das Jodid-Ion bedingte Allergie gibt es nicht. Nur als »großmolekulare Verbindung« (wie z. B. in jodhaltigen Kontrastmitteln bzw. bestimmten Arzneimittelzubereitungen vorliegend) kann Jod allergische Reaktionen auslösen. Überempfindlichkeitsreaktionen auf jodhaltige Medikamente zur Schilddrüsentherapie, die ja nur verhältnismäßig geringe Mengen Jodid (100 bis 500 Mikrogramm für die tägliche oder 1,53 Milligramm Jodid für die einwöchentliche Einnahme; s. a. Anmerkung rechts oben) enthalten, sind extrem selten. Nur die Überdosierung von Jodid (um den Faktor 100 bis 1 000 pro Tag)

Das Risiko einer Überfunktion durch die Einnahme von Jod besteht nur im Ausnahmefall.

über einen längeren Zeitraum führt zum so genannten *Jodismus*. Er macht sich bemerkbar durch:

- vermehrte Speichelabsonderung,
- Anschwellen der Speicheldrüsen,
- Schnupfen (»Jodschnupfen«),
- Bindehautentzündung der Augen,
- Kopfschmerzen,
- Fieber, Entzündungen der Rachen- und Mundschleimhaut,
- akneähnliche Veränderungen der Haut (»Jodakne«) und andere Hauterkrankungen.

Allerdings kann durch die Jodtherapie eine jodbedingte Schilddrüsenüberfunktion ausgelöst werden. Ein erhöhtes Risiko dafür besteht jedoch nur bei Patienten mit **knotigen** Veränderungen in der Schilddrüse oder Hinweisen auf eine nennenswerte **funktionelle Autonomie** oder einen **Morbus Basedow**. Auch eine Autoimmunthyreoiditis (Entzündungsform) kann durch Einnahme von Jod ungünstig beeinflusst werden. Daher wird der Arzt vor jeder Jodtherapie die Schilddrüse gezielt auf entsprechende »Tatbestände« hin untersuchen.

Die Behandlung mit Schilddrüsenhormonen

Aufgrund seiner besseren Verträglichkeit und längeren Wirksamkeit wird für die Behandlung eines Kropfes mit normaler Funktionslage meist das Schilddrüsenhormon **Levothyroxin (=Thyroxin=T_4)** statt Trijodthyronin **(=T_3)** gewählt. Vor Therapiebeginn ist eine eingehende Untersuchung der Schilddrüsenfunktion erforderlich, um nicht ungewollt eine Schilddrüsenüberfunktion auszulösen oder eine bestehende zu verstärken.

Die Behandlung dauert ca. ein Jahr und kann im Prinzip je nach Dosierung *substitutiv* (ergänzend) oder *suppressiv* (unterdrückend) durchgeführt werden. Substitutiv heißt, der übergeordnete Regelkreis (s. Seite 37) wird nur teilweise ausgeschaltet. *Suppressiv* dagegen bedeutet, der Regelkreis wird vollständig unterdrückt. Die höher dosierte suppressive Therapie ist mit deutlich mehr Nebenwirkungen belastet. Sie wird daher heute zur Behandlung des Jodmangelkropfes **nicht mehr empfohlen** (vgl. jedoch S. 167).

Üblicherweise sind beim Erwachsenen für die Behandlung eines Kropfes mit normaler Funktionslage pro Tag 75 bis 150 Mikrogramm Levothyroxin (T_4) erforderlich. Ältere Menschen benötigen in der Regel weniger. Die Hormontherapie sollte stets »einschleichend« begonnen werden, d.h., dass Sie mit einer niedrigeren Dosierung von etwa 50 Mikrogramm pro Tag beginnen und die Dosierung nach zwei bis drei Wochen langsam steigern, bis Sie die »Zieldosis« erreicht haben.

Anders als bei der Jodtherapie sind Nebenwirkungen bei der Hormontherapie gerade zu Beginn der Behandlung keine Seltenheit. Vorübergehend können Beschwerden wie bei einer Überfunktion auftreten: Unruhe, Schlafstörungen, Zittern der Hände, Herzklopfen, Schwitzen und schneller Puls sind die häufigsten unangenehmen Begleiterscheinungen. Sie verschwinden allerdings nach kurzer Zeit, vorausgesetzt, die Dosierung stimmt.

Als älterer Mensch mit gleichzeitiger Erkrankung der Herzkranzgefäße oder aber mit Herzrhythmusstörungen sollten Sie die Einnahme von Schilddrüsenhormonen besonders vorsichtig beginnen. Ihr Arzt wird Ihnen erklären, dass am Anfang oft schon 12,5 Mikrogramm pro Tag reichen. Er wird Ihnen empfehlen, die Dosierung nur bei guter Verträglichkeit vorsichtig zu steigern – und zwar in Abständen von ein bis drei Wochen.

ACHTUNG

Nehmen Sie Ihre Hormontabletten morgens auf nüchternen Magen etwa eine halbe Stunde vor dem Frühstück unzerkaut und mit etwas Flüssigkeit ein. Denn zu diesem Zeitpunkt nimmt Ihr Körper das Schilddrüsenhormon zuverlässig auf.

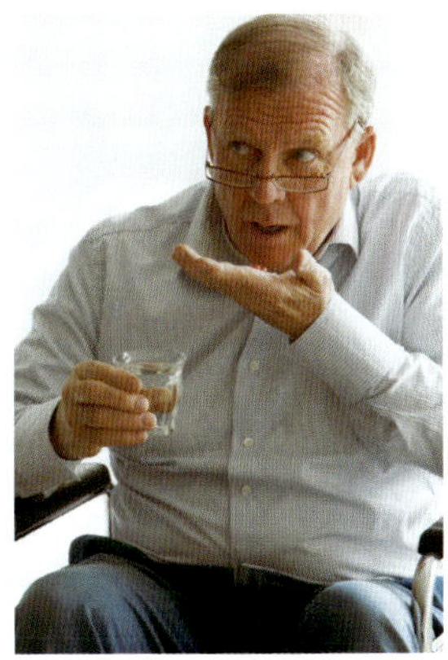

Bei Herzproblemen sollte die Einnahme von Hormonen besonders behutsam gestartet werden.

Schilddrüsenhormone können die Wirksamkeit anderer Medikamente beeinflussen. Dies gilt vor allem für gerinnungshemmende Medikamente wie beispielsweise Marcumar® oder auch für blutzuckersenkende Medikamente *(Antidiabetika)*. Deshalb muss der behandelnde Arzt (falls z. B. nicht Ihr Hausarzt ...) unbedingt wissen, welche Medikamente Sie sonst noch einnehmen.

Das günstigste Verhältnis von T4 und Jod bei der kombinierten Behandlung ist 1:2, also z. B. 75 Mikrogramm T4 plus 150 Mikrogramm Jod.

Kombinationsbehandlung mit Schilddrüsenhormon und Jod

Schilddrüsenhormone und Jod können nicht nur **einzeln** (also jeweils als *Monotherapie*), sondern **auch gleichzeitig** (d. h. als *Kombinationstherapie*) eingesetzt werden. Die Therapie dauert ebenfalls **etwa ein Jahr**. Zu Beginn werden 75 bis 150 Mikrogramm Levothyroxin mit 100 bis 200 Mikrogramm Jodid kombiniert. Neben- und Wechselwirkungen entsprechen denen bei alleiniger Behandlung mit Schilddrüsenhormonen.

Eventuell müssen Sie auch Ihre Ernährungsgewohnheiten verändern.

Grundsätzlich ist *nach* der medikamentösen Kropfbehandlung eine lebenslange Vorbeugung mit Jod notwendig. Mit 150 bis 200 Mikrogramm Jodid pro Tag bzw. 1,53 Milligramm Jodid jede Woche lässt sich ein erneutes Kropfwachstum meist effektiv verhindern. Damit die Zufuhr dieser Jodmenge gewährleistet ist, müssen Sie Ihre Ernährungsgewohnheiten umstellen (s. Seite 25) und/oder Jodtabletten einnehmen. Wurden Schilddrüsenhormone zur Behandlung eingesetzt, so kann die Vorbeugung auch durch die Einnahme von Schilddrüsenhormonen in niedriger Dosierung erfolgen.

Vertrauen ist gut, Kontrolle ist besser

Während der Behandlung und danach werden regelmäßig Kontrolluntersuchungen durchgeführt. Die Verlaufsuntersuchung beinhaltet eine Größenbestimmung des Kropfes mittels Ultraschall und die Beurteilung der Schilddrüsenfunktion. Dafür ist in der Regel der Nachweis eines im Normbereich liegenden TSH-(basal)-Wertes (s. Seite 67) im Blut ausreichend.

Nur wenn bei der Einnahme von Schilddrüsenhormonen Zeichen einer Überdosierung bestehen, wird der Arzt ergänzend fT_3 im Blut bestimmen. Der Behandlungseffekt kann nach drei bis sechs Monaten abgeschätzt werden. Die Größe der Schilddrüse vermindert sich nach der durchschnittlichen Behandlungsdauer – das ist, wie gesagt, ein Jahr – günstigenfalls um 30 bis 40 Prozent.

Die gute Nachricht: Unter der Behandlung mit Jod und/oder Hormonen kann die Schilddrüse um 30 bis 40 Prozent schrumpfen.

Fazit

→ Am besten geeignet ist die alleinige Jodgabe bei Neugeborenen, Kindern und Schwangeren. Dies gilt für Therapie und Vorbeugung.

→ Mit der kombinierten Jod-Schilddrüsenhormontherapie werden Schilddrüsenwachstum und auch Jodmangel günstig bei Jugendlichen und Erwachsenen beeinflusst.

→ Im höheren Lebensalter ist – wenn überhaupt – eine medikamentöse Kropfverkleinerung nur mit niedrig dosierten Schilddrüsenhormonen empfehlenswert.

→ Jede Kropftherapie wird speziell auf den jeweiligen Patienten abgestimmt.

Die Operation

Die Frage, wann ein Jodmangelkropf operiert werden soll, ist nicht immer eindeutig zu beantworten. Die Entscheidung hängt von verschiedenen Faktoren ab, die Sie und Ihr Arzt gemeinsam erörtern werden.

Die Entscheidung zur Operation treffen Arzt und Patient gemeinsam.

Meist geht einer Operation ein erfolgloser medikamentöser Behandlungsversuch voraus. Erfolglos heißt, dass eine Rückbildung

Ihres Kropfes nicht mehr möglich und auch künftig nicht zu erwarten ist, obwohl Sie Medikamente einnehmen.

Weiterhin ist es wichtig zu wissen, dass ein knotiger Jodmangelkropf Ausgangsort für die Entwicklung einer funktionellen Autonomie (s. Seite 114) oder von kalten Knoten sein kann. Beide Krankheitsbilder können in einem Jodmangelkropf gleichzeitig vorliegen, ohne dass dies durch die üblichen Untersuchungsverfahren erkannt wird. Auch wenn kein konkreter Verdacht auf bösartiges Wachstum vorliegt, können sich kleinere bösartige Tumoren in dem knotigen Gewebe »verstecken«. Diesem Problem müssen Sie sich und auch die behandelnden Ärzte stellen. Jede Vergrößerung und knotige Veränderung der Schilddrüse ist krankhaft und bedarf einer entsprechenden Therapie oder zumindest einer sorgfältigen Überwachung. Sie selbst müssen nach entsprechender Aufklärung und Beratung mit abwägen, welcher Weg der bessere für Sie ist.

Es gibt relative, aber auch absolute Notwendigkeiten einer Operation.

In den nachfolgend »gelisteten Fällen« ist die **Notwendigkeit einer Operation nicht zwingend, aber empfehlenswert**. Die Art der Schilddrüsenerkrankung lässt eigentlich mehrere Behandlungsformen zu. Die Ärzte sprechen dann von einer *relativen Operationsindikation,*

- → wenn ein Kropf nicht ausreichend auf die medikamentöse Therapie anspricht, Beschwerden verursacht und/oder eine Wachstumsneigung zeigt;
- → wenn ein szintigraphisch »kalter« Knoten ohne konkreten Verdacht auf Bösartigkeit besteht, jedoch subjektiv Beschwerden vorhanden sind;
- → wenn versprengtes Schilddrüsengewebe, z. B. im Bereich des Zungengrundes oder im Brustkorb, vorliegt (Szintigramm, Gewebeprobe) und Wachstumstendenz zeigt.

Manchmal ist die **Notwendigkeit** *(Indikation)* **der Operation** aber *absolut*, d.h. es steht keine andere (alternative) Behandlungsmöglichkeit zur Verfügung. **Eine Operation ist grundsätzlich unumgänglich,**

- → wenn örtliche Komplikationen vorliegen, wie beispielsweise eine Einengung und Verlagerung der Luftröhre mit Atemnot oder eine Stimmbandlähmung;
- → wenn der Arzt konkrete Anhaltspunkte für das Vorliegen eines bösartigen Schilddrüsentumors hat.

Die Radiojod-Verkleinerungstherapie

Die Radiojod-Verkleinerungstherapie des Jodmangelkropfes ohne Schilddrüsenüberfunktion kommt meist dann zum Einsatz, wenn die medikamentöse Therapie erfolglos war und eine Operation nicht sinnvoll ist. Dies ist manchmal bei älteren Menschen mit großem Knotenkropf und deutlich erhöhtem Operationsrisiko aufgrund weiterer Erkrankungen der Fall. Auch bereits operierten Patienten mit »Wiederholungskropf« *(Rezidivstruma)*, dessen erneute Entfernung mit einem erhöhten Risiko verbunden ist, kann auf diese Weise geholfen werden.

Die Radiojodtherapie birgt weniger Risiken als die Operation.

Die Radiojodtherapie erzielt eine Verkleinerung des Kropfes um ungefähr 30 Prozent. Bei vielen der weiter oben beschriebenen »Risiko-Patienten« reicht das völlig aus, um die örtlichen Beschwerden, die durch die Größe des Kropfes bedingt sind, zu beseitigen oder zumindest zu lindern.

Zur Vorbereitung, Durchführung und Wirkungsweise sowie zu den Risiken der Radiojodtherapie lesen Sie mehr ab Seite 209.

Das »zu fleißige Lieschen«: die Überfunktion

Die häufigste Fehlfunktion der Schilddrüse im Erwachsenenalter ist die Überfunktion. Der Begriff Schilddrüsenüberfunktion oder auch Hyperthyreose umfasst alle Auswirkungen, die ein Überschuss an Schilddrüsenhormonen auf den Körper haben kann. Die Beschwerden können recht vielfältig und zum Teil sogar lebensbedrohlich sein.

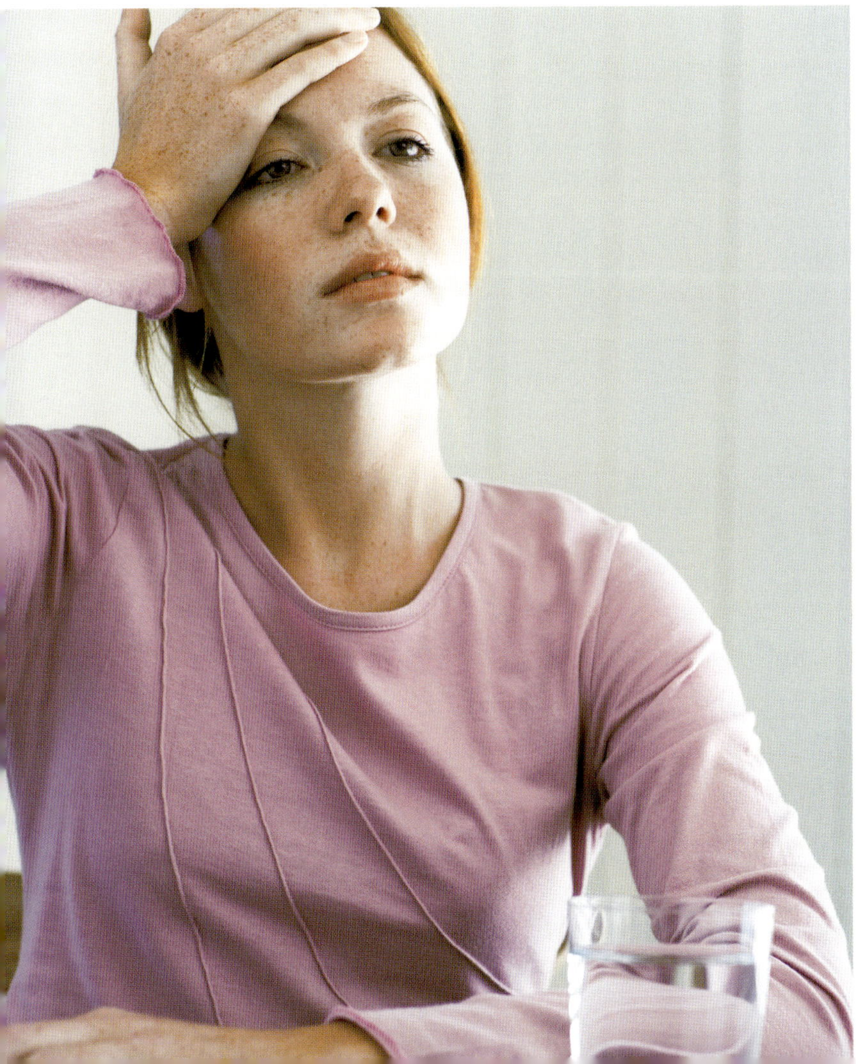

Ursachenforschung

Eine überaktive Schilddrüse muss nicht unbedingt vergrößert sein.

Eine ganze Reihe von Erkrankungen der Schilddrüse kann für eine Überfunktion verantwortlich sein. Nicht immer gehen diese Erkrankungen jedoch mit einer Vergrößerung der Schilddrüse, also mit einem Kropf, einher, was das Erkennen der Überfunktion leider oft erheblich erschwert und verzögert.

In über 95 Prozent der Fälle steckt hinter der Überfunktion eine **funktionelle Autonomie** (s. Seite 113) oder eine **Basedowkrankheit** (s. Seite 125). Fünf Prozent der Überfunktionen beruhen auf anderen Ursachen, darunter z. B. Entzündungen der Schilddrüse, die nichts mit der Basedowkrankheit zu tun haben. Die autonomen Formen der Schilddrüsenüberfunktion treten besonders häufig in Jodmangelgebieten auf und hängen mit 60 Prozent aller Überfunktionen zusammen.

Im Jodmangelkropf können autonome Bereiche entstehen.

Und: In einem etwas »älteren« Jodmangelkropf, den ein nicht mehr ganz junger Mensch schon seit Jahren hat, entstehen oft Bereiche, die autonom, d. h. auf eigene Faust, arbeiten, also dem übergeordneten Regelkreis nicht mehr gehorchen (zum »Regelkreis« s. Seite 37). Dieser Zustand wird übrigens *multifokale Autonomie* genannt. Es ist nicht weiter schwer, sich vorzustellen, dass diese unkontrolliert arbeitenden Regionen eine Überfunktion verursachen können. Sie entwickelt sich meist langsam und wird häufig durch Zufuhr einer großen Menge Jod erst richtig in Gang gesetzt (s. dazu Bild auf Seite 117). Das kann z. B. dann passieren, wenn jodhaltige Medikamente eingenommen oder jodhaltige Röntgenkontrastmittel gespritzt werden. Möglicherweise hat sich der Betroffene auch vorübergehend in einer Region mit allgemein hohem Jodangebot, etwa den Vereinigten Staaten von Amerika, aufgehalten.

Schilddrüsenüberfunktion und ihre Ursachen

→ Funktionelle Autonomie: Selbstständig arbeitende Bezirke, die dem Regelkreis nicht mehr gehorchen

→ Fehlfunktionen des Immunsystems, z. B. bei Schilddrüsenentzündungen wie dem Morbus Basedow oder der *Hashimoto-Thyreoiditis* (s. Seite 152)

→ Andere Schilddrüsenentzündungen (s. Seite 149)

→ Bestimmte Formen des Schilddrüsenkarzinoms (s. Seite 164)

→ Überdosierung von Schilddrüsenhormonen (*Hyperthyreosis factitia*, s. Seite 194)

→ Überproduktion von TSH (Thyreoidea stimulierendes Hormon), verursacht z. B. durch bestimmte Tumoren außerhalb der Schilddrüse

Bei jüngeren Menschen finden sich einzelne autonom arbeitende Knoten eher als »Einzelkämpfer« in einer sonst nur wenig oder gar nicht veränderten Schilddrüse. Auch solche einzelnen Knoten können mit ihrer vermehrten Hormonproduktion eine Schilddrüsenüberfunktion verursachen. Der Fachausdruck hierfür lautet *unifokale* Autonomie. Früher wurde der Begriff *autonomes Adenom* verwendet (s. Seite 115) – auch heutzutage hört oder liest man ihn gelegentlich. Mehr dazu ab Seite 113 im Abschnitt »Die funktionelle Autonomie der Schilddrüse«.

Auch einzelne autonome Knoten können zur Überfunktion führen.

Sehr selten liegt der Überfunktion eine Sonderform der Autonomie zugrunde, die über die gesamte Schilddrüse gleichmäßig verteilt ist, die so genannte *disseminierte Autonomie*. Die Überfunktion infolge einer Schilddrüsenentzündung ist in der Regel weder stark ausgeprägt noch von langer Dauer. Deshalb wird sie auch oft nicht erkannt.

Alle anderen Ursachen einer Schilddrüsenüberfunktion sind ausgesprochen selten. Ihre Beschreibung würde hier daher zu weit führen. Der Vollständigkeit halber wurden sie in der Übersicht auf Seite 111 aufgelistet. Der wichtigen Basedowkrankheit ist jedoch ein eigenes großes Kapitel gewidmet (s. Seite 125).

Die thyreotoxische Krise

Die Überfunktion kann krisenhafte Ausmaße annehmen.

Eine thyreotoxische Krise (s. auch Seite 53) tritt zwar nur in ein bis sieben Prozent der Fälle von Schilddrüsenüberfunktion auf, ist aber ihre schwerste und bedrohlichste Verlaufsform. Immerhin kann sie auch heute noch zum Tode führen. Meist bleibt im Dunkeln, welcher von vielen möglichen Faktoren die Krise ausgelöst hat. Gefährdet sind jedoch vor allem Patienten höheren Alters in schlechtem Gesundheitszustand.

Mögliche Auslöser einer thyreotoxischen Krise sind:

Viele Faktoren bereiten der Krise den Weg.

- → Schilddrüsenoperation oder auch Operationen anderer Organe ohne ausreichende Vorbehandlung einer Schilddrüsenüberfunktion
- → Körperlicher und psychischer Stress, Verletzungen, Entbindungen, Unterzuckerungen oder auch Infektionen im Bereich der Atemwege
- → Massive Aufnahme von Jod (z. B. Röntgenkontrastmittel, Medikamente): Krise selbst aber oft erst vier bis sechs Wochen später
- → Eine Radiojodtherapie bei unzureichender Vorbereitung

Typische Beschwerden einer thyreotoxischen Krise sind Schlaflosigkeit, innere Unruhe, Zittern der Finger, zunehmende Kraftlosigkeit sowie ein sehr schnelles Herzjagen und Herzstolpern (mehr als 140 Herzschläge in der Minute). Hoher Blutdruck, Fieber, Durchfall und Flüssigkeitsverlust belasten den Kreislauf zusätzlich.

Die Beteiligung des Gehirns führt innerhalb weniger Stunden zu Schläfrigkeit, Verwirrtheit, Desorientiertheit bis hin zum Bewusstseinsverlust, also dem Koma. Achtung: Wird bei einer thyreotoxischen Krise nicht rechtzeitig mit der Behandlung begonnen, droht ein Herz-Kreislauf-Versagen. Der Patient wird in jedem Fall auf der Intensivstation behandelt, bis die Krise überwunden ist. Mit Medikamenten wird versucht, die Schilddrüse zu hemmen oder zu blockieren und die Belastungen des Herz-Kreislauf-Systems zu vermindern. Als erweiterte Notfallbehandlung kann eine Blutwäsche *(Plasmapherese)* dem Blut die an Eiweiße gebundenen Schilddrüsenhormone entziehen. Auch eine Notfalloperation der Schilddrüse wird der Arzt in Erwägung ziehen.

Die Behandlung der thyreotoxischen Krise setzt eine sorgfältige Überwachung des Patienten auf der Intensivstation voraus.

Die funktionelle Autonomie der Schilddrüse

Wie es dazu kommt

Wie Sie schon einige Seiten weiter vorne lesen konnten, ist die Autonomie eine recht häufige Erkrankung der Schilddrüse. Sie findet sich überwiegend in Jodmangelkröpfen, die bereits seit längerer Zeit bestehen. Sie kann mit einer normalen Funktion, häufiger aber mit einer Überfunktion der Schilddrüse verbunden sein: In Deutschland beruhen etwa 60 Prozent aller Überfunktionen der Schilddrüse auf einer Autonomie. Das ist nicht weiter erstaunlich, denn Deutschland ist ein Jodmangel- und Kropfendemiegebiet: So schließt sich der Teufelskreis Jodmangel.

Besonders häufig entsteht eine Autonomie in Jodmangelkröpfen.

Das »zu fleißige Lieschen«: die Überfunktion

Um zu verstehen, wie sich eine funktionelle Autonomie entwickelt, sollten Sie den feingeweblichen Bau der Schilddrüse vor Augen haben. Am besten, Sie blättern zurück auf Seite 34. Dort finden Sie die Abbildung des »Schilddrüseninnenlebens«. Bereits die Zellen einer gesunden Schilddrüse, die so genannten Thyreozyten, besitzen einen unterschiedlichen Grad an Aktivität: Die einen sind mehr, die anderen weniger aktiv; wiederum andere ruhen. **Autonome Schilddrüsenzellen** orientieren sich in ihrer Aktivität nicht am übergeordneten Regelkreis, d. h. sie lassen sich durch die Hirnanhangsdrüse und ihren Botenstoff TSH nicht mehr beeinflussen. Vielmehr produzieren sie Schilddrüsenhormone auf eigene Faust und geben diese beliebig ins Blut ab.

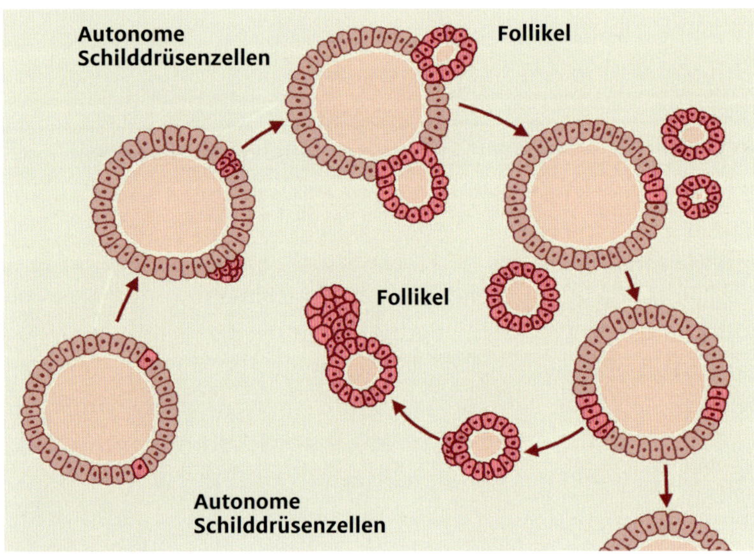

Regelloses Eigenleben: Autonome, d. h. vom Regelkreis unabhängige Schilddrüsenzellen, vermehren sich und gruppieren sich wiederum zu eigenen Follikeln. Ganze Zonen innerhalb der Schilddrüse können so eine autonome Aktivität entwickeln.

Chronischer Jodmangel aktiviert Wachstumsfaktoren, die in der Schilddrüse zu einer Vermehrung der Follikel führen. Finden sich in diesen neu gebildeten Follikeln vorwiegend autonome Zellen, entwickeln ganze Zonen eine autonome Aktivität. So entsteht ein **»warmer«** oder **»heißer« (hyperfunktioneller) Knoten**. Früher wurde solch ein Knoten auch als *autonomes Adenom* bezeichnet, heute spricht man von *unifokaler Autonomie*. Unifokal heißt, dass das Gewebe nur an einer einzigen Stelle eigenmächtig arbeitet.

Vermehren sich autonome Zellen, so entstehen autonome Follikel.

Liegen dagegen mehrere solcher Knoten nebeneinander in der Schilddrüse, nennt man das *multifokale Autonomie*. In seltenen Fällen sind die autonomen Zellen und Follikel gleichmäßig über die gesamte Schilddrüse verteilt. Dafür wird dann der Begriff *disseminierte Autonomie* gebraucht.

Der Autonomie auf der Spur

Der Nachweis einer Autonomie gelingt mit der Schilddrüsenszintigraphie (s. Seite 75); manchmal allerdings erst mit der bereits erwähnten Suppressionsszintigraphie (s. Seite 79). Bereiche mit höherer Aktivität nehmen die radioaktiven Testsubstanzen schneller und intensiver auf als das umliegende normale Gewebe. So entsteht ein Bild, ein Szintigramm, mit unterschiedlichen Farbabstufungen von rot (gleichbedeutend mit »heiß« bzw. »warm«) bis hin zu blau (gleichbedeutend mit »kalt«), s. Szintigramme auf Seite 76.

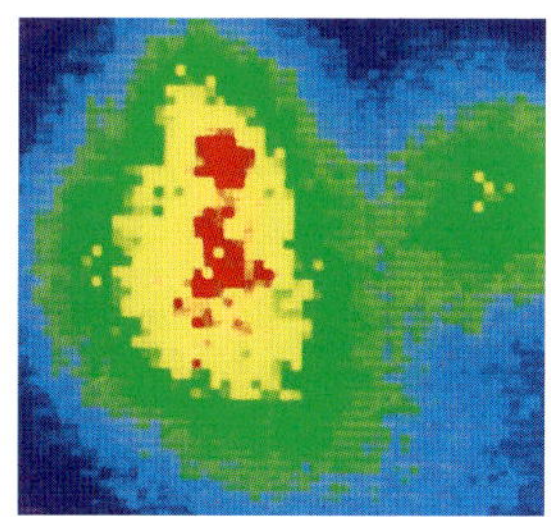

Die Szintigraphie macht heiße Knoten sichtbar.

Beim *kompensierten autonomen Adenom* (lat. compensare = ausgleichen) zeigt das Suppressionsszintigramm noch eine Speicherung des gesunden Schilddrüsengewebes (20 bis 50 Prozent) um den heißen Knoten herum. Das weit fortgeschrittene *dekompensierte autonome Adenom* ist so aktiv, dass bei der Szintigraphie fast kaum noch gesundes Schilddrüsengewebe – nämlich weniger als 20 Prozent – dargestellt wird.

Die Autonomie – ein vermeintlich ruhender Vulkan

Das bloße Vorhandensein einer Autonomie führt nicht zwangsläufig zur Überfunktion.

Da die Autonomie der Schilddrüse mit einer **normalen Schilddrüsenfunktion** (Euthyreose) oder einer **Schilddrüsenüberfunktion** (Hyperthyreose) einhergehen kann, wird zum Nachweis der Funktionslage die Konzentration an fT3, fT4 und TSH (basal) im Blut gemessen. Gegebenenfalls wird auch ein TRH-Test (s. Seite 67) durchgeführt.

Bei Jodmangel kann eine Autonomie lange Zeit verborgen bleiben. Eine behandlungsbedürftige Überfunktion entsteht erst dann, wenn die autonomen Zellen plötzlich mehr Jod als gewohnt erhalten, z. B. durch Röntgenkontrastmittel-Untersuchungen.

Ob eine Autonomie der Schilddrüse zu einer Überfunktion führt, entscheidet sich anhand zweier Kriterien: nämlich der **Menge des autonomen Gewebes** und der jeweiligen **Jodversorgung**. Bei einer normalen, d. h. ausreichenden Jodzufuhr von etwa 150 bis 200 Mikrogramm pro Tag – wie es z. B. in der Schweiz oder in Österreich üblich ist – kann eine Schilddrüsenüberfunktion bereits ab einem Volumen des autonomen Gewebes von fünf Millilitern ausgelöst werden. In Jodmangelgebieten wie z. B. Deutschland wird diese Grenze bislang über die Nahrung nicht erreicht. Hier, wo pro Tag bislang nur etwa 100 Mikrogramm Jod aufgenommen werden, kann das *kritische Volumen* dagegen erst bei zehn Millilitern und mehr liegen (in diesem Fall wäre der Jodmangel »nachträglich« dann sogar von Vorteil!). Das heißt: Erst wenn vergleichsweise viele autonome Zellen in der Schilddrüse vorhanden sind, besteht die Gefahr, dass sich eine Überfunktion entwickelt.

Falls Sie nun sehr viel autonomes Gewebe »besitzen« und plötzlich in einem Jodmangelgebiet in kurzer Zeit sehr viel Jod zu sich nehmen (Jodexzess), so stellen Sie damit Ihren autonomen Zellen sozusagen jede Menge »Stoff« zur Verfügung, was natürlich zu einer raschen Zunahme der Hormonherstellung und -freisetzung führen kann. Die Folge davon ist nicht selten eine bedrohliche Überfunktion mit besonders schwerem Verlauf. Auch eine thyreotoxische Krise (s. Seite 112) kann auf diese Weise ausgelöst werden. Autonomes Gewebe ist also einem ruhenden Vulkan ähnlich, der plötzlich und unerwartet ausbrechen kann.

Autonomes Gewebe kann unberechenbar sein.

Deshalb ist es sicher nachvollziehbar, dass Sie bei nachgewiesener Autonomie Ihrer Schilddrüse weder eine Hormon- noch eine Jodbehandlung brauchen. Ganz im Gegenteil: Jod in größeren Mengen sollten Sie unbedingt vermeiden. Das ist nicht immer einfach, denn viele Medikamente und vor allem fast alle Röntgenkontrastmittel enthalten Jod. Wie gesagt: Auch Aufenthalte in Ländern mit hohem Jodgehalt in der Nahrung (z. B. USA, Schweiz, Österreich, Japan und skandinavische Länder) können eine Überfunktion begünstigen.

Jod zu vermeiden, ist nicht immer einfach.

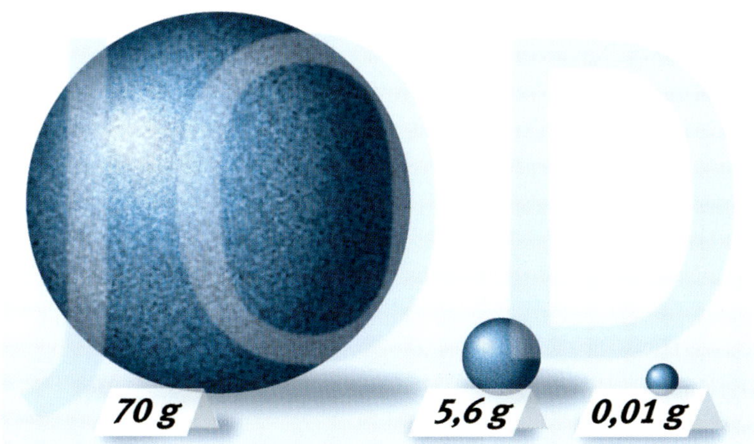

Mengenvergleich: Das rechte »Kügelchen« entspricht dem Jodgehalt des gesamten Körpers. Die beiden anderen Kugeln entsprechen jenen Jodmengen, wie sie bei verschiedenen Röntgenuntersuchungen mit jodhaltigen Kontrastmitteln gegeben werden.

Wann und wie wird die Autonomie behandelt?

Behandelt wird die funktionelle Autonomie dann, wenn sie zu einer versteckten oder offensichtlichen Überfunktion geführt hat bzw. wenn das Kropfwachstum andere Beschwerden hervorruft. Lediglich bei einer nachgewiesenen Autonomie, die z. B. zufällig bei einer Routineuntersuchung (etwa durch einen erniedrigten TSH-Wert und ein entsprechendes Szintigramm vor irgendeiner Operation) entdeckt wurde und die mit normaler Funktionslage ohne jegliche Beschwerden durch den Kropf einhergeht, kann zunächst auf eine Therapie verzichtet werden. Der Arzt wird Sie aber über die Gefahren einer unbeabsichtigten Jodzufuhr informieren. Um den Übergang in eine Schilddrüsenüberfunktion auf jeden Fall rechtzeitig zu erkennen, sind regelmäßige Kontrollen notwendig.

Nicht immer muss eine funktionelle Autonomie sogleich behandelt werden.

Es gibt allerdings auch Situationen, in denen der Arzt noch bei normaler Funktion der Schilddrüse eine Beseitigung der funktionellen Autonomie anstrebt. Das betrifft jene Patienten, bei denen mit jodhaltigen Kontrastmitteluntersuchungen zu rechnen ist, wie z. B. Herzkatheteruntersuchungen bei Verengungen der Herzkranzgefäße oder andere Röntgenuntersuchungen mit Gefäßdarstellungen.

Ist eine Jodaufnahme unumgänglich, sollte die Autonomie vorher beseitigt werden.

Eine spontane Heilung, d. h. also eine Heilung ohne Anwendung einer der genannten Behandlungsverfahren, ist bei einer funktionellen Autonomie nicht zu erwarten. Nur in sehr seltenen Fällen zerfällt das autonome Gewebe, es bilden sich zystische Hohlräume, und die Aktivität lässt nach. Eine spontane Rückbildung der Überfunktion ist auch möglich, wenn das Jodangebot an die Schilddrüse stark abnimmt. Die Masse des autonomen Gewebes bleibt aber unverändert bestehen. Bei wieder steigender Jodzufuhr kehrt die Überfunktion zurück.

Behandlungsverfahren bei Autonomie mit Überfunktion sind:

- → Medikamentöse thyreostatische, also »schilddrüsenbremsende« Therapie
- → Betablocker
- → Operation
- → Radiojodtherapie
- → Einspritzen von z. B. Alkohol in einen autonomen Herd

Auf diese vier Behandlungsmöglichkeiten einer Überfunktion bei Autonomie wollen wir nun noch näher eingehen.

Medikamentöse Behandlung: Thyreostatika

Die thyreostatische, d. h. schilddrüsenbremsende Therapie der **Überfunktion bei der funktionellen Autonomie** dient nur als überbrückende und vorbereitende Behandlung. Sie wird so lange durchgeführt (höchstens 12 bis 18 Monate), bis eine endgültige Therapie durch eine Operation oder Radiojodtherapie angeschlossen werden kann. Nur in Ausnahmefällen ist eine Dauertherapie mit Thyreostatika angebracht, und zwar dann, wenn Operation oder Radiojodtherapie medizinisch nicht sinnvoll sind.

Eine »bremsende« Therapie mit Medikamenten ist lediglich eine Übergangslösung.

INFO

Auch *Perchlorat* ist eine antithyreoidale Substanz; es hemmt die Aufnahme von Jod in die Schilddrüse und entzieht ihr noch nicht fest eingebundenes Jod. Man setzt es heute nur noch im Ausnahmefall ein, z. B. wenn ein Patient mit funktioneller Autonomie jodhaltiges Kontrastmittel benötigt.

Folgende **Wirkstoffe** hemmen den Einbau von Jod in das Grundgerüst der Schilddrüsenhormone und eignen sich deshalb als »Schilddrüsenbremser« (auch *antithyreoidale Substanzen* genannt):

- → Carbimazol,
- → Thiamazol,
- → Propylthiouracil.

Je nach Schweregrad der Schilddrüsenüberfunktion wird die Behandlung mit einer Dosis von 10 bis 40 Milligramm Thiamazol begonnen. Die Dosis wird dann Ihr Arzt gemäß den Kontrollergebnissen anpassen. Die Wirkung setzt nicht sofort ein, sodass sich die Beschwerden erst nach Tagen oder Wochen langsam bessern.

Bei der Behandlung mit Thyreostatika kommt es leider nicht ganz selten zu Nebenwirkungen. Am häufigsten sind Hautreaktionen wie Rötungen bis hin zu stark juckenden Quaddeln. Ein gelegentlich auftretender Haarausfall ist allerdings meist durch die ja erwünschte Änderung der Funktionslage der Schilddrüse bedingt. Seltener klagen die Betroffenen über Magen-Darm-Beschwerden, Gelenkschmerzen, Muskelschmerzen sowie Geschmacksstörungen.

Über weitere, außerordentlich seltene Nebenwirkungen informiert Sie Ihr Arzt. Er wird die »empfindlichen« Organe engmaschig kontrollieren und dabei natürlich auch im Auge behalten, wie Ihre Schilddrüse auf die Behandlung reagiert. Nach Absetzen oder Umstellen des Medikaments bilden sich in der Regel alle Begleiterscheinungen wieder zurück. Nebenwirkungen äußern sich meist etwa 20 bis 60 Tage nach Therapiebeginn, sind bei älteren Menschen häufiger und generell abhängig von der Dosierung des Medikaments.

INFO

Zu den »Empfindlichen« (s. Text rechts) gehören u. a. die Blutbildung und die Leber. Beide »Systeme« wird der Arzt in den ersten drei Monaten der Schilddrüsenblockade mehrfach kontrollieren.

Bei Bedarf empfiehlt der Arzt zusätzlich zur thyreostatischen Therapie die gleichzeitige Gabe von so genannten *Betablockern.* Vor allem der Wirkstoff *Propranolol* in einer Dosierung von dreimal 10 bis 40 Milligramm/Tag schwächt die Wirkung der Schilddrüsenhormone an den Kreislauforganen ab; außerdem führt er dazu, dass weniger hormonaktives T3 aus T4 gebildet wird.

Bei nur grenzwertiger Überfunktion der Schilddrüse oder bei nur geringer Erhöhung von T3 und/oder T4 kann auch ein Betablocker allein genügen. Da manche Erkrankungen, z. B. Bronchialasthma, durch Betablocker nachteilig beeinflusst werden können, prüft der Arzt individuell, ob das Medikament sinnvoll einsetzbar ist.

Betablocker können verschiedene Beschwerden einer Überfunktion lindern.

Zu beachten ist, dass mit der schilddrüsenbremsenden Behandlung die eigentliche Erkrankung nicht geheilt wird; die Größe des Kropfes nimmt sogar oft noch zu. Sobald sich die Funktion der Schilddrüse wieder normalisiert hat, kann daran gegangen werden, die zugrunde liegenden Veränderungen zu beseitigen.

Die Operation

Die chirurgische Therapie, das heißt die Operation der funktionellen Autonomie, kommt nur dann zum Zuge, wenn bestimmte Indikationen (Voraussetzungen) vorliegen, die wir Ihnen in der folgenden Übersicht kurz auflisten:

Unter bestimmten Voraussetzungen rät Ihr Arzt zur Operation.

Hier wird die Schilddrüse operiert, wenn gleichzeitig eine funktionelle Autonomie vorhanden ist:

- bei einem großen Kropf, wenn gleichzeitig »kalte« Knoten vorhanden sind;
- bei Anhaltspunkten für bösartiges Wachstum wie z. B. Schilddrüsenkrebs;
- bei einem Kropf, der durch seine Lage oder Größe zu erheblichen Beschwerden geführt hat: z. B. Einengung der Luftröhre, der Speiseröhre und Ausdehnung in den Brustkorb;
- in manchen Situationen während der Schwangerschaft;
- wenn junge Frauen mit dringendem Kinderwunsch eine funktionelle Autonomie mit Überfunktion haben;
- bei schwerer, durch Jod ausgelöster Überfunktion, die medikamentös nicht behandelbar ist.

Gerade in der Schwangerschaft, wenn andere Behandlungsformen (wie z. B. Thyreostatika oder radioaktives Jod) für das Kind gefährlicher sind, ist die Operation als das risikoärmere Verfahren angesagt.
Auch Frauen mit dringendem Kinderwunsch, die auf den Effekt einer Radiojodtherapie nicht warten können, entscheiden sich oft für die Operation.

Auch in diesen Situationen verspricht eine Operation gute Ergebnisse:

→ bei der unifokalen Autonomie (s. Seite 115), wenn das autonome Gebiet besonders groß ist oder eine Wachstumstendenz besteht;
→ bei der multifokalen Autonomie (s. Seite 115) generell, also auch ohne Beschwerden durch den Kropf;
→ bei der disseminierten Autonomie (s. Seite 115) in einem großen Kropf.

Manchmal wird die Radiojodtherapie (s. Seite 209) bevorzugt.

Die Radiojodtherapie

Die Radiojodtherapie ist eine weitere Behandlungsmöglichkeit bei der funktionellen Autonomie; unter bestimmten Bedingungen ist sie auch die bevorzugte Methode.

Arzt und Patient werden immer sorgfältig zwischen Operation und Radiojodtherapie abwägen. Dabei müssen natürlich die Vor- und Nachteile beider Therapieverfahren ausführlich miteinander besprochen werden (s. Übersicht auf der nächsten Seite).

Hier ist die Radiojodtherapie einer Operation vorzuziehen:

→ bei der unifokalen Autonomie, wenn keine Operationsnotwendigkeit besteht;
→ bei Schilddrüsenüberfunktion mit fehlendem oder kleinem Kropf;
→ bei Patienten mit erhöhtem Operationsrisiko;
→ bei wiederkehrender oder noch vorhandener Autonomie nach bereits erfolgter Operation.

Operation oder Radiotherapie? Vor- und Nachteile

Vorteile der Operation	Nachteile der Operation
– Rascher und sicherer Effekt – Relativ geringe Rückfallrate (1–10%) der Überfunktion – Sicherer Ausschluss von Bösartigkeit – Beseitigt die Struma und behebt damit sämtliche Beschwerden durch lokale Verdrängung	– Operationsrisiken, die im Einzelfall keineswegs unerheblich sind – Nicht beliebig oft wiederholbar – Seltene Komplikationen: Stimmbandnervlähmung (0,5–2 %), Unterfunktion der Nebenschilddrüsen, Blutung, Wundinfektion

Vorteile der Radiotherapie	Nachteile der Radiotherapie
– Schonendes und sicheres Verfahren – Keine bedrohlichen Komplikationen – Jederzeit gefahrlos wiederholbar – Weitgehend zielsichere Wirkung auf autonomes Gewebe – Geringe Hyperthyreose- (=Überfunktion-) Rückfallrate	– Relativ später Eintritt der Wirkung, nämlich nach ca. 6–12 Wochen – Keine Gewebsuntersuchung – Muss manchmal wiederholt werden, bis die beabsichtigte Wirkung eingetreten ist, und verlängert somit die Krankheitsdauer – Keine Beeinflussung von »kalten Knoten« – Nur geringe Verkleinerung einer Struma – Strahlenbelastung

Eine anschließende Vorbeugung mit Jod ist in jedem Fall sinnvoll und, nach beseitigter Autonomie, normalerweise unproblematisch (s. hierzu auch Seite 207).

Sowohl nach Operation als auch nach Radiojodtherapie sind **regelmäßige Kontrolluntersuchungen** (Nachsorgeplan!) wie Sonographie, Beurteilung der Schilddrüsenfunktion anhand der Blutwerte und ggf. Schilddrüsenszintigraphie notwendig. Nach beiden Therapieformen kommt es häufig zu einer Unterfunktion der Schilddrüse, die dann entsprechend behandelt werden muss (s. Seite 144).

Einspritzen von Alkohol

Das gezielte Einspritzen von alkoholischen oder anderen Lösungen in funktionell autonome Bezirke der Schilddrüse soll an dieser Stelle lediglich kurz erwähnt werden. Diese Behandlungsform konnte sich bisher nicht durchsetzen. Ihr Vorteil liegt sicherlich in der einfachen Handhabung, der schnellen Durchführbarkeit sowie dem geringen zeitlichen und finanziellen Aufwand. Nachteile liegen in der Gefahr örtlicher Komplikationen, wie sie auch bei einer Schilddrüsenoperation auftreten können. Eine wesentliche Verkleinerung eines Kropfes kann nicht erreicht werden. In Deutschland bieten nur ganz bestimmte Schilddrüsen-»Zentren« die Methode der Alkoholeinspritzung (so genannte Verödungstherapie) überhaupt an.

Langzeitbeobachtungen müssen klären, ob eine anhaltende Wirkung erzielt wird oder ob evtl. Spätkomplikationen, wie beispielsweise ein erhöhtes Krebsrisiko und chronische Entzündungen, zu befürchten sind. Bei Patienten, die nach einer solchen Verödungstherapie doch operiert werden müssen, finden sich extreme Verwachsungen im Halsbereich. Die Schilddrüsenoperation ist dann auch für einen erfahrenen Schilddrüsenchirurgen außerordentlich schwer und gefährlich. Sie ist unter Umständen sogar aufwändiger und schwieriger als eine Zweitoperation, wenn also zuvor schon einmal am Hals operiert wurde.

Die Basedowkrankheit

Wenn das Immunsystem der Schilddrüse »einen Streich« spielt entsteht ein Morbus Basedow oder die Basedowkrankheit. Die Folgen dieses »Streiches« können für den Betroffenen allerdings ernst sein. Das folgende Kapitel verrät Ihnen mehr über diese Erkrankung.

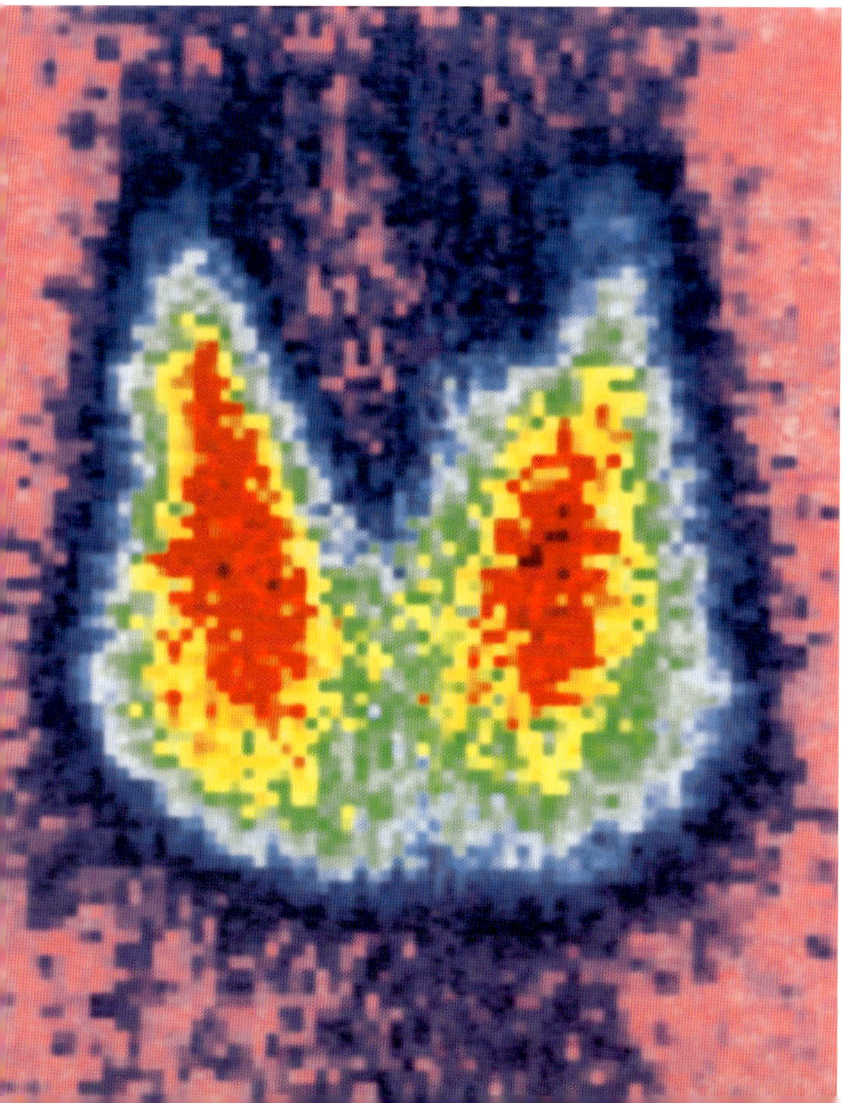

Immunsystem auf Abwegen

Die Basedowkrankheit geht eigentlich immer mit einer Überfunktion der Schilddrüse einher.

Im Jahre 1840 beschrieb der Merseburger Arzt Karl Adolf von Basedow (1799–1854) erstmals Patienten, die gleichzeitig einen Kropf, einen schnellen Pulsschlag und hervortretende Augen aufwiesen. Diese drei »klassischen« Anzeichen werden deshalb auch heute noch als *Merseburger Trias* bezeichnet.

Heute ist bekannt, dass bei der Basedowkrankheit die Schilddrüse durchaus auch normal groß sein kann, der schnelle Puls als »spürbarer« Ausdruck einer Schilddrüsenüberfunktion nicht immer vorhanden sein muss und nur bei etwa zwei Drittel der Patienten eine Beteiligung der Augen vorliegt.

Beim Morbus Basedow (lat. *morbus* = Erkrankung bzw. Krankheit) handelt es sich nicht um eine Erkrankung der Schilddrüse selbst, sondern um eine so genannte *Autoimmunerkrankung*, bei der jedoch die Schilddrüse **mitreagiert**. Deshalb spricht der Arzt bei der Basedowkrankheit auch von einer *Autoimmunthyreopathie* Typ Basedow, also einer Schilddrüsenerkrankung, die auf Aktivitäten des eigenen Immunsystems zurückgeht (von griech. *autós* = selbst, eigen, persönlich).

Das Immunsystem hat eigentlich ja die Aufgabe, den Körper vor körperfremden Substanzen oder Krankheitserregern zu schützen. Dazu bedient es sich mehrerer Techniken. Eine Methode ist die Bildung von Antikörpern, die »Eindringlinge« dingfest machen können. Die Produktion solcher Antikörper ist Aufgabe spezieller weißer Blutkörperchen, der B-*Lymphozyten*. Richtet das Immunsystem seine Aktivitäten gegen den eigenen Körper, so spricht man von einer Autoimmunerkrankung. Folglich heißen die dabei gebildeten Antikörper *Autoantikörper*.

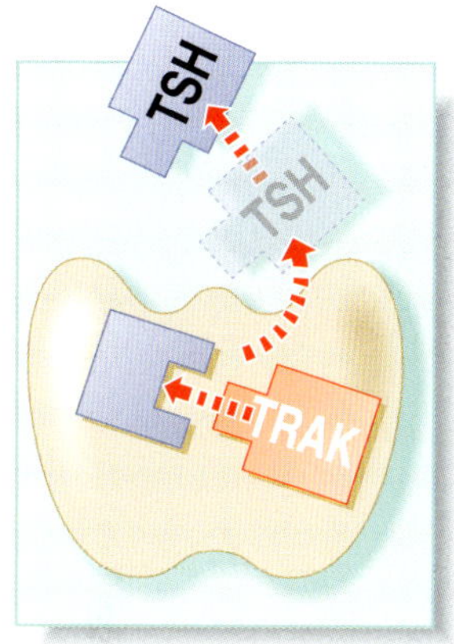

Beim Morbus Basedow werden diese Autoantikörper innerhalb der Schilddrüse und in nahe gelegenen Halslymphknoten gebildet und an das Blut abgegeben. Sie sind in der Lage, auf der Oberfläche der Schilddrüsenzelle an ganz bestimmten Ansatzpunkten *(Rezeptoren)* anzudocken.

Infolgedessen werden Bildung und Freisetzung der Schilddrüsenhormone angeheizt. Normalerweise bindet sich an diese Rezeptoren das Ihnen inzwischen ja bestens bekannte TSH (Thyreoidea-stimulierendes Hormon, s. Seite 64). Es vermittelt so als Botenstoff die Befehle der Hirnanhangsdrüse. Die angesprochene Art von Rezeptoren heißt deshalb TSH-Rezeptor und die Antikörper, die in der Lage sind anzukoppeln, nennen sich *TSH-Rezeptor-Autoantikörper*, kurz: TRAK.

In den **Augenhöhlen** treiben vermutlich ebenfalls Autoantikörper ihr Unwesen: Sie verursachen eine entzündliche Reaktion des örtlichen Binde- und Fettgewebes sowie der Augenmuskeln. Die Augenhöhle besitzt eine knöcherne Begrenzung; die entzündliche Schwellung kann sich deshalb nicht nach hinten und zur Seite ausdehnen. Sie »schiebt« die Augen quasi nach vorne vor sich her (s. Foto auf Seite 137). Man bezeichnet dieses Phänomen mit dem Fachbegriff als *Exophthalmus* (s. ebenfalls Seite 135). Die Augen können so weit aus den Höhlen hervortreten, dass ihre Bewegung eingeschränkt wird und der Patient Doppelbilder sieht.

An der Haut vor dem Schienbein können diese Autoantikörper in seltenen Fällen zu einer teigigen Schwellung führen. Die Oberfläche der Haut wird rauh und glänzt rötlich-bläulich. Der Arzt spricht von einem *prätibialen Myxödem* (lat. *prä* = vor; lat. *tibia* = Schienbein, also vor dem Schienbein liegend; der Wortstamm *myxo-* meint das Teigige).

Warum beim Morbus Basedow gerade die Augenhöhlen und nur bestimmte Bereiche der Haut miterkranken, ist noch unklar.

Die Auslöser des Morbus Basedow sind unbekannt

INFO

Inzwischen hat man herausgefunden, dass Menschen mit den *Gewebsantigenen HLA-B8 und HLA-DR3* häufiger an Morbus Basedow erkranken.

Weitgehend unbekannt ist, wann und warum die Autoimmunerkrankung überhaupt beginnt. Eine erbliche Veranlagung besteht zweifelsfrei. Untersuchungen an eineiigen Zwillingen und die bekannte familiäre Häufung dieser Erkrankung bestätigen: Blutsverwandte von Basedowkranken haben ein viermal höheres Risiko, ebenfalls zu erkranken als Menschen, die familiär »unbelastet« sind.

Wie bei den anderen Schilddrüsenerkrankungen auch, sind **Frauen** von einem Morbus Basedow wesentlich häufiger betroffen als Männer: Sie erkranken etwa **fünfmal** so oft. Der Einfluss der weiblichen Geschlechtshormone und ihre zyklischen Schwankungen begünstigen anscheinend die Erkrankung.

Auch ein seit der Kindheit bestehender innerer Konflikt kann die Entstehung eines Morbus Basedow begünstigen.

Dafür spricht auch, dass eine Schwangerschaft auslösend sein kann. Bei nahezu allen betroffenen Frauen beginnt die Basedowkrankheit zwischen dem 20. und 50., meistens jedoch vor dem 40. Lebensjahr. Prinzipiell kann der Morbus Basedow aber in jedem Lebensalter auftreten. Raucher/Innen erkranken bei gleicher erblicher Vorbelastung doppelt so häufig wie Nichtraucher, außerdem leiden sie achtmal häufiger an einer Beteiligung der Augen als erkrankte Nichtraucher. Oft gehen dem Ausbruch der Erkrankung Stresssituationen oder psychische Belastungen wie z. B. der Tod eines nahe stehenden Menschen oder der Verlust des Arbeitsplatzes voraus.

Wie sich »ein Basedow« bemerkbar macht

Die Beschwerden beim Morbus Basedow werden vorwiegend durch die **Überfunktion** (Hyperthyreose) und weniger durch das Wachstum der Schilddrüse ausgelöst. Bei jüngeren Patienten stehen innere Unruhe, Schlaflosigkeit, Gewichtsabnahme, Zittern der Hände, Schweißausbrüche, Haarausfall und plötzliche Schwächeanfälle im Vordergrund. Das Herz schlägt schnell, und der Blutdruck ist hoch. Ältere Menschen leiden oft nur an einer oder an einigen wenigen der genannten Beschwerden. Meist klagen sie über Herzrhythmusstörungen, Muskelschwäche oder eine allgemeine Müdigkeit. Am meisten fällt das »seelische Chaos« auf: Die Betroffenen sind häufig niedergeschlagen, innerlich extrem angespannt und nervös. Spannungen in Familie und Beruf sind damit vorprogrammiert.

Beim Morbus Basedow macht die Überfunktion die Beschwerden.

Die Veränderungen innerhalb der Schilddrüse betreffen das Organ »auf breiter Front«. Die Schilddrüse selbst ist oft nicht oder nur gering vergrößert. Manchmal befällt ein Morbus Basedow einen bereits vorhandenen Knotenkropf, was das Erkennen der Erkrankung natürlich erschwert und vor allem ihre Unterscheidung von der funktionellen Autonomie oder in seltenen Fällen von einer *Hashimoto-Thyreoiditis* (s. Seite 152) für den Arzt außerordentlich schwierig macht. Morbus Basedow und Hashimoto-Thyreoiditis können auch gleichzeitig vorliegen (sogenannter Mischtyp).

Treten zusätzlich zu einer Schilddrüsenüberfunktion Augenveränderungen auf – also eine endokrine Orbitopathie wie auf den Seiten 134 bis 137 beschrieben –, so kann es sich eigentlich nur um einen Morbus Basedow handeln.

INFO

Was ist ein Morbus Basedow?

- Bestimmte Form einer autoimmunen Schilddrüsenentzündung (s. auch Seite 152)
- Beschwerden werden durch die entstehende Schilddrüsenüberfunktion verursacht
- Häufige Beteiligung der Augen.

Was der Arzt herausfindet

Wird eine Basedowkrankheit vermutet, so müssen verschiedene Untersuchungen durchgeführt werden, um die Diagnose zu bestätigen: In Blutproben sind die Schilddrüsenhormone fT_3 und fT_4 erhöht und das TSH (Thyreoidea-stimulierendes Hormon) entsprechend erniedrigt. In etwa 80 bis 90 Prozent der Fälle lassen sich zudem die für den Morbus Basedow typischen TSH-Rezeptor-Antikörper (TRAK) im Blut nachweisen. Bei 60 bis 80 Prozent der Patienten sind noch weitere Antikörper erhöht messbar, z. B. die TPO-Antikörper (vormals mikrosomale Antikörper = MAK, s. Seite 225) und, in selteneren Fällen, Antikörper gegen Thyreoglobulin (Tg-Ak).

Auch die Ultraschalluntersuchung und die Schilddrüsenszintigraphie liefern wertvolle Indizien. Manchmal kommt der Arzt jedoch auch mit diesen Methoden nicht sofort zur exakten Diagnose. In diesem Fall gilt es, den Verlauf der Erkrankung genau zu beobachten; gegebenenfalls müssen bestimmte Untersuchungen zu anderen Zeitpunkten wiederholt werden.

Die endgültige Diagnose braucht manchmal etwas Zeit.

Gegenmaßnahmen

Bei etwa 40 Prozent der Patienten mit Basedow'scher Schilddrüsenüberfunktion kommt es innerhalb eines Jahres nach ihrem erstmaligen Auftreten zu einer dauerhaften Rückbildung der Überfunktion ohne Operation oder Radiojodtherapie. Aus diesem Grund ist zunächst die alleinige medikamentöse Therapie der Überfunktion bei der Basedowkrankheit vollkommen ausreichend.

Sie selbst können zur Stabilisierung Ihrer Schilddrüse beitragen: mit einer ruhigen Lebensweise, körperlicher Schonung und indem Sie »Aufputschendes« wie z. B. Kaffee, Alkohol und Nikotin meiden. Selbst leichteste sportliche Betätigungen, Sonnenbaden und Aufenthalte in Gebirgen oder heißen Ländern sollten in der Anfangszeit der medikamentösen Therapie tabu sein, bis die Überfunktion ein Ende gefunden hat. Die Ernährung in dieser Zeit darf trotz der körperlichen Schonung kalorienreich sein, sie sollte viele Vitamine, vor allem Vitamin A und C, enthalten und **ausnahmsweise eben wenig Jod**. Sie müssen aber weder das Jodsalz aus Ihrem Haus verbannen noch Lebensmittel meiden, die mit jodiertem Salz hergestellt wurden.

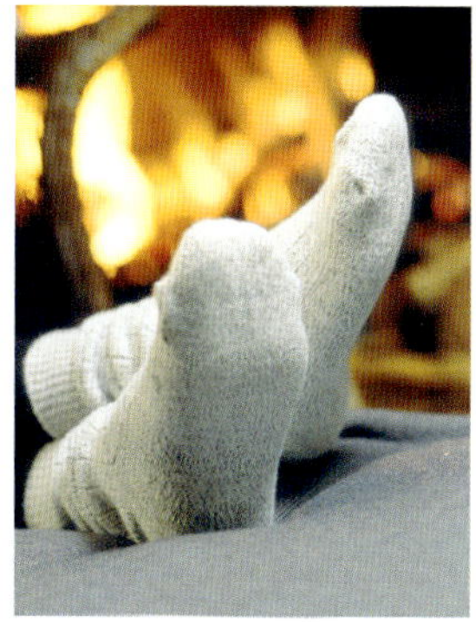

Schonung hilft Ihnen bei der Stabilisierung Ihrer Schilddrüsenfunktion.

Die Schilddrüse wird gebremst

Die medikamentöse Therapie zielt darauf ab, die Schilddrüsen**überfunktion** zu beseitigen (d.h. die Basedowkrankheit selbst bleibt hiervon unbeeinflusst). Besteht jedoch die Überfunktion auch nach mehr als 12- bis 18-monatiger Behandlung weiter fort oder flammt sie erneut auf, so ist die prinzipiell richtige Langzeitbehandlung mit Schilddrüsenblockern (s. Seite 119) nicht mehr sinnvoll. In diesem Fall ist dann doch eine Operation oder eine Radiojodtherapie notwendig (s. Seite 209).

Thyreostatika unterbinden ausschließlich die Überfunktion.

Auch bei einem großen, knotig gewordenen Kropf oder bei einem oder mehreren kalten Knoten mit Verdacht auf Bösartigkeit ist eine lang dauernde medikamentöse Therapie nicht der richtige Weg. Zusätzliche örtliche Beschwerden durch die Lage oder Größe der Schilddrüse sprechen ebenfalls gegen die dauerhafte Einnahme von Thyreostatika.

Das Gleiche gilt, wenn Sie Ihre Arbeitsfähigkeit möglichst rasch wiederherstellen müssen oder wenn bei Ihnen ein längerer Auslandsaufenthalt ansteht. Dann sollte nach thyreostatischer Vorbehandlung eine Operation oder Radiojodtherapie durchgeführt

Auch ein dringender Kinderwunsch kann ein Grund zur Operation sein.

werden. Auch bei einer Allergie auf Thyreostatika oder in anderen begründeten Situationen kann die Entscheidung zur Operation ebenfalls relativ rasch notwendig werden.

Für die medikamentöse Behandlung stehen heute fast ausschließlich die thyreostatischen Wirkstoffe **Thiamazol, Carbimazol** und **Propylthiouracil** zur Verfügung. Sie alle hemmen den Einbau von Jod in das Grundgerüst der Schilddrüsenhormone. Meist ist es ausreichend, das Thyreostatikum einmal täglich einzunehmen, da die Substanzen nicht nur rasch von der Schilddrüse aufgenommen, sondern auch gespeichert werden. Nebenwirkungen der schilddrüsenbremsenden Mittel treten leider nicht ganz selten auf (s. Seite 120).

Bis zu sechs Wochen oder länger dauert die Normalisierung der Hormonwerte. Jedoch bleibt das TSH manchmal niedrig, obwohl die Therapie bereits gewirkt hat.

Die Therapie, z. B. mit Thiamazol, wird mit einer Anfangsdosis von etwa 10 bis 30 Milligramm pro Tag eingeleitet. Da ja nur die Neubildung der Hormone in der Schilddrüse gehemmt wird, können bis zur Normalisierung der Schilddrüsenhormonwerte bis zu sechs Wochen vergehen; manchmal dauert es sogar noch länger: Bereits vorhandene Hormone müssen nämlich erst noch aufgebraucht werden, und die dafür beanspruchte Zeit ist von Mensch zu Mensch unterschiedlich.

Gelegentlich lässt sich die Schilddrüse zu sehr bremsen – es kommt zur Unterfunktion.

Unter weiteren engmaschigen Kontrollen passt Ihr Arzt die Dosis Ihres »Schilddrüsenbremsers« der jeweils erreichten Funktionslage an. Hat diese sich erst einmal normalisiert, so liegt die so genannte Erhaltungsdosis meist bei etwa 2,5 bis 10 Milligramm Thiamazol/Tag. Es ist nicht ungewöhnlich, dass unter diesem Bremsmanöver schließlich eine Schilddrüsenunterfunktion entsteht. Um dies zu vermeiden, wird Ihr Arzt regelmäßig Ihre Schilddrüsenfunktion kontrollieren und dann gegebenenfalls die Dosis verringern oder eventuell zusätzlich ein Schilddrüsenhormonpräparat verordnen.

Auf eine begleitende Therapie der Schilddrüsenüberfunktion mit **Betablockern** wurde schon hingewiesen (s. Seite 121).

Die Operation

Sie ist immer dann erforderlich, wenn gleichzeitig mit dem Basedow ein großer Knotenkropf mit Beeinträchtigung der umgebenden Organe vorliegt (vor allem auch bei Verdacht auf bösartiges Wachstum!). Ziel der Operation ist, das erkrankte Schilddrüsengewebe bis auf einen kleinen Rest oder gegebenenfalls auch vollständig zu entfernen. Sie sollten wissen, dass es danach in etwa 85 Prozent der Fälle – je nach Ausmaß der Operation – zu einer Unterfunktion kommt. Dies kalkulieren die Ärzte jedoch ganz bewusst ein, denn eine therapiebedingte Unterfunktion der Schilddrüse ist mit der Gabe von Schilddrüsenhormonen wieder relativ gut auszugleichen – einfacher jedenfalls als eine erneute oder gar bleibende Schilddrüsenüberfunktion, die nach der Operation auftreten kann, wenn »mehr als erlaubtes« Schilddrüsengewebe zurückgelassen wurde. Manchmal muss sogar die gesamte Basedow-Schilddrüse entfernt werden. Die Nebenschilddrüsen werden übrigens dennoch an Ort und Stelle belassen, wenn dies operationstechnisch möglich ist.

Achtung

Während der thyreostatischen Behandlung sollten Sie eine Schwangerschaft dringend vermeiden, da das Medikament die Entwicklung der kindlichen Schilddrüse erheblich gefährden kann. Sollten Sie dennoch schwanger geworden sein, werden Ihre Ärzte die Vor- und Nachteile einer eventuellen thyreostatischen Behandlung sorgfältig abwägen: Nur bei zwingender Notwendigkeit wird man Sie thyreostatisch behandeln. Die Operation ist hier sicher »das kleinere Übel«!

Eine Operation kann auch bei Unverträglichkeit der Thyreostatika notwendig werden.

Die Radiojodtherapie

Die Radiojodtherapie kommt bei einer Basedow-Überfunktion dann in Frage, wenn die Schilddrüse normal groß oder nur leicht vergrößert ist, erfolglos operiert wurde und eine ausreichend lange durchgeführte medikamentöse Behandlung nicht erfolgreich war. Sind die oben aufgeführten Gründe für eine Operation nicht gegeben, so wird heute die Radiojodtherapie bevorzugt (s. Seite 209).

Die Radiojodtherapie kann eine Alternative zur Operation sein.

Die Wirkung der Radiojodtherapie setzt erst nach etwa sechs bis zwölf Wochen ein. Deshalb wird die medikamentöse Behandlung exakt so lange fortgesetzt. Im ersten Jahr müssen Sie nach drei, sechs und zwölf Monaten Ihre Schilddrüsenfunktion kontrollieren lassen, damit die Behandlung an die Funktionslage angepasst werden kann. Wenn nach einer Radiojodtherapie eine Schilddrüsen**unterfunktion** auftritt, dann geschieht das in 50 Prozent der Fälle bereits **innerhalb eines Jahres** oder – wie bei der anderen Hälfte der Fälle – sogar erst **nach ein, zwei oder mehr Jahren**! Deshalb sind in diesem Zeitraum immer wieder Kontrollen notwendig, damit eine Unterfunktion rechtzeitig erkannt wird.

Alle drei vorgestellten Therapieverfahren beim Morbus Basedow mit Überfunktion beeinflussen lediglich die Auswirkungen der Erkrankung auf die Schilddrüse, nicht jedoch die Erkrankung selbst. Denn der eigentliche **Ursprung der Krankheit** liegt ja, wie Ihnen erläutert wurde, im **Immunsystem**, der Auslöser ist noch unbekannt.

Auch nach erfolgreicher Therapie kann sich immer wieder eine Überfunktion einstellen.

Selbst nach Normalisierung der Schilddrüsenfunktion durch Medikamente, Operation oder Radiojodtherapie müssen Sie deshalb lebenslang mit der Möglichkeit rechnen, dass irgendwann erneut eine Überfunktion der Schilddrüse auftritt. Denn die Autoimmunerkrankung bleibt unangetastet – sie liegt nach wie vor »auf der Lauer«.

Wenn der Morbus Basedow ins Auge geht

Das Krankheitsbild der Augen, das gehäuft zusammen mit der Basedowkrankheit auftritt, wird *endokrine Orbitopathie* (lat. *orbita* = Augenhöhle), *endokrine Ophthalmopathie* (Ophthalmos ist das griechische Wort für Auge) oder auch *Autoimmunorbitopathie* genannt. Die Ursache dafür ist weitgehend unklar.

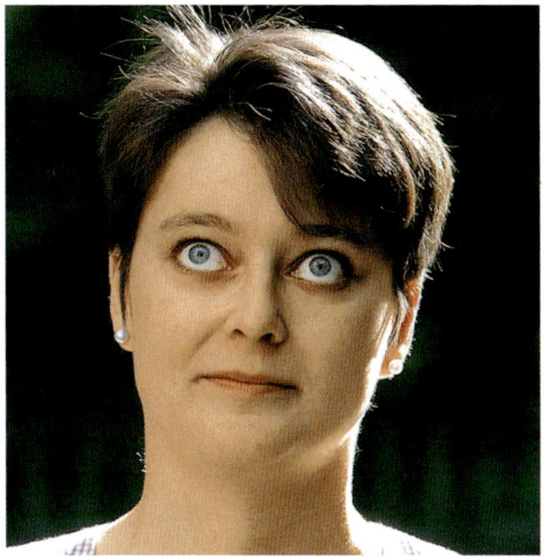

Mehr als große Augen: Diese junge Frau hat einen Morbus Basedow mit beidseitiger endokriner Orbitopathie.

Die endokrine Orbitopathie gehört genau wie der Morbus Basedow zu den Autoimmunerkrankungen; beide treten häufig gemeinsam auf. Etwa 70 Prozent der Patienten mit einer endokrinen Orbitopathie leiden gleichzeitig an einem Morbus Basedow. Bei **30 Prozent der Patienten** mit diesen Augenveränderungen liegt **keine Erkrankung der Schilddrüse** vor.

Die Erkrankung der Augen (beidseitig oder einseitig) kann sich bereits entwickeln, bevor sich die Schilddrüsenüberfunktion bemerkbar macht. Sie kann aber auch während der Behandlung auftreten oder erst lange danach zum Vorschein kommen, wenn die Schilddrüsenfunktion wieder normal ist.

Auf diese Beschwerden sollten Sie ein Auge haben

In der Augenhöhle *(Orbita)* vermehrt sich das Binde- und Fettgewebe, das zusätzlich anschwillt. Die Muskulatur, die die Augenbewegungen bewerkstelligt, verdickt sich. Werden die Bewegungen der Augenmuskeln in der Augenhöhle behindert, kommt es also zur Lähmung der Augenmuskeln, dann sieht der Betroffene manche Dinge doppelt. Der Platzmangel in der Augenhöhle

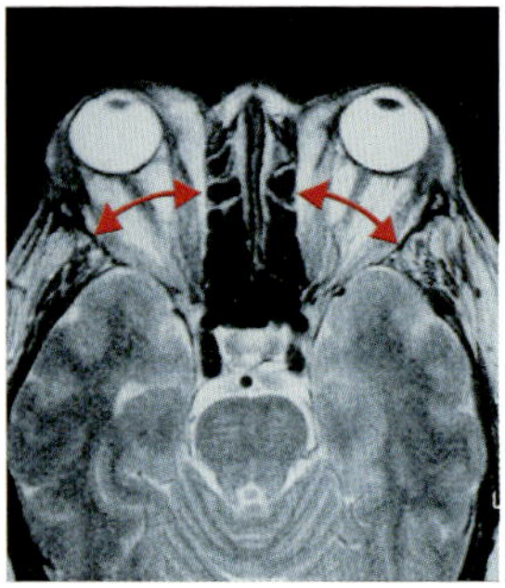

Die Vermehrung von Binde-, Fett- und Muskelgewebe in der Augenhöhle – wie hier im Magnetresonanztomogramm sichtbar (s. Pfeile) – lässt die Augen nach vorn treten: typische Begleiterscheinung des Morbus Basedow.

lässt zudem den Augapfel nach vorne hervortreten; medizinisch wird das *Exophthalmus* genannt. In der Umgangssprache ist dann wenig einfühlsam oft von »Glubsch«- oder »Glotzauge« die Rede.

Sind die Lider nicht mehr in der Lage, das hervortretende Auge ganz zu schließen, entzündet sich die Bindehaut und schwillt an; Entzündungen der Hornhaut können Geschwüre nach sich ziehen; außerdem trocknen die Augen aus. Meist sind beide Augen betroffen, jedoch oft nicht gleich stark, selten nur ein Auge allein (s. dazu auch die Abbildung auf Seite 135). Die Beschwerden sind typischerweise morgens ausgeprägter als abends. Eine Beeinträchtigung des Sehvermögens bis hin zur Erblindung durch Druck auf den Sehnerven ist zum Glück sehr selten und nur in weit fortgeschrittenen Stadien zu befürchten.

Mögliche Beschwerden, wenn beim Morbus Basedow die Augen beteiligt sind

→ Schwellungen der Augenlider
→ Druckgefühl hinter den Augen
→ Kopfschmerzen
→ Fremdkörpergefühl
→ Tränen der Augen
→ Verschwommenes Sehen
→ Empfindlichkeit gegenüber hellem Licht
→ Doppeltsehen
→ »Glubschauge«
→ Trockene Augen

Kommissar »Augenarzt« ermittelt

Mit einer Reihe von Untersuchungen kann der Augenarzt der Erkrankung auf die Schliche kommen und sich einen Überblick über ihr Ausmaß verschaffen. Zu Beginn werden Sie, wie sich das gehört, ausführlich befragt und körperlich untersucht. Ergibt sich dabei ein entsprechender Verdacht, gilt das Interesse als nächstes der Schilddrüsenfunktion.

Schließlich werden die Augen selbst unter die Lupe genommen. Die Überprüfung der Sehschärfe sowie des Gesichtsfeldes informiert über das Sehvermögen. Sind Bindehaut und Hornhaut normal oder zeigen sie Auffälligkeiten? Über die Ursachen des trockenen Auges gibt die Messung der Tränenbildung Auskunft – alles Aufgaben, die natürlich der Augenarzt übernimmt. Dies gilt auch für die Spiegelung des Augenhintergrundes, welche den Blick auf die Netzhaut erlaubt. Danach werden der Augeninnendruck gemessen und die Beweglichkeit des Augapfels, d. h. der Augenmuskeln, überprüft. Letzteres kann auch im Zuge der Ultraschalluntersuchung der Augenhöhlen »erledigt« werden.

Eine ähnlich gute Aussagekraft wie die Ultraschalluntersuchung haben Computertomographie und/ oder Kernspintomographie, die in besonderen Situationen herangezogen werden. Oft müssen z. B. andere Erkrankungen der Augenhöhle ausgeschlossen werden, bei denen die Augen hervortreten können, vor allem wenn dies *ein* Auge betrifft.

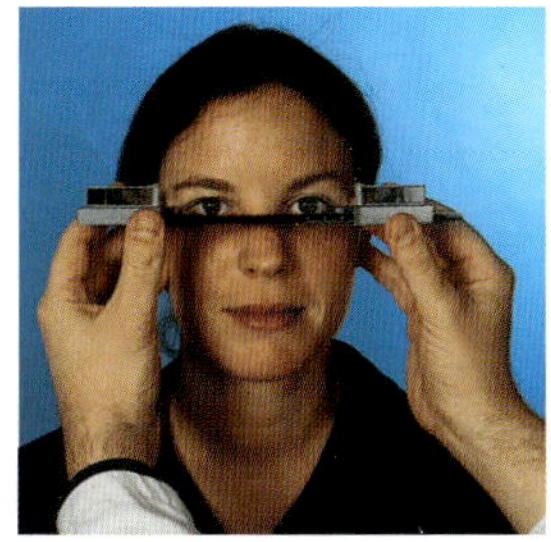

Ob und wie weit die Augen hervortreten, lässt sich mit Hilfe des Exophthalmometers messen.

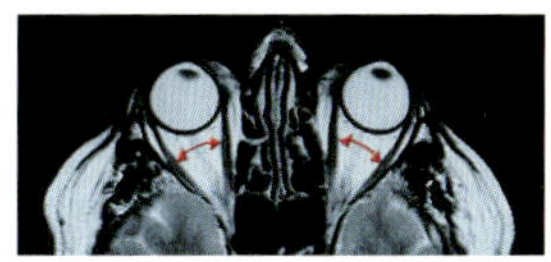

Normale Augenhöhlen (rote Pfeile) kernspintomographisch.

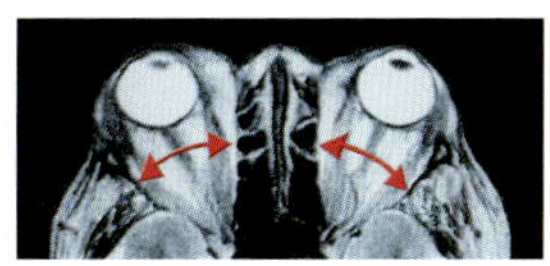

Zum Vergleich: Augenhöhlen bei Basedow.

Behandlungsmöglichkeiten

Bei allen Formen der endokrinen Orbitopathie sind einige **Selbsthilfemaßnahmen** sehr nützlich – bei milder Ausprägung reichen sie sogar in der Regel vollkommen aus: Wenn Sie z. B. besonders

INFO

Normalisiert sich die Funktionslage während der Behandlung der Schilddrüsenüberfunktion, so bessern sich häufig auch die Augenbeschwerden.

lichtempfindlich sind, können getönte Brillen sehr lindernd sein. Augentropfen, so genannte künstliche Tränen, tagsüber und nachts angewendet, verhindern das Austrocknen und damit die Reizung der Augen. Wenn Sie den Kopf nachts hochlagern, schwellen die Augenlider leichter ab.

Das gleiche bewirken auch harntreibende Medikamente, so genannte *Diuretika*. Vor der unkontrollierten Einnahme solcher Medikamente muss jedoch unbedingt gewarnt werden, weil Ihr Flüssigkeits- und Salzhaushalt darunter leiden können.

INFO

Das Spurenelement Selen spielt heute auch eine wichtige Rolle in der Anti-Aging-Medizin. Natürliche Selen-Quellen sind Meeresfische, Fleisch, Leber, Nüsse oder »Selenweizen«. Wegen einer gewissen Selenverarmung der Böden kann die Versorgung mit dem Spurenelement bei Vegetariern ungenügend sein. Eine Nahrungsergänzung mit Präparaten aus der Apotheke ist möglich. Lassen Sie sich hierzu von Ihrem Facharzt beraten.

Neuerdings werden auch Antioxidanzien wie *Selen* erfolgreich eingesetzt. Antioxidanzien schützen Körperzellen vor aggressiven chemischen Teilchen, die im Körper anfallen. Dazu gehören beispielsweise reaktive Sauerstoff- und Stickstoffverbindungen. Man spricht auch vom »oxidativen Stress« der Zellen, den bestimmte Vitamine (z. B. Vitamin E und C) oder eben Selen abfangen können. Daher Begriffe wie »antioxidativ« bzw. »Antioxidanzien« (ein *Oxid* ist die Verbindung eines chemischen Elementes mit Sauerstoff). Belastungen mit Umweltgiften, Zigarettenrauch, Sonnenlicht oder radioaktiver Strahlung, ebenso Krankheiten, bringen vermehrt oxidativen Stress mit sich.

Verläuft die Augenerkrankung jedoch kompliziert und schwer, kann eine so genannte **Stoßtherapie mit Kortison** notwendig werden. Kortison ist der Sammelbegriff für pharmazeutisch (synthetisch) hergestellte Substanzen, die den Hormonen der Nebennierenrinde (wie *Kortisol* und *Kortison*) nachgebaut sind. Sie wirken stark entzündungshemmend und unterdrücken zudem das Immunsystem *(Immunsuppression)*. Je nach Erfolg der Therapie wird über längere Zeit »am Stück« oder in mehreren (Wiederholungs-) »Blöcken« behandelt.

In Kombination mit Kortison werden gelegentlich weitere *Immunsuppressiva*, also Medikamente, die das Immunsystem unterdrücken, eingesetzt. Dazu gehören z. B. die Wirkstoffe *Cyclosporin A* oder *Azathioprin*. Eine solche Behandlung ist jedoch nicht unbedenklich und derzeit in ihrer Wirkung noch nicht ausreichend erforscht. Sie wird deshalb nur in ganz speziellen Zentren unter entsprechender Kontrolle durchgeführt.

INFO

Unter Umständen können bei schwerer endokriner Orbitopathie hochdosierte *Immunglobuline* oder *Cyclophosphamid* eingesetzt werden. Dies wird zur Zeit geprüft – ebenso die Wirkung anderer Arzneistoffe.

Eine weitere Therapiemöglichkeit besteht in einer **Bestrahlung der hinteren Augenhöhle** von außen *(Retrobulbärbestrahlung)*. Die Bestrahlung bewirkt eine Entzündung des Fett- und Bindegewebes sowie der Augenmuskeln. Infolgedessen entstehen Narben, die zum Schrumpfen der Muskulatur und des Gewebes führen. Die Strahlentherapie verursacht keine Nebenwirkungen, und die erforderliche Strahlendosis ist so gering, dass die Belastung für den gesamten Körper und die Keimdrüsen vernachlässigt werden kann. Die Sehkraft wird nicht beeinträchtigt, da die Strahlen nicht auf die Netzhaut treffen. Die Bestrahlung kann so oft wiederholt werden, bis eine bestimmte Gesamtdosis erreicht worden ist. Allein oder zusammen mit einer Kortisontherapie kann dieses Verfahren sehr gute Erfolge bringen.

Besteht das Augenleiden erst relativ kurz, aber mit zunehmender Tendenz, so ist durch die Therapie meist mit einer deutlichen Besserung zu rechnen.

Operative Eingriffe an der Augenhöhle zur Verminderung des dort herrschenden Drucks *(Dekompressionsoperation)* sind glücklicherweise äußerst selten notwendig. Bleibt nach dem akuten Stadium einer endokrinen Orbitopathie eine Sehbehinderung, z. B. eine eingeschränkte Beweglichkeit der Augenmuskeln, zurück, so kann eine Schieloperation helfen. Auch Augenlider sind operativ korrigierbar. Damit der Augapfel wieder genug Platz in der Augenhöhle hat, kann diese notfalls chirurgisch vom Fett- und Bindegewebe befreit werden.

Korrekturoperationen kommen erst nach Stillstand der akuten Phase der Erkrankung in Betracht.

Der »Faulpelz«: die Unterfunktion

Genau wie die Überfunktion hat auch die Unterfunktion der Schilddrüse eine Reihe körperlicher Folgen. Der Mangel an Schilddrüsenhormonen oder ihr Fehlen kann ganz unterschiedliche Ursachen haben; wesentlicher Bestandteil der Behandlung ist jedoch immer die Einnahme von Schilddrüsenhormonen.

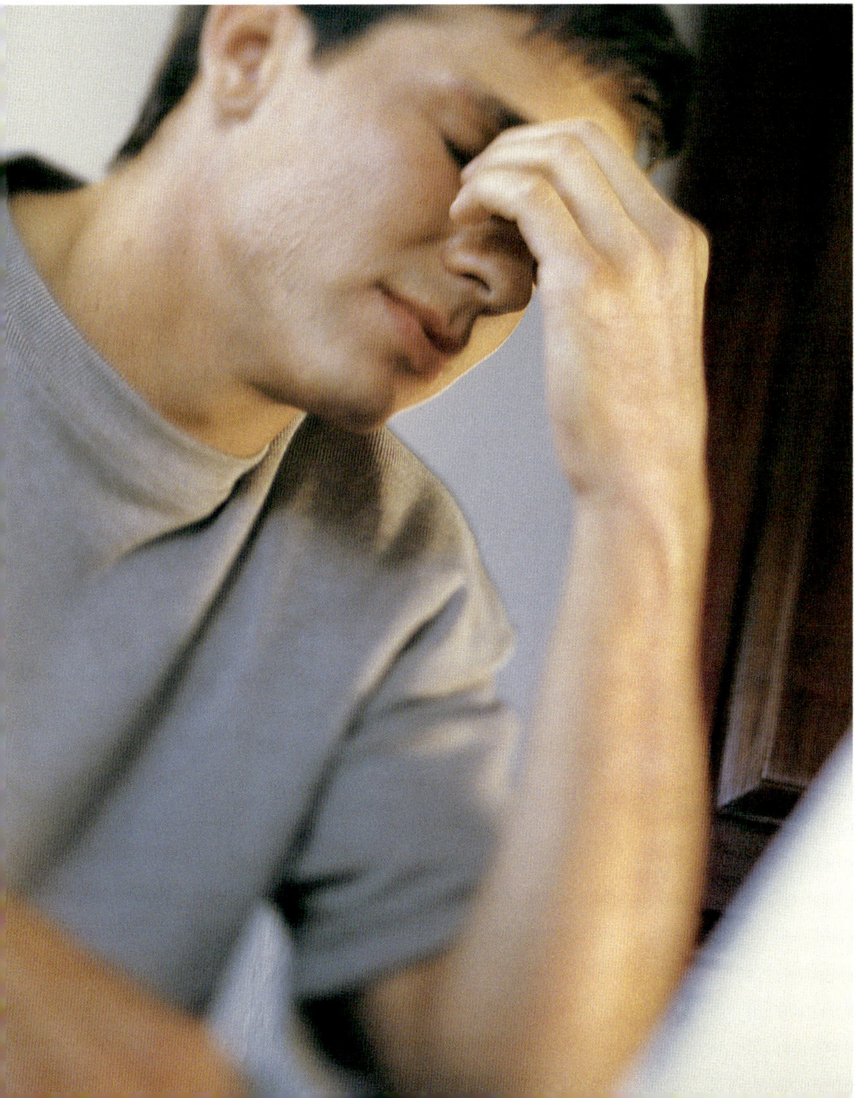

Was kann dahinter stecken?

Erwachsene haben ihre Unterfunktion im Laufe ihres Lebens erworben.

Häufigste Ursache einer *Hypothyreose,* der Schilddrüsenunterfunktion, im **Erwachsenenalter** ist das Unvermögen der Schilddrüse, ausreichend Schilddrüsenhormone zu produzieren. Ursache hierfür können z. B. die Zerstörung von Schilddrüsengewebe durch eine Entzündung (s. Seiten 149, 152 – 156) bzw. Radiojodtherapie oder das Fehlen von Schilddrüsengewebe nach einer Operation sein.

INFO

»Erworbene«, also nicht angeborene Formen der Schilddrüsenunterfunktion treten meist erst im Erwachsenenalter (und nur sehr selten bei Kindern und Jugendlichen) auf. Es sind fast immer primäre Hypothyreosen, die in der Schilddrüse selbst entstanden sind.

Im **Kindesalter** ist die Unterfunktion neben der Zuckerkrankheit *(Diabetes mellitus)* die häufigste endokrine Erkrankung: Etwa eines von ca. 3 000 bis 5 000 Neugeborenen ist betroffen. Häufigste Ursachen dieser **angeborenen Unterfunktion** sind Entwicklungsstörungen der Schilddrüse. Sie kann ganz fehlen (*Aplasie* oder *Athyreose*), zu klein angelegt sein *(Hypoplasie, Dysplasie)* oder am falschen Ort liegen (Zungengrundschilddrüse).

Ist die Ursache einer Schilddrüsenunterfunktion in der Schilddrüse selbst zu suchen, so spricht man von einer *primären Hypothyreose* (*primär* = ursprünglich). Das ist in immerhin 95 Prozent der Fälle so. Steckt jedoch eine Erkrankung der Hirnanhangsdrüse dahinter, und ist die Schilddrüse selbst eigentlich gesund, handelt es sich um eine *sekundäre Hypothyreose* (*sekundär* = in zweiter Linie).

Unabhängig von der jeweiligen Ursache der Schilddrüsenerkrankung sind die Folgen der Unterfunktion immer dieselben, nämlich der Mangel an Schilddrüsenhormonen. Die Auswirkungen dieses Mangels haben Sie bereits im Kapitel »Kropf, Überfunktion, Unterfunktion: die Anzeichen« kennen gelernt (s. ab Seite 41). Doch was sind die Ursachen? Dazu folgende Liste.

Mögliche Ursachen einer erworbenen Unterfunktion der Schilddrüse

- → Untergang von Schilddrüsengewebe durch chronische Entzündungen der Drüse
- → Kleiner Schilddrüsenrest nach Operation
- → Vollständige Entfernung der Schilddrüse
- → Radiojodtherapie, vor allem, wenn der Grund eine Schilddrüsenüberfunktion bei multifokaler Autonomie (s. Seite 115) oder Morbus Basedow (s. Seite 125) war
- → Zu lange und zu hohe Dosierung von Medikamenten, welche die Schilddrüsenfunktion hemmen
- → Alterungsvorgänge in der Schilddrüse
- → Extremer Jodmangel

Fahndung nach der Ursache

Besteht bei Ihnen im Blut ein Mangel an Schilddrüsenhormonen, so wird eine gesunde Hirnanhangsdrüse *(Hypophyse)* versuchen, die Schilddrüse durch Abgabe des stimulierenden Hormons TSH zur Produktion von Hormonen anzuregen. Bei einer Schilddrüsen**unterfunktion** ist deshalb der **TSH-Wert** im Blut erhöht. Die Blutwerte der Schilddrüsenhormone selbst **(fT_3, fT_4)** sind dagegen erniedrigt. Vielleicht erinnern Sie sich an die Übersicht auf Seite 66, die dieses Phänomen auf den Punkt bringt.

Kennzeichnend für die Unterfunktion der Schilddrüse: TSH im Blut erhöht, Hormone dagegen erniedrigt.

Im TRH-Test (s. Seite 67) ist die Antwort der Hirnanhangsdrüse überschießend. Nur im seltenen Fall, dass **diese selbst** erkrankt ist, also eine sekundäre Unterfunktion vorliegt, sind sowohl die Schilddrüsenhormone im Blut als auch der TSH-Spiegel erniedrigt.

Auf der Suche nach der genauen Ursache der Unterfunktion wird Ihr Arzt im Blut auch Autoantikörper (s. Seite 70) bestimmen lassen. Die Schilddrüse selbst wird mittels einer Ultraschalluntersuchung unter die Lupe genommen. Eventuell schließt sich eine Feinnadelpunktion (s. Seite 80) an, gegebenenfalls auch eine Szintigraphie (s. Seite 75).

Den Mangel ausgleichen

Zunächst muss natürlich die Ursache der Schilddrüsenunterfunktion behandelt werden, z. B. eine Schilddrüsenentzündung. Gleichzeitig versucht der Arzt, die Funktionslage wieder zu normalisieren, indem er Ihnen Schilddrüsenhormone verschreibt. In vielen Fällen erholt sich das geschädigte Gewebe der Schilddrüse aber nicht wieder so weit, dass es die ausreichende Versorgung mit Hormonen sicherstellen könnte. Eine medikamentöse Behandlung mit Hormonen muss bei Ihnen dann lebenslang fortgesetzt werden.

Es hat sich am besten bewährt, die Therapie mit einer niedrigen Dosierung von beispielsweise 25 Mikrogramm T4 (Levothyroxin) pro Tag zu beginnen. Die Hormonmenge wird langsam gesteigert, bis die so genannte **Erhaltungsdosis** erreicht ist. Diese Erhaltungsdosis ist die Menge an Schilddrüsenhormon, die eine normale Funktion gewährleistet. Sie wird individuell ermittelt.

INFO

Beim Erwachsenen ist die Hormonmenge, die zur Beseitigung des Mangels erforderlich ist, sehr unterschiedlich. Sie liegt üblicherweise zwischen 50 und 200 Mikrogramm Levothyroxin pro Tag.

Wird die Hormonmenge jedoch zu schnell erhöht, so können Beschwerden wie bei einer Schilddrüsenüberfunktion auftreten (s. hierzu Seite 45). Komplikationen bei Patienten, die eine Erkrankung der Herzkranzgefäße und/oder Herzrhythmusstörungen haben, sind ebenfalls möglich. Bei **jüngeren** Menschen mit einer **seit kurzem** bestehenden **Schilddrüsenunterfunktion**, z. B. nach einer Operation, kann die Therapie mit 50 Mikrogramm Levothyroxin pro Tag begonnen und die ausreichend wirksame Erhaltungsdosis schon innerhalb weniger Wochen erreicht werden.

Bei **älteren** Menschen und vor allem dann, wenn die **Schilddrüsenunterfunktion schon längere Zeit** besteht, wird zunächst eine sehr niedrige Dosierung, beispielsweise etwa 12,5 Mikrogramm Levothyroxin pro Tag gewählt. Die Dosis wird ganz langsam in ca. vierwöchentlichen Abständen um jeweils 12,5 bis 25 Mikrogramm gesteigert. Auf diese Weise kann eine Schilddrüsenunterfunktion meistens innerhalb weniger Wochen erfolgreich behandelt werden. Sowohl für den Patienten als auch für den Arzt ist der Erfolg der Behandlung beeindruckend. Viele Beschwerden wie Müdigkeit, Antriebslosigkeit, Gewichtszunahme oder depressive Verstimmungen, verschwinden ganz. Man fühlt sich »wie neu geboren«. Die Kontrollen der Therapie mit Bestimmungen des TSH und des fT_4, gegebenenfalls auch des fT_3, sollten anfangs in zwei- bis vierwöchigen, später in drei- bis sechsmonatigen Abständen erfolgen.

ACHTUNG

Bitte beachten Sie, dass Sie 24 Stunden vor der Blutentnahme keine Schilddrüsenmedikamente mehr einnehmen!

Das hypothyreote Koma

Durch einen schwerwiegenden Mangel an Schilddrüsenhormonen kann eine lebensbedrohliche Krisensituation, das *hypothyreote* Koma, eintreten. Gefährdet sind vor allem ältere Menschen, die lange Zeit unbehandelt an einer Schilddrüsenunterfunktion leiden. Dem Koma gehen oft wochenlang Beschwerden wie Müdigkeit, Muskelschwäche, Lustlosigkeit, Antriebsarmut sowie Verwirrtheitszustände voraus. Die Krise selbst beginnt langsam und schleichenden Fußes.

Der Mangel an Schilddrüsenhormonen beeinflusst sämtliche Stoffwechselvorgänge im Körper auf ungünstige Weise; auch Herzkraft und Atmung lassen nach. Dadurch wird das Gewebe schlecht

INFO

Auslöser einer krisenhaften Schilddrüsenunterfunktion sind:

- Kälte;
- Infektionen, z. B. eine Lungenentzündung;
- größere Verletzungen oder Operationen;
- Stress;
- bestimmte Medikamente, z. B. Beruhigungs-, starke Schmerz- und manche Narkosemittel.

durchblutet und unzureichend mit Sauerstoff versorgt. Der Sauerstoffmangel des Gehirns schließlich führt zur Bewusstlosigkeit. Alarmzeichen sind ein starker Abfall der Körpertemperatur, meist bis unter 30 °C, sehr langsamer Puls, extrem niedriger Blutdruck, nahezu völliges Fehlen von Muskelsehnenreflexen (prüft der Arzt).

Die Behandlung des hypothyreoten Komas muss auf einer Intensivstation erfolgen. Hohe Dosen von Schilddrüsenhormonen und Kortison werden unmittelbar in die Blutbahn gespritzt. Zusätzliche Maßnahmen wie Beatmung, Infusionen sowie die Behandlung der verschiedenen Komplikationen sind lebensrettend.

Entzündungen der Schilddrüse

Wie in allen anderen Organen können sich auch in der Schilddrüse Entzündungen ausbreiten. Ist die Schilddrüse dabei nicht vergrößert, spricht man von einer *Thyreoiditis*, befällt die Entzündung einen bereits vorhandenen Kropf, von einer *Strumitis*. Beide Begriffe werden oft auch gleichbedeutend verwendet. Insgesamt sind Schilddrüsenentzündungen aber recht selten.

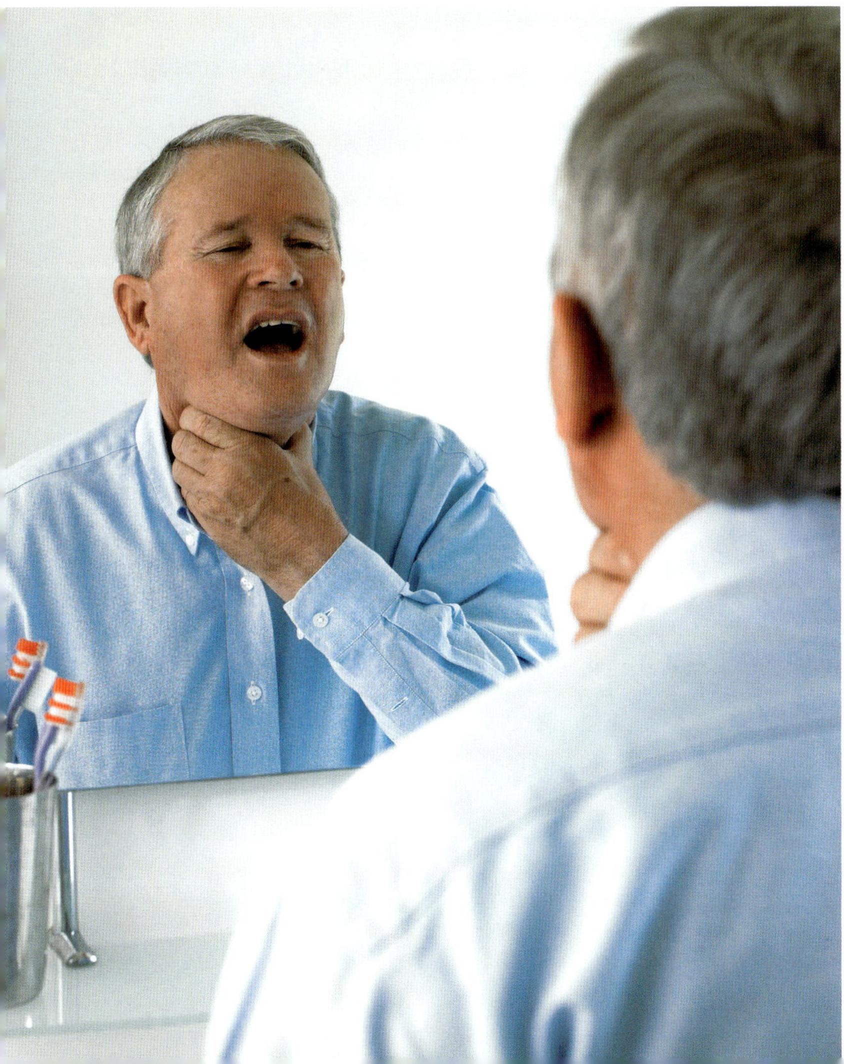

Wie äußert sich eine Schilddrüsenentzündung?

Hinter »Halsweh« und Schluckstörungen kann auch eine Entzündung der Schilddrüse stecken.

Schmerzen im Bereich der Schilddrüse weisen meist auf eine Entzündung hin. Oft strahlen diese Schmerzen zum Kiefer oder zum Ohr hin aus und werden deshalb lange Zeit als einfaches »Halsweh« verkannt. Die Schilddrüse kann gleichzeitig schmerzhaft verhärtet und berührungsempfindlich sein.

Beschwerden einer Schilddrüsenentzündung (Thyreoiditis)

→ Schmerzen im Bereich der Schilddrüse
→ Berührungsempfindlichkeit
→ Fieber, Krankheitsgefühl
→ Anzeichen einer Überfunktion
→ Anzeichen einer Unterfunktion

Wenn infolge einer Entzündung Schilddrüsengewebe geschädigt wird, sind auch erhöhte Werte des Thyreoglobulins (Speichereiweiß der Schilddrüsenhormone, s. Seite 34) im Blut nachweisbar.

Wie bei anderen entzündlichen Veränderungen des Körpers stellt sich auch im Falle einer entzündeten Schilddrüse ein ausgeprägtes Krankheitsgefühl ein, das sogar mit Fieber verbunden sein kann. Durch den Untergang von Schilddrüsengewebe werden **vermehrt die in den Schilddrüsenfollikeln** (s. Seite 34) gespeicherten, schon »vorgefertigten Hormone« **freigesetzt**. Deshalb kommen im Anfangsstadium der Erkrankung zu den Beschwerden der Entzündung oft noch sämtliche Anzeichen einer Überfunktion (Hyperthyreose) hinzu.

Andererseits können Entzündungen der Schilddrüse aber auch völlig beschwerdefrei verlaufen und zunächst unbemerkt zu einem Verlust an funktionstüchtigem Schilddrüsengewebe führen. Die dabei entstehende Schilddrüsen**unter**funktion wird dann meist erst spät an ihren Folgen erkannt.

Entzündung ist nicht gleich Entzündung

Die Deutsche Gesellschaft für Endokrinologie (Stoffwechselerkrankungen) teilt die Schilddrüsenentzündungen wie folgt ein:

- **akute Thyreoiditis:** z. B. eitrige Thyreoiditis;
- **akut-subakute Thyreoiditis** *(de Quervain)*;
- **chronische Thyreoiditis**, z. B. so genannte Autoimmunthyreoiditis wie beim schon beschriebenen Morbus Basedow oder bei der *Hashimoto*-Thyreoiditis, ferner *Riedel-Struma*, *postpartale Thyreoiditis* (tritt bei Frauen auf, die entbunden haben, s. Seite 178), und *silent* (engl. »stumme«) *thyreoiditis*;
- **andere Formen** (z. B. Tuberkulose, als solche aber sehr selten geworden).

Die zwei häufigsten Formen der insgesamt seltenen Schilddrüsenentzündungen sind die *Hashimoto-Thyreoiditis* (s. Seite 152) und die *akut-subakute Thyreoiditis de Quervain* (s. Seite 150). Frauen erkranken häufiger an Entzündungen der Schilddrüse als Männer. Zu den verschiedenen »Spielarten« nun noch nähere Informationen.

Schmerzlose Entzündungen sind oft erst nachträglich anhand der Folgeerscheinungen nachvollziehbar.

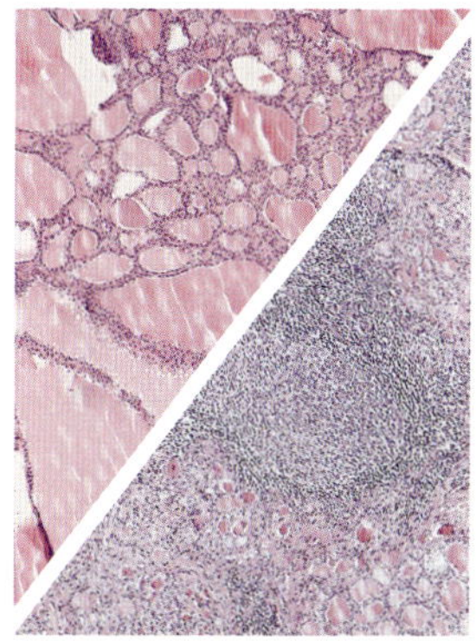

Feingewebliches Bild: *gesundes Schilddrüsengewebe oben, Hashimoto-Thyreoiditis unten (s. auch Seite 152–155).*

Akute, eitrige Thyreoiditis

Eine solche Entzündung wird durch Bakterien, manchmal zusätzlich durch Pilze, verursacht. Ausgangspunkt kann eine schon bestehende Infektion der Rachenmandeln *(Tonsillitis)*, der Nasennebenhöhlen *(Sinusitis)* oder die Streuung von Bakterien im Blut *(Sepsis)* sein. Anfällig sind vor allem Menschen mit geschwächtem Immunsystem.

Ein geschwächtes Immunsystem macht anfällig für Infektionen mit Pilzen und Bakterien.

Die Schmerzen im Bereich der Schilddrüse sind dabei sehr stark und strahlen oft bis zum Ohr aus. Außerdem schmerzt die Schilddrüse bei Druck. Häufig bestehen gleichzeitig Schluckbeschwerden, und die Halslymphknoten sind vergrößert.

Durch Blutuntersuchungen, Ultraschall, Punktion und Szintigraphie zusammen mit der Schilderung der Beschwerden und der Vorgeschichte stellt der Arzt meist klar die Diagnose und handelt sofort: Er verordnet gezielt ausgewählte Antibiotika, konsequente Bettruhe und die örtliche Anwendung von Eis oder kühlenden Gelpäckchen. Damit lässt sich u.U. eine Operation verhindern. Mündet die Entzündung in einen *Abszess* (Gewebeeinschmelzung), verursacht dies Fieber und starkes Krankheitsgefühl. Eine Operation ist bei dieser hochakuten Situation unumgänglich und dringlich.

In der Regel hinterlässt die akute, eitrige (bakterielle) Entzündung keine Funktionsstörung der Schilddrüse.

Die akut-subakute Thyreoiditis de Quervain

Die häufigste Form der schmerzhaften Schilddrüsenentzündungen ist die de *Quervain Thyreoiditis* (benannt nach dem Schweizer Arzt de Quervain). Sie verläuft akut, nur gelegentlich weniger akut *(subakut)* und äußerst selten ganz ohne Beschwerden. Frauen erkranken etwa fünfmal häufiger als Männer. Fast immer geht dieser Erkrankung ein meist harmloser Infekt der oberen Luftwege um zwei Wochen bis zwei Monate voraus. Deshalb liegt auch der Zusammenhang mit einer Virusinfektion nahe; die genaue Ursache ist jedoch noch nicht geklärt.

Im Blut der betroffenen Patienten finden sich deutliche Entzündungszeichen: eine beschleunigte Blutsenkung, ein erhöhtes CRP (C-reaktives Protein; s. Seite 87).

Die Beschwerden bei einer de Quervain-Schilddrüsenentzündung sind also meist erheblich: Innerhalb weniger Tage schwillt die Schilddrüse an und reagiert auf den geringsten Druck mit Schmerzen. Diese können bis zum Ohr und in den Kiefer, manchmal bis in die Schulter und den Hinterkopf ausstrahlen und ihren Ort wechseln. Sie werden durch Kopfbewegungen und Schlucken verstärkt. Nicht selten suchen Patienten anlässlich der »Ohrenschmerzen« irrtümlich zunächst jedoch den Hals-Nasen-Ohren-Arzt auf. Allgemeine Beschwerden wie Müdigkeit, Abgeschlagenheit, Schwäche, Muskelschmerzen und Fieber sind fast üblich. Zur Behandlung der akuten Form kann sogar ein Krankenhausaufenthalt notwendig werden.

Da diese Form der Thyreoiditis die Schilddrüse meist »herdförmig«, d. h. an bestimmten Stellen befällt, verhilft die Ultraschalluntersuchung zu ihrer Erkennung. Die Szintigraphie zeigt, dass die Schilddrüse die radioaktive Substanz aufgrund ihrer Entzündung nur vermindert aufnimmt. Eine Feinnadelpunktion (s. Seite 79) bringt dann die endgültige Klärung der Diagnose, wenn die für diese Entzündung typischen feingeweblichen Veränderungen nachgewiesen werden.

In der oft sehr schmerzhaften akuten Phase der Erkrankung helfen entzündungshemmende und schmerzlindernde Medikamente. Sie enthalten beispielsweise Wirkstoffe wie *Salizylate, Diclofenac, Indometacin, Ibuprofen*.

Bei ausgeprägter Entzündung ist eine (oft mehrere Wochen dauernde) Behandlung mit einer besonders stark entzündungshemmenden Substanz wie dem schon mehrfach genannten Kortison erfolgreich. Eine ausreichend lange Nachbehandlung ist notwendig, da die Entzündung sonst schnell wieder aufflammt. Die Symptome der vorübergehend durch die Entzündung entstandenen Überfunktion der Schilddrüse *(transiente Hyperthyreose)* sprechen auf Betablocker (s. Seite 119) an. Diese Arzneistoffe greifen in die Umwandlung von T_4 zu T_3 (s. Seite 35) ein und dämpfen so die

Achtung

Beim entzündungsbedingten Untergang der Schilddrüsenzellen und -follikel werden vor allem in der Anfangsphase der Erkrankung Schilddrüsenhormone im Überschuss an das Blut abgegeben. Es entsteht eine Schilddrüsenüberfunktion mit allen dafür typischen Beschwerden (s. Seite 45).

Ansprechen der Symptome auf die entzündungshemmenden Medikamente beweist gewissermaßen die Diagnose!

hyperthyreoten Effekte im Körper. Die Schilddrüse blockierende Medikamente sind jedoch nicht sinnvoll, denn **Ursache der Überfunktion** ist ja nicht eine vermehrte Produktion von Hormonen, sondern deren **gesteigerte Freisetzung** (Leckhyperthyreose) aus zerstörten Schilddrüsenzellen.

Eine ursächliche Behandlung der Thyreoiditis de Quervain, die zwischen zwei und sechs Monaten dauert, ist wegen der unbekannten Entstehung leider nicht möglich. Die gute Nachricht: Meistens heilt die Entzündung wieder vollkommen ab. Nur ab und zu flackert sie später erneut auf oder wird chronisch. Eine lebenslange Behandlung mit Schilddrüsenhormonen ist erforderlich, wenn sich eine Unterfunktion entwickelt hat.

Die Autoimmun- oder Hashimoto-Thyreoiditis

Unter Immunsystem versteht man die körpereigene Abwehr gegenüber Krankheitserregern und Fremdstoffen. Richtet sich die Abwehrkraft jedoch nicht gegen fremde Eindringlinge wie Bakterien, Viren oder ähnliches, sondern gegen den eigenen Körper, dann spricht man von einer Autoimmunerkrankung. Als **Autoimmunthyreoiditis** oder **Autoimmunthyreopathie** werden alle Schilddrüsenentzündungen bezeichnet, die in einen »Angriff« des Immunsystems auf den eigenen Körper einbezogen sind. Das erklärt auch, warum manchmal noch weitere Autoimmunstörungen bei ein und demselben Patienten auftreten können. Beispiele hierfür sind Rheuma oder die Zuckerkrankheit in Form des Typ-1-Diabetes. Bei diesem Diabetestyp sind diejenigen Zellen der Bauchspeicheldrüse, die das Blutzucker senkende Hormon *Insulin* bilden, Ziel der autoimmunen Attacke; durch die dabei ablaufende Entzündung werden sie unwiederbringlich geschädigt. Da der Typ-1-Diabetes schon in jungen Jahren auftritt, sind in erster Linie Kinder und Jugendliche betroffen. Im Hinblick auf eine gleichzeitig bestehende Autoimmunthyreoiditis geht es besonders um junge Mädchen, gerade auch in der Pubertät. Manche Patienten entwickeln auch depressive Symptome, erkranken also psychisch.

Die bekannteste und häufigste Form einer »autoimmunen« Schilddrüsenentzündung ist die nach ihrem japanischen Erstbeschreiber benannte *Hashimoto-Thyreoiditis*: Die erkrankte Schilddrüse **vergrößert sich**, es bildet sich ein Kropf (*hypertrophische* Form), während die Funktion erlahmt.

Die Hashimoto-Thyreoiditis beginnt langsam und ohne Beschwerden; anfangs kann die Schilddrüsenfunktion gesteigert sein.

Eine Variante, die sich oft aus der Hashimoto-Form entwickelt, ist die *atrophische Autoimmunthyreoiditis*, bei der die Schilddrüse nicht wächst, sondern im Gegenteil **schrumpft** (*atroph* bedeutet im Griechischen »verkümmert«). Sie ist für den Arzt noch schwerer zu erkennen als die hypertrophische Form und zeigt sich meist erst, wenn die Unterfunktion mit ihren typischen Beschwerden »komplett« ist.

Diese atrophische Form betrifft häufig ältere Frauen.

Die Autoimmunthyreoiditis entwickelt sich meist »schleichend«. Beschwerden wie Druck- und Engegefühl im Hals, Schluckbeschwerden und Atemnot sind rar, ebenso Schmerzen. Falls vorhanden, strahlen sie in die Ohrregion, zum Kiefer oder in den Nacken aus. Allgemeinbeschwerden fehlen zunächst, die Entzündung kann anfangs also symptomlos verlaufen. Doch kann bereits eine latente, also versteckte Unterfunktion bestehen.

Leider wird die Erkrankung oft erst entdeckt, wenn die Zerstörung der Schilddrüsenzellen recht eindeutig zu einer **Unterfunktion** geführt hat. Da dieser Prozess bei Kindern und Jugendlichen zu Störungen des Wachstums führen kann, ist es äußerst wichtig, ihn so früh wie möglich festzustellen und zu behandeln.

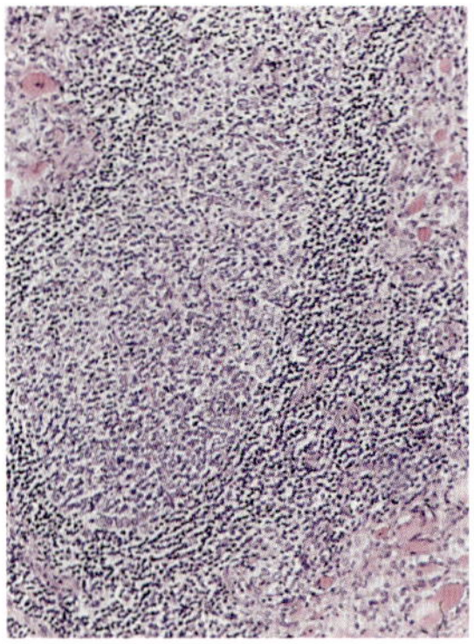

Entzündung mikroskopisch: Das Schilddrüsengewebe ist mit Lymphozyten (blaue Pünktchen, s. unten) übersät. Lymphozyten gehören zu den weißen Blutkörperchen und sind für bestimmte Abwehrreaktionen im Körper verantwortlich.

Auch bei Erwachsenen bleibt es nicht aus, dass sie monatelang unter der verborgenen Krankheit leiden, bis diese endlich entdeckt wird.

Entscheidend für die Diagnose ist die Bestimmung von **Schilddrüsenantikörpern** im Blut: In etwa 90 Prozent der Fälle lassen sich die TPO-Antikörper (früher MAK genannt, s. Seiten 70, 225, 231) nachweisen. Die Thyreoglobulinantikörper (TAK) sind bei 40 bis 70 Prozent der Patienten erhöht. Auch TRAK, also Antikörper gegen den TSH-Rezeptor, können auftauchen. Natürlich testet der Arzt zugleich die Funktionslage anhand der Ihnen schon bekannten Parameter (TSH, und falls erhöht, natürlich auch fT_4) im Blut. Eine Ultraschalluntersuchung der Schilddrüse gehört immer zur Diagnostik dazu. Bleibt trotz dieser Untersuchungen die Diagose noch offen, kann die Feinnadelpunktion den Nachweis der Entzündung bringen.

Die **Therapie** der Autoimmunthyreoiditis besteht in der konsequenten Behandlung der Unterfunktion mit **Schilddrüsenhormonen**, eventuell langsam einsteigend. Es gibt Überlegungen, diese Strategie auf die latente Hypothyreose auszudehnen, insbesondere wenn gleichzeitig Schilddrüsenantikörper wie TPO nachweisbar sind. Dies bedeutet, auch einen hochnormalen bzw. nur grenzwertig erhöhten TSH-Spiegel durch Behandlung mit Schilddrüsenhormon zu senken. Denn es gibt Anhaltspunkte dafür, dass sonst das Risiko für eine sich voll ausbildende Hypothyreose ansteigt, weil der Entzündungsprozess sich »festsetzt«. Ihr Endokrinologe wird die für Sie richtige Entscheidung treffen.

Da ein Abklingen der Entzündung unter Schonung der Schilddrüse nicht zu erwarten ist, wird die Therapie meist lebenslang sein. Kortison (s. Seite 138) hat hier keinen Platz, es sei denn, es liegt z. B.

gleichzeitig Rheuma vor. Öfters werden auch Antioxidanzien, etwa Selen (s. Seite 138), sowie Omega-3-Fettsäuren eingesetzt, die allesamt Entzündungsvorgänge günstig beeinflussen bzw. zellschützend wirken sollen. Selen benötigt die Schilddrüse, die zu den Organen mit dem höchsten Selenbedarf gehört, beim Bau ihrer Hormone.

Ein Rückgang der Entzündung zeigt sich vor allem an sinkenden Antikörperspiegeln im Blut.

Sollte anfänglich eine Überfunktion Beschwerden machen, so kann die Behandlung mit einem Betablocker (s. a. S. 151; Gegenanzeigen: S. 122) sinnvoll sein. Gerade bei älteren Menschen wird dies empfohlen, weil sie eher durch eine »Entgleisung« des Herz-Kreislauf-Systems gefährdet sind. Wenn ein schon bestehender Kropf von einer Hashimoto-Thyreoiditis befallen wird und das dadurch stärker vergrößerte Organ die Umgebung in Bedrängnis bringt, wird der Arzt zur Operation raten. Knoten in einem Hashimoto-Kropf weisen ein höheres Risiko für bösartiges Wachstum auf. Auch in diesem Fall sollte operiert werden.

Ist es vielleicht eine Riedel-Struma?

Diese Sonderform einer chronischen Schilddrüsenentzündung ist sehr selten, ihre Ursache unbekannt, der Name verwirrend. Die erkrankte Schilddrüse, oft auch ihre unmittelbare Umgebung, ist durchsetzt von äußerst derbem Bindegewebe. Das führt zu einer harten Schwellung in diesem Bereich und zu Symptomen wie Schluckstörungen, Heiserkeit und Atemnot, was in der Tat zum »Auftritt« eines beengenden Kropfes bzw. einer Struma passt. Auch andernorts im Körper kann sich entzündliches Gewebe bilden. Der Arzt wird immer einen Krebs (z. B. ein *Lymphom*, s. auch Info-

INFO

Bei positiven Schilddrüsenantikörpern und/oder noch normalen Funktionswerten bzw. bei solchen, die eine latente Unterfunktion nahe legen, könnte eine frühe Behandlung Vorteile haben. Die Fachdiskussion darüber ist aber noch im Gange.
Berechtigt sind diese Überlegungen in Situationen wie:

- Schwangerschaft und/oder
- Neigung zu Schilddrüsenproblemen,
- Sterilität bei jungen Frauen.

kasten S. 164) ausschließen wollen. Indem das panzerartige Gewebe operativ bestmöglich entfernt wird, ist es auch feingeweblich analysierbar.

Die Unterscheidung einer Hashimoto-Thyreoiditis von der Riedel-Struma (benannt nach dem deutschen Chirurgen B.M.C.L. Riedel, Jena, 1846 – 1916) kann schwierig sein. Das Krankheitsbild kommt am ehesten bei Frauen mittleren oder höheren Alters vor.

Nach der Entbindung: die postpartale Thyreoiditis

Zu diesem Thema finden Sie im Abschnitt »Schilddrüsenprobleme in Schwangerschaft und Stillzeit« ab Seite 174 bzw. 178 Näheres. Über das Zusammentreffen von Schwangerschaft und **Basedowkrankheit** s. Seite 128.

Silent Thyreoiditis

Sowohl von der Hashimoto- als auch von der de- Quervain-Thyreoiditis abzugrenzen ist die *Silent Thyreoiditis* (s. auch Seite 149). Der Name rührt daher, dass diese Entzündung meist völlig schmerzlos ist. Jedoch löst sie oft eine vorübergehende Überfunktion aus. Die Entzündung heilt innerhalb von Monaten von selbst aus. Während der Überfunktionsphase ist jedoch eine Behandlung der Symptome (z. B. mit Betablockern) notwendig.

Geschwülste der Schilddrüse

Geschwülste der Schilddrüse, vor allem bösartige, sind zum Glück relativ selten. Der Erfolg der Behandlung hängt entscheidend von der frühen Erkennung und der rechtzeitigen Operation ab. Jeder Kropf und vor allem jeder Knoten in einem Kropf sollte daher regelmäßig vom Arzt kontrolliert werden.

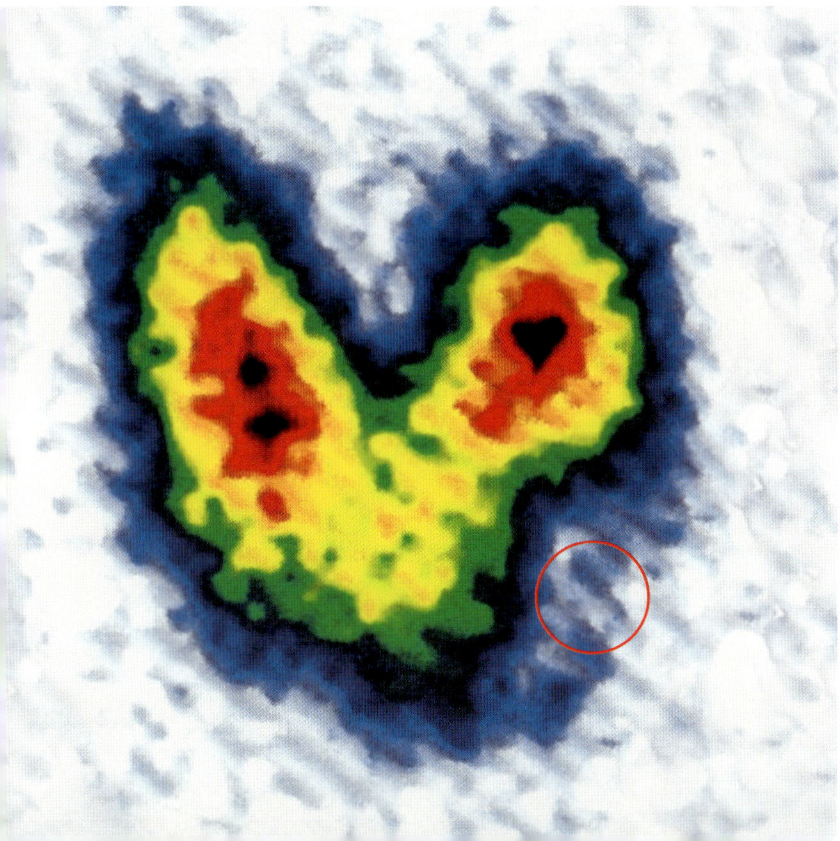

Wichtige Unterschiede

Geschwülste sind gut- oder bösartig, je nachdem, wie sie sich »verhalten«, d. h. wie sie wachsen.

Schilddrüsengeschwülste werden medizinisch Schilddrüsen*tumoren* genannt; Tumor bedeutet krankhafte Schwellung oder Wucherung eines Organs oder Organanteiles. Tumoren sind Neubildungen, die sich aus einer einzelnen Körperzelle entwickeln. Diese Zelle unterwirft sich den allgemeinen Regeln des Körpers nicht mehr; sie ist »enthemmt«, vermehrt sich unkontrolliert und wächst schließlich zu einer Geschwulst heran. Die wichtigste Einteilung solcher Geschwülste erfolgt nach ihrem **Wachstumsverhalten**, das **gutartig** (also *benigne*) oder **bösartig** *(maligne)* sein kann.

Ein gutartiger Tumor wächst langsam, seine Zellen bleiben »geordnet«, er verdrängt zwar das umliegende Gewebe, respektiert aber bestimmte Grenzen. Das Allgemeinbefinden ist meist nicht beeinträchtigt, Tochtergeschwülste im Körper entstehen nicht. Nach entsprechender Behandlung kehrt ein gutartiger Tumor nur selten zurück.

Bösartige Tumoren, die von Drüsenzellen ausgehen, werden als *Karzinome* bezeichnet.

Liegt dagegen ein bösartiger Tumor vor, so besteht er aus nicht ausgereiften oder entarteten (transformierten) Zellen, die sich schnell vermehren, in die Umgebung eindringen und das befallene Gewebe zerstören. Dieses Wachstum hat oft erhebliche Auswirkungen auf das Allgemeinbefinden, sodass sich Beschwerden wie Blutarmut, Schwäche, Gewichtsverlust, Nachtschweiß, Hautausschläge u.v.m. einstellen können. Bösartige Tumoren der Schilddrüse ziehen natürlich auch ihre Nachbarschaft in Mitleidenschaft. Folgen des Tumorwachstums können z. B. eine Stimmbandlähmung, Heiserkeit und Schluckstörungen sein. Schließlich bricht die Geschwulst in die Blut- und Lymphgefäße sowie in andere Gewebe und Organe ein, wie z. B. die Luftröhre, die Speiseröhre oder die Muskulatur der Umgebung. Tochtergeschwülste (griech. *Metastasen*) können heranwachsen.

Gutartige Geschwülste: die Adenome

Die größte Gruppe unter den gutartigen Geschwülsten der Schilddrüse stellen die *Adenome*. So werden Geschwülste bezeichnet, die vom Drüsengewebe, also von den Thyreozyten, ausgehen. Adenome kommen in jedem Lebensalter, allerdings vorwiegend bei Frauen, vor.

Adenome gehen von den Drüsenzellen aus.

Ahmt ein Adenom in seinem Aufbau die Follikelstruktur der Schilddrüse nach, nennt man es *follikuläres Adenom*. Nimmt es zudem am Jodstoffwechsel aktiv teil, stellt es sich szintigraphisch als »warmer« oder »heißer« Knoten dar, dann heißt es *autonomes Adenom*. Befindet sich lediglich ein einziges autonomes Adenom in der Schilddrüse, spricht man von *unifokaler* Autonomie (s. Seite 115) oder einem *solitären autonomen* Adenom. Sind es zwei, spricht man von *bifokaler*, sind es mehrere, von *multifokaler* Autonomie.

Autonome Adenome lassen sich auf Dauer nur durch eine Radiojodtherapie oder eine Operation effektiv behandeln.

Nehmen Adenome nicht am Jodstoffwechsel teil, so erscheinen sie szintigraphisch als »kalte« (hypofunktionelle) Knoten. Sie müssen mit dem Ultraschall kontrolliert und durch eine Feinnadelpunktion sorgfältig untersucht werden, damit kein bösartiger Tumor übersehen wird. Lässt sich durch diese Untersuchungen eine Bösartigkeit nicht mit letzter Sicherheit ausschließen, sollte nach Möglichkeit die Operation diese Frage klären. **Kalte Knoten** lassen sich durch **Medikamente oder Radiojodtherapie nicht beeinflussen**.

Was hinter »kalten Knoten« steckt, sollte geklärt werden.

INFO

Nach den Angaben des Krebsregisters werden jährlich pro einer Million Einwohner 24 bis 32 Fälle von Schilddrüsenkrebs neu entdeckt. Erfreulicherweise erreichen die 20-Jahres-Überlebensraten 95,4 Prozent.

Bösartige Geschwülste

Schilddrüsenkrebs – wie häufig ist er?

Unter dem Sammelbegriff *Struma maligna* werden alle bösartigen Neubildungen in der Schilddrüse zusammengefasst. *Primär* werden sie genannt, wenn sie in der Schilddrüse selbst entstanden sind; *sekundär*, wenn es sich dabei um Metastasen bösartiger Tumoren anderer Organe handelt. Die bösartigen Geschwülste der Schilddrüse gelten als relativ selten. Unter den Krebstodesfällen stehen sie in Deutschland derzeit an elfter Stelle und machen weniger als ein Prozent aller Krebserkrankungen aus.

In Gebieten mit Jodmangel treten die besonders bösartigen Tumoren der Schilddrüse mit schlechteren Heilungschancen häufiger auf als in Gebieten mit ausreichender Jodversorgung. Ein Jodmangelkropf erhöht aber nicht das Risiko, an einem Schilddrüsenkrebs zu erkranken. Allerdings ist ein bösartiger Tumor in einem knotigen Kropf schwieriger zu entdecken. Auch deshalb ist die konsequente Vorbeugung eines Jodmangelkropfes so wichtig (s. dazu Seiten 23 und 101).

Ursachenforschung

Innere und äußere Faktoren sind für die Krebsentstehung in der Schilddrüse verantwortlich.

Über die Ursachen von Schilddrüsenkrebs gibt es viele Hypothesen, aber leider wenig Gesichertes. Man spricht von unbekannten, *konstitutionellen*, also anlagebedingten, und *exogenen*, d. h. von außen einwirkenden Faktoren, die eine Krebsentstehung in der Schilddrüse hervorrufen können.

Eine Hochvolt-Röntgenbestrahlung im Kindes- und Jugendalter ist ein bedeutender Faktor für die Entstehung von Schilddrüsenkrebs.

Solche Bestrahlungen wurden früher zur Behandlung von Fehlbildungen der kleinen Hautgefäße wie dem so genannten Blutschwamm oder dem Storchenbiss eingesetzt.

Inzwischen kennt man als mögliche Ursache der Krebsentstehung in der Schilddrüse leider auch die Auswirkungen der Atombomben und allgemein der radioaktiven Strahlung, z. B. nach Unfällen in Atomkraftwerken (s. dazu Seite 192). Kein erhöhtes Krebsrisiko soll dagegen nach derzeitigem Wissensstand im Anschluss an eine Radiojodtherapie bestehen!

Eine Sonderform des Schilddrüsenkrebses, das *medulläre Schilddrüsen-* oder auch *C-Zell-Karzinom* (*medullär* = markig), kann **vererbt** werden. Es kommt daher in bestimmten Familien gehäuft vor. Erst im Jahre 1993 gelang es, die Veränderungen im Erbgut dingfest zu machen, die für die Entstehung dieses Tumors verantwortlich sind.

Welche Beschwerden sind verdächtig?

Leider verursacht eine bösartige Geschwulst der Schilddrüse erst recht spät Symptome, die sich folgendermaßen äußern können:

- → schmerzlos wachsender, einzelner Knoten am Hals;
- → derber, höckriger, schlecht abgrenzbarer und unverschieblicher Kropf;
- → Schluckbeschwerden (Enge der Speiseröhre);
- → Augenveränderungen im Sinne eines *Horner-Syndroms*: Die Pupille ist eng, das Augenlid hängt herunter, und das Auge ist in die Augenhöhle zurückgesunken;
- → Schmerzen (Hals, Ohr, Hinterkopf, Nacken, Arm, Schulter, Brustkorb);
- → vergrößerte, nicht schmerzhafte Halslymphknoten;

Die Heilungsaussichten einer bösartigen Schilddrüsenkrankheit (s. auch Seite 164) sind umso besser, je früher sie entdeckt und behandelt wird.

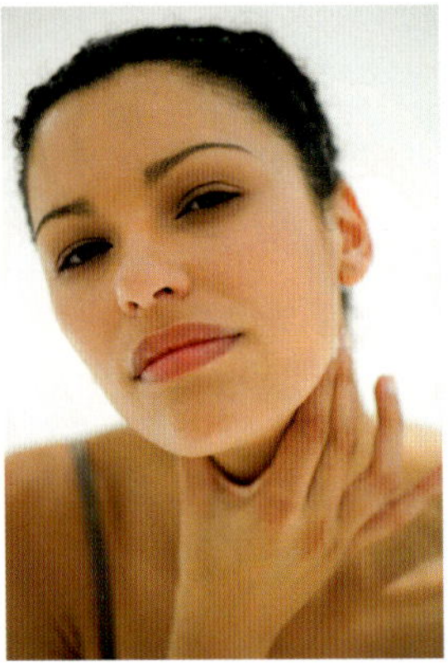

Frühzeichen der bösartigen Struma (maligna) kann der Betroffene leider nicht selbst feststellen.

- Heiserkeit durch Schädigung des Stimmbandnerven;
- gestaute Halsvenen oder fehlende Füllung der großen Halsvenen bei Verschluss durch den Tumor;
- Atembeschwerden mit Erstickungsgefahr (lautes Atemgeräusch, Atemnot, Einengung der Luftröhre);
- Bluthusten durch Einbruch des Tumors in die Luftröhre;
- rasch wachsender Kropf trotz medikamentöser Therapie, vor allem bei einem Wiederholungskropf *(Rezidivstruma)*;
- allgemeine Beschwerden wie beispielsweise Abmagerung, Blutarmut und Hinfälligkeit.

Viele der beschriebenen Beschwerden können auch durch gutartige bzw. andere Erkrankungen hervorgerufen werden. Sie sollten dennoch unverzüglich einen Arzt aufsuchen, um die genaue Ursache klären zu lassen.

Wie entdeckt der Arzt einen Schilddrüsenkrebs?

Die Laboruntersuchungen unterscheiden sich im Wesentlichen nicht von denen bei einer gutartigen Schilddrüsenerkrankung; eventuell sind aber zusätzliche Spezialuntersuchungen erforderlich: Gibt es beispielsweise Anhaltspunkte für ein medulläres Schilddrüsenkarzinom der C-Zellen (s. Seite 166), so ist die Bestimmung von Kalzitonin im Blut sinnvoll. Kalzitonin ist ein Hormon, das von den C-Zellen der Schilddrüse gebildet wird. Es spielt eine wichtige Rolle im Kalziumstoffwechsel (s. auch Seiten 84–85). Haben sich im Rahmen des Tumorwachstums die C-Zellen unkontrolliert vermehrt, produzieren sie natürlich auch mehr Kalzitonin. Im Blut lässt sich dann ein erhöhter Kalzitoninspiegel nachweisen; in diesem Fall dient Kalzitonin als Tumormarker. Auch das Thyreoglobulin kann als ein solcher **Tumormarker** herangezogen werden (s. Seite 69).

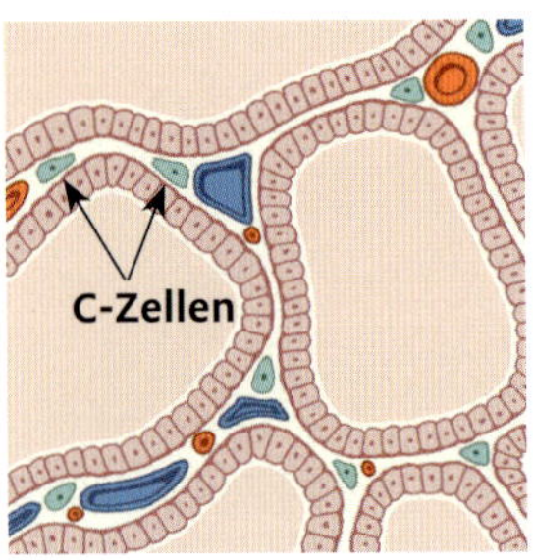

Kalzitonin wird von den C-Zellen der Schilddrüse produziert.

Neben der Labordiagnostik wird eine Reihe weiterer Untersuchungen durchgeführt, um einen Schilddrüsentumor zu erkennen. Dazu zählen die Ultraschalluntersuchung, die Szintigraphie, die Feinnadelpunktion, außerdem Röntgenaufnahmen der Lunge, der Luft- und der Speiseröhre (Letztere mit einem Schluck Kontrastmittel).

Röntgenbilder der Speise- oder Luftröhre können mit Hilfe von Kontrastmittel indirekt auf einen Schilddrüsentumor, der die Umgebung bedrängt, hinweisen.

Bei bestimmten Fragestellungen können auch eine Computer- und eine Kernspintomographie notwendig werden. Den direkten Einblick in Speise- bzw. Luftröhre verschafft die Spiegelung dieser Organe, d. h. die Tracheo- bzw. Ösophagoskopie (s. Seite 84).

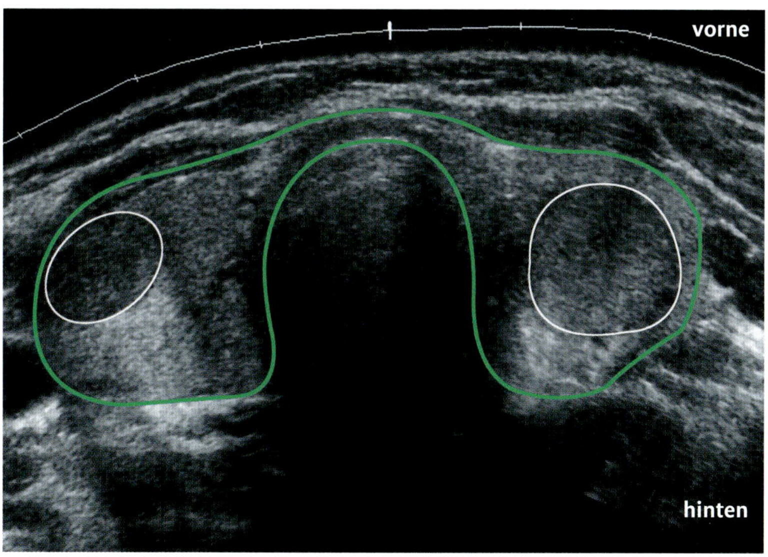

Knotenstruma im Ultraschallbild: Es zeigt einen Querschnitt durch den rechten und linken Schilddrüsenlappen (grüne Umrisslinie). Die Knoten liegen im linken und rechten Lappen (jeweils weiße Umrisslinie). Die normale Schilddrüse zum Vergleich: s. Bild auf Seite 72.

Zur Feinnadelpunktion ist anzumerken, dass die mikroskopische Untersuchung von Zellen, die dabei gewonnen werden, eine sehr zuverlässige Methode zur Früherkennung bösartiger Schilddrüsentumoren ist. Es gibt allerdings auch Grenzfälle (z. B. bei einer *follikulären* Geschwulst = *Neoplasie*), in denen nur eine Operation die endgültige Klarheit bringen kann.

Artenreichtum

Die bösartigen Schilddrüsentumoren unterscheiden sich in ihrem feingeweblichen Bild und in ihren Heilungsaussichten. Den normalen Schilddrüsenzellen noch am ähnlichsten sind die so genannten *differenzierten Schilddrüsenkarzinome*, nämlich das *papilläre* und das *follikuläre* Karzinom (s. unten). Sie sind nicht nur die häufigsten Tumoren, sondern auch diejenigen mit den besten Aussichten auf Heilung.

Differenziert bedeutet im Zusammenhang mit Krebs, dass die Zellen noch Ähnlichkeit mit den gesunden Schilddrüsenzellen haben.

Bösartige Schilddrüsentumoren

- → Papilläres Karzinom
- → Follikuläres Karzinom
- → Undifferenziertes (anaplastisches) Karzinom
- → Medulläres (C-Zell-) Karzinom
- → Seltenere bösartige Tumoren, etwa primäre Lymphome, Sarkome, Hämangioendotheliome

Das **papilläre Karzinom** ist der häufigste Tumor in Gebieten, die mit Jod ausreichend versorgt sind. Dieses Karzinom entdecken Ärzte manchmal zufällig bei einer Schilddrüsenoperation. Es kann an mehreren Stellen gleichzeitig auftreten, wächst aber langsam.

Das papilläre Karzinom wird oft zufällig entdeckt.

Tumorabsiedelungen entstehen zunächst in den nahe liegenden Lymphknoten des Halses; erst später gelangen Tumorzellen über den Blutweg in andere Organe. Die Heilungsaussichten nach einer Operation sind bei jungen Menschen besser als bei älteren Menschen; auch die so genannte »abgekapselte« Form ist eher günstig.

Das **papilläre Mikrokarzinom** misst nur einen Zentimeter oder weniger im Durchmesser. Bei ihm kann in speziellen Situationen eine begrenztere Form der Therapie (s. Seiten 166, 167) angewendet werden. Es ist bekannt, dass papilläre Karzinome auch familiär gehäuft auftreten, d. h. dass sie vererbbar sind. Betroffene Patienten können heute jedoch noch nicht – im Gegensatz zu dem weiter unten beschriebenen erblichen C-Zell-Karzinom – durch einen Gentest erkannt werden.

Das **follikuläre Schilddrüsenkarzinom** ist ebenfalls ein häufiger bösartiger Tumor der Schilddrüse – vor allem in Jodmangel-Kropfgebieten, also auch in Deutschland. Typisch ist die frühzeitige Bildung von Tochtergeschwülsten bei einem noch relativ kleinen »Muttertumor«. Bei größeren Tumoren kann das Wachstum an Ort und Stelle gelegentlich so ausgeprägt sein, dass die vollständige Entfernung des Tumors nicht möglich ist.

Das **undifferenzierte (anaplastische) Karzinom** wächst extrem schnell und dringt aggressiv in das umliegende Gewebe des Halses ein. Auch Luft- und Speiseröhre sowie Gefäße, Muskeln, Nerven und Haut bleiben nicht verschont. Im Körper bilden sich Tochtergeschwülste aus. Kommt der Patient zu spät zur Operation, so ist meist nur eine Teilentfernung des Tumors möglich; dies nennt man *palliative Therapie*, d. h. die Beschwerden werden gelindert, die Krankheit aber nicht geheilt.

Undifferenzierte Karzinome treten häufiger bei älteren Menschen auf, die schon seit langem einen Kropf oder einen Wiederholungskropf nach einer Operation haben.

ACHTUNG

Wenn bei Ihnen die Veranlagung zum C-Zell-Karzinom besteht, sollten Sie sich wegen der Vererbbarkeit der Erkrankung in einer genetischen Beratungsstelle informieren. Dort wird Ihnen erklärt, welche Risiken für Sie selbst und eventuell für Ihre Kinder bei der Familienplanung zu bedenken sind.

INFO

Nur beim *einzelnen* papillären Mikrokarzinom (mit weniger als 1 cm Durchmesser) muss nicht immer die gesamte Schilddrüse entfernt werden (s. auch nächste Seite).

Das Kalzitonin (s. Seite 162) bildende **C-Zell-Karzinom (medulläres Karzinom)** geht, wie mehrfach erwähnt, von den C-Zellen der Schilddrüse aus. Mit den eigentlichen Schilddrüsenzellen hat es nichts zu tun. Es kann als **nicht vererbbare**, *sporadische*, oder als **vererbbare**, *familiäre* **Form** auftreten. Ferner können sich im Rahmen einer anderen Erkrankung, nämlich der erblichen *Multiplen endokrinen Neoplasie = MEN-Syndrom*, (meist) gutartige Tumoren, die Hormone ausschütten, bilden, z. B. in den Nebenschilddrüsen und/ oder Nebennieren. Dafür verantwortliche Gendefekte auf dem Chromosom 10 (jede Körperzelle enthält 46 Chromosomen als »Hort« der Gene, des Erbmaterials) sind heute bekannt und lassen sich mittels einer einzigen Blutprobe nachweisen.

So ist es heute möglich, das genetische Tumorrisiko zu erkennen, bevor die Tumorerkrankung selbst ausbricht. Dazu dient das *Familienscreening*, die Untersuchung der Angehörigen von Patienten, bei denen ein Gendefekt festgestellt wurde. Eventuell kann die Schilddrüse vorbeugend entfernt werden, um der Erkrankung zuvorzukommen. Dies betrifft vorwiegend Kinder, sogar bereits ab dem 3. Lebensjahr.

Auf internationaler Ebene wurde ein einheitliches System, das *TNM-System* (s. Seite 229) entwickelt, um Geschwülste anhand ihrer Ausbreitung und Bösartigkeit einzuordnen. Diese Einteilung ermöglicht es, den weiteren Verlauf der Krebserkrankung einzuschätzen und dient als Entscheidungshilfe für Behandlung und Nachsorge.

Behandlung bei Schilddrüsenkrebs

Die Operation

In der Regel wird zunächst die Schilddrüse **vollständig entfernt** (der Arzt spricht von *totaler Thyreoidektomie*). Dies geschieht meist in Kombination mit einer Entfernung der Halslymphknoten (engl. *neck dissection* bzw. fachlateinisch *Lymphadenektomie* in den einzelnen »Fächern« bzw. Kompartimenten des Halses).

Wann ist sicherheitshalber eine zusätzliche Radiojodtherapie oder Bestrahlung von außen notwendig?
Wenn die Tumorzellen Jod aufnehmen können (»positives« Szintigramm), wird eine Radiojodtherapie (s. Seite 209) angeschlossen, die sowohl verbliebenes bösartiges als auch noch vorhandenes gesundes Schilddrüsengewebe zerstören soll.

Hatte der Tumor die Grenzen der Schilddrüse jedoch weit überschritten, konnten örtlich vorhandene Lymphknotenmetastasen nicht sämtlich entfernt werden und speichert der Tumor kein Jod (»negatives« Szintigramm), dann ist eine zusätzliche Bestrahlung von außen sinnvoll (s. Seite 168).

Nach der vollständigen Entfernung der Schilddrüse erhalten alle Patienten Schilddrüsenhormone in hoher Dosierung. Die Ausschüttung von TSH (Thyreoidea-stimulierendes Hormon) in der Hirnanhangsdrüse wird dadurch vollständig unterdrückt und damit auch die vom TSH vermittelten Wachstumsreize auf die Schilddrüse. Man nennt diese Dosierung *suppressiv*, d.h. blockierend.

Erneute Eingriffe am Hals können notwendig werden, wenn eine der folgenden Situationen eintritt:

→ Der Schilddrüsenkrebs wird erst nach der Operation bei der endgültigen Begutachtung durch den Pathologen entdeckt, und innerhalb kurzer Zeit folgt dann die Entfernung des zunächst zurückgelassenen Schilddrüsenrestes.

INFO

Sonderfall papilläres Mikrokarzinom (s. auch Randbemerkung Seite 166): Wird ein solches während der Operation entdeckt, so genügt es, nur die betreffende Organhälfte zu entfernen. Findet erst der Pathologe einen (einzelnen) Krebsherd im entnommenen Gewebe, müssen nicht unbedingt alle Gewebereste im zweiten Schritt entfernt werden (ab zwei gefundenen Herden allerdings schon!). Viele Patienten wünschen jedoch eine totale Entfernung, weil sie sich dann sicherer fühlen.

Zweitoperationen sind also nur in bestimmten Fällen notwendig, z. B. bei einem Rezidiv.

- → Nach bereits totaler Entfernung der Schilddrüse wächst erneut ein bösartiger Tumor in diesem Bereich. Man spricht dann von einem *Rezidiv*, also einem Rückfall.
- → Ein bösartiger Tumor entsteht in einer bereits wegen einer gutartigen Schilddrüsenerkrankung operierten Schilddrüse.
- → Tochtergeschwülste am Hals werden entfernt.

Wann und wie auch immer: Die endgültige Entscheidung darüber, ob eine zweite Operation notwendig wird, treffen die zuständigen Fachärzte – Chirurgen, Endokrinologen, Strahlentherapeuten und Krebsspezialisten *(Onkologen)* – gemeinsam und mit dem Patienten. Denn die Möglichkeit der Heilung muss gegenüber den erhöhten Risiken besonders kritisch abgewogen werden. Im Zuge dessen wird daher gelegentlich auch auf eine Zweitoperation verzichtet.

Die Bestrahlung von außen

Geschwülste, deren operative Entfernung **von vornherein** als nicht erfolgversprechend erscheint, können mittels einer Bestrahlung von außen in Kombination mit einer Chemotherapie, d. h. einer die Tumorzellen zerstörenden medikamentösen Therapie (s. Seite 169), behandelt werden.

Ziel der Bestrahlung ist es, die Krebszellen zu vernichten und ihr weiteres Wachstum sowie die Entsendung von Tochtergeschwülsten zu unterbinden. Vor der Bestrahlung informiert Sie der Arzt in einem Aufklärungsgespräch über Ausmaß, Zweck und natürlich die möglichen Nebenwirkungen bzw. Folgen der Bestrahlung. Denn trotz aller Sorgfalt sind Nebenwirkungen nicht immer vermeidbar, zumal der gesamte Halsbereich erfasst wird. So kann die Haut austrocknen, sich röten und entzünden. Auch im Rachen stellt sich nicht selten ein Gefühl des Wundseins ein, das mit

Schluckbeschwerden verbunden ist. Konsequente Haut- und Mundpflege ist daher sehr wichtig. Dazu sowie über die richtige, schonende Ernährung während der Zeit der Bestrahlungen werden Sie ärztlich beraten. Wichtig ist, dass Sie jede zusätzliche Reizung der Haut, sei es durch Sonnenlicht, Kosmetika, Massage, zu enge Wäsche oder Warmluft aus Fön oder Friseurhaube, vermeiden. Spezielle Hautpuder verordnet Ihnen Ihr Arzt.

Die meisten Nebenwirkungen bilden sich nach Abschluss der Bestrahlung ganz oder teilweise wieder zurück.

Schwellungen des Kehlkopfs und der Stimmbänder führen zu vorübergehender Heiserkeit. Manchmal könnnen die Speicheldrüsen geschädigt werden. Deshalb wird schon während der Bestrahlungszeit der Speichelfluss durch Lutschen saurer Zitrusbonbons, Verzehr von Zitrusfrüchten oder Trinken von Fruchtsäften angeregt. Als Dauerfolge der Bestrahlung kann bei Männern der Bartwuchs im bestrahlten Gebiet versiegen. Ein »Strahlenkater« mit Müdigkeit und Übelkeit ist heutzutage seltener geworden oder schwächer ausgeprägt. Es wird immer gezielter und mit immer geringeren Nebenwirkungen bestrahlt!

INFO

Neu, noch sehr teuer und nur im Einzelfall anwendbar: die Gabe von *rekombinantem*, d. h. gentechnisch hergestelltem TSH in der Nachsorge bei differenziertem Schilddrüsenkarzinom (s. Seite 164): Es verbessert die Jodaufnahme (nützlich bei der Ganzkörperszintigraphie) und ermöglicht die Bestimmung von Thyreoglobulin (s. Seite 69), ohne dass das Schilddrüsenhormon vorher abgesetzt werden muss. Die unangenehmen Symptome der ja kurzfristig eintretenden Unterfunktion können vermieden werden.

Als Spätfolgen der Bestrahlung können im bestrahlten Gebiet Verhärtungen des Unterhautgewebes und der Halsmuskulatur auftreten. Wundheilungsstörungen bei späteren Verletzungen oder Operationen können ebenfalls auf die Bestrahlung zurückzuführen sein.

Die Chemotherapie

Chemotherapie ist eine Behandlung mit chemischen Substanzen, die das Wachstum bösartiger Zellen stoppen oder verlangsamen können *(Zytostatika)*. Eine Chemotherapie kommt bei Schilddrüsenkrebs nur in Frage, wenn die bösartige Erkrankung bereits weit fortgeschritten ist, auf eine Radiojodtherapie bzw. Bestrahlung von außen nicht anspricht und einer Operation nicht zugänglich ist.

Die synthetischen Wirkstoffe, die bei der Chemotherapie angewendet werden, hemmen – wie bereits gesagt – die Krebszellen in ihrem Wachstum und zerstören sie. Zwar sind Heilungen durch die Chemotherapie bei bösartigen Schilddrüsentumoren nicht sicher bekannt, die vorübergehende Wachstumsverlangsamung oder Rückbildung der Geschwulst ist jedoch möglich.

Hilfe bei Metastasen

Häufig können inzwischen sogar Tochtergeschwülste bestimmter bösartiger Schilddrüsentumoren durch die Radiojodtherapie vollkommen beseitigt werden. Wenn sie kein Jod speichern, können sie durch eine mehrwöchige Behandlung mit Retinsäure (einem Vitamin-A-Abkömmling) dazu gebracht werden. Dieses *Redifferenzierung* genannte Verfahren ist eine sicher noch nicht überall in den klinischen Alltag eingeführte Neuerung.

Nachsorge nach Plan

Jeder Patient mit einem bösartigen (Schilddrüsen-) Tumor erhält einen Nachsorgekalender, in den alle weiteren Behandlungsschritte sowie Termine für die verschiedenen Kontrolluntersuchungen eingetragen werden. Sie werden in der Regel im ersten und zweiten Jahr alle drei bis sechs Monate und anschließend einmal bis zweimal pro Jahr vorgenommen. Denken Sie auch selbst an Ihre Termine!

Auf der nächsten Seite sehen Sie, wie ein Nachsorgeplan aussehen könnte und was Sie erwartet.

INFO

Die Daten von Patienten mit (Schilddrüsen-) Krebs werden anonym in einem klinischen Tumorregister erfasst. Dank der so gewonnenen Ergebnisse ist es möglich, die neuesten medizinischen Erkenntnisse schneller in die Praxis umzusetzen.

Nachsorgeplan bei Schilddrüsenkrebs

	1. Jahr			2. Jahr		3. Jahr		4. Jahr		5. Jahr	
Monate nach Abschluss der Ersttherapie (totale Entfernung der Schilddrüse / Radiojodtherapie)	**4**	**8**	**12**	**18**	**24**	**30**	**36**	**42**	**48**	**54**	**60**
Schilddrüsenbefund	✓	✓	✓	✓	✓	✓	✓	✓	✓	✓	✓
Allgemeinbefund	✓	✓	✓	✓	✓	✓	✓	✓	✓	✓	✓
Ultraschall des Halses	✓	✓	✓	✓	✓	✓	✓	✓	✓	✓	✓
Röntgen der Brustorgane	✓	✓	✗	✗	✓	✗	✓	✗	✓	✗	✓
Schilddrüsenhormone (fT_3; fT_4, TSH-basal)	✓	✓	✓	✓	✗	✓	✗	✓	✗	✓	✗
Thyreoglobulin*	✓	✓	✓	✓	✓	✓	✓	✓	✓	✓	✓
Thyreoglobulinantikörper	✓	✗	✗	✓	✗	✓	✗	✓	✗	✓	✗
Kalziumgehalt im Blut	✓	✓	✓	✓	✓	✓	✓	✓	✓	✓	✓
Skelett- und/oder Ganzkörperszintigraphie	✓	✓	(✓)	(✓)	✗	(✓)	✗	(✓)	✗	(✓)	✗
Ultraschall der Leber	✓	✓	✓	✓	✓	✓	✓	✓	✓	✓	✓
Tumormarker im Blut*											
Kalzitonin	✓	✓	✓	✓	✓	✓	✓	✓	✓	✓	✓
CEA	✓	✓	✓	✓	✓	✓	✓	✓	✓	✓	✓

*Auch Thyreoglobulin (s. o.) dient als Tumormarker
✗ = keine Untersuchung (✓) = evtl. nach Befund

Schilddrüsenkrankheiten in verschiedenen »Lebenslagen«

In keinem Alter ist man gegen eine Schilddrüsenkrankheit gefeit. In manchen Lebensphasen allerdings ist die Gefahr z. B. einer Kropfentstehung besonders groß oder sind die Auswirkungen einer Fehlfunktion besonders fatal. Manche Umstände wiederum lassen nur bestimmte Behandlungsmethoden zu.

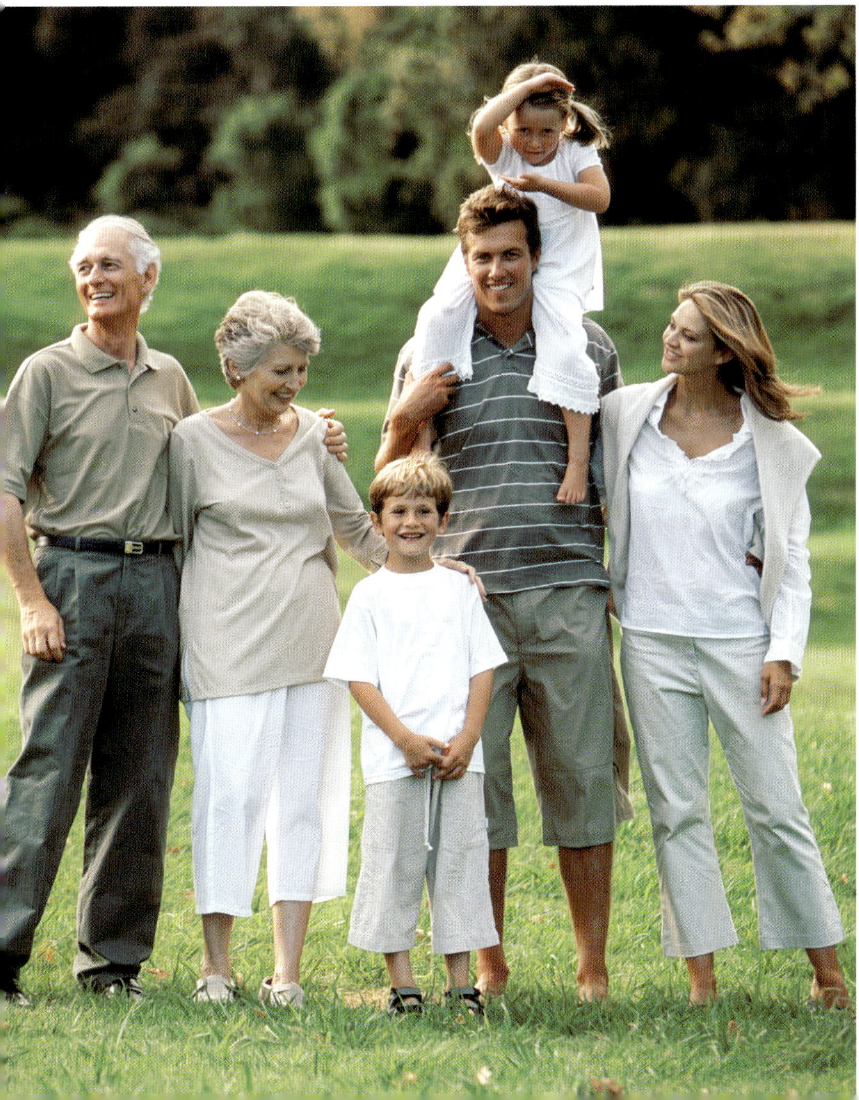

Schilddrüsenprobleme in Schwangerschaft und Stillzeit

Genug Jod für Mutter und Kind

Das brauchen Sie in der Schwangerschaft zusätzlich: Jod, Vitamine, Eisen!
Denn: Sie müssen alles mit Ihrem Kind teilen.

Die ausreichende Jodversorgung ist in der Schwangerschaft genauso wichtig wie die heute übliche Gabe von Vitamin- und Eisenpräparaten. In der Schwangerschaft steigt der Jodbedarf deutlich an. Denn bereits ab der zwölften Woche benötigt die Schilddrüse des ungeborenen Kindes Jod, um ihre Arbeit verrichten zu können.

Als Schwangere brauchen Sie also über Ihren eigenen Bedarf hinaus eine Zusatzportion Jod. Reicht Ihre Jodaufnahme nicht aus, so entsteht bereits bei Ihrem Kind ein Kropf. Gleichzeitig nimmt Ihre Schilddrüse an Größe zu. Einerseits ist in der Schwangerschaft der Jodbedarf mit 260 Mikrogramm pro Tag hoch, andererseits verbieten oft gerade in dieser Zeit ein zu hoher Blutdruck oder Wassereinlagerungen den ausreichenden Gebrauch von jodiertem **Salz** (bindet Wasser!). Die Einnahme von **Jodtabletten** ist deshalb die geeignete Alternative. Diese Jodtabletten sind nicht als eine medikamentöse Behandlung aufzufassen, sondern als eine sinnvolle und notwendige Nahrungsergänzung für Mutter und Kind. Nach der Geburt braucht der Säugling ebenfalls sein Quantum Jod. Die Muttermilch beliefert ihn nur dann in ausreichendem Maße damit, wenn Sie selbst gut mit Jod versorgt sind. Während der Stillzeit sollten Sie folglich mindestens 200 Mikrogramm Jod pro Tag in Tablettenform zu sich nehmen.

ACHTUNG

Einem Jodmangel in der Schwangerschaft und Stillzeit sollten Sie unbedingt durch die tägliche Einnahme von 150 bis 200 Mikrogramm Jod in Form von Jodtabletten begegnen. Sprechen Sie darüber mit Ihrem Frauenarzt, und lassen Sie sich von Ihrem Apotheker beraten. 30 € für Jodtabletten während Schwangerschaft und Stillzeit sind eine gute Investition für Sie und Ihr Kind.

Wird Ihr Kind mit einer Säuglingsflaschennahrung ernährt, erhält es genügend Jod. Diese Produkte sind heutzutage nämlich meist ausreichend damit angereichert, ebenso wie Beikostprodukte für Säuglinge. »Flaschenkinder« sind somit gut mit dem lebenswich-

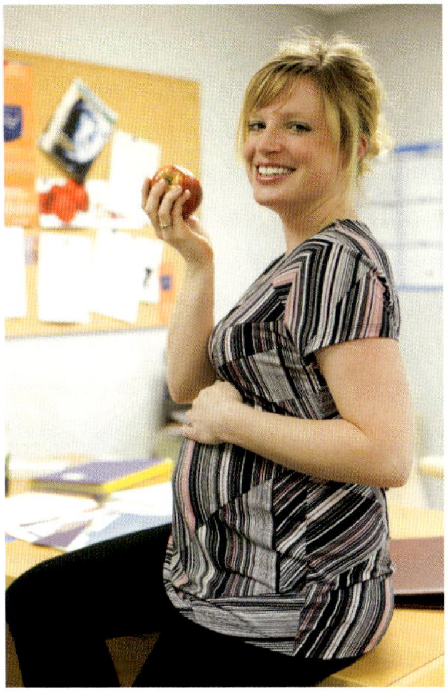

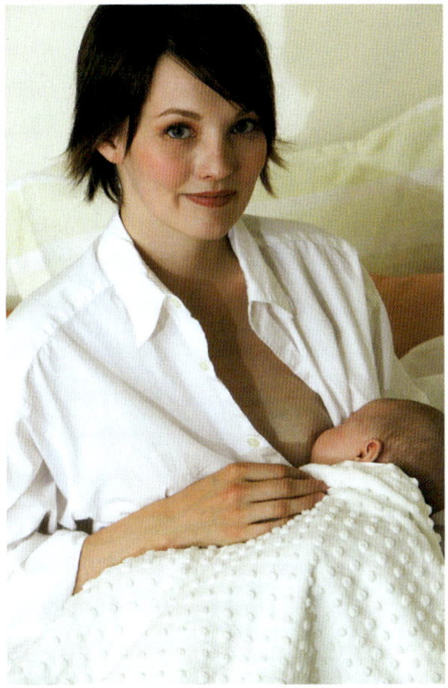

Besonders in Schwangerschaft und Stillzeit: Genug Jod für die Gesundheit! Achten Sie darauf, sich und damit auch Ihr Kind Tag für Tag ausreichend mit Jod zu versorgen. Denn Jodmangel der Mutter vor und nach der Geburt kann zu geistigen und körperlichen Entwicklungsstörungen beim Kind führen.

tigen Spurenelement Jod versorgt. Um Missverständnissen vorzubeugen: Muttermilch ist nach wie vor die beste Ernährung für den Säugling. Das gilt vor allem dann, wenn sie auch noch genügend Jod enthält!

Säuglingsnahrung enthält meist genügend Jod.

Da Kleinkinder in aller Regel dieselben Nahrungsmittel und Speisen wie die übrigen Familienmitglieder erhalten, empfiehlt es sich, zum Wohle aller auf einen ausreichenden Jodgehalt zu achten.

Vom ausreichenden Jodgehalt Ihrer Ernährung profitiert die ganze Familie.

ACHTUNG

Sobald eine Schwangerschaft feststeht, sollten Sie daher die Größe und die Funktion der Schilddrüse durch eine Ultraschall- sowie eine Blutuntersuchung (TSH, fT_4, fT_3, TPO) überprüfen lassen. Die TSH-Grenze ist niedrig: bis 1 mU/l!

Schilddrüsenhormone und Jod schädigen das Ungeborene nicht – bestimmungsgemäßer Gebrauch natürlich vorausgesetzt!

Kropf mit normaler Funktionslage

Aufgrund eines Jodmangels entsteht bei Frauen ein Kropf vor allem in Phasen vermehrten Hormonbedarfs: während der Pubertät, der Schwangerschaft und in der Zeit der Wechseljahre. Viele Frauen bemerken ihren Kropf überhaupt erstmals im Verlauf einer Schwangerschaft. Besonders in dieser Zeit ist die Bedeutung der Schilddrüse für die Gesundheit der Mutter und des ungeborenen Kindes enorm.

Ein neu entstandener sowie ein bereits vor der Schwangerschaft bekannter und mit Schilddrüsenhormonen und Jod behandelter Kropf muss auch während der Schwangerschaft behandelt werden. Oft wird nun sogar eine höhere Dosis benötigt. Doch keine Sorge: Schilddrüsenhormone und Jod sind – bei bestimmungsgemäßem Gebrauch – physiologische und damit natürliche Substanzen. Eine Schädigung des Ungeborenen ist nicht möglich.

Schilddrüsenunterfunktion

Eine Unterfunktion in der Schwangerschaft ist für das Ungeborene nicht nur mit dem Risiko eines Kropfes verbunden!

Wird vom Arzt während Ihrer Schwangerschaft eine Unterfunktion der Schilddrüse festgestellt, so müssen Sie sofort mit Schilddrüsenhormonen behandelt werden. Denn sonst entwickelt sich auch beim Ungeborenen eine Unterfunktion, und seine Schilddrüse vergrößert sich. Das Kind kommt dann nicht nur mit einem Kropf zur Welt, sondern schlimmer noch: mit schwerwiegenden körperlich-geistigen Reifungsstörungen und Entwicklungsverzögerungen.

Schilddrüsenhormone gelangen beim Stillen kaum in die Muttermilch. Wird eine stillende Mutter mit Schilddrüsenhormonen behandelt, geht davon für den Säugling kein Risiko aus. Frauen, die schon wegen einer Hypothyreose behandelt werden, benötigen im Verlauf einer Schwangerschaft deutlich mehr Schilddrüsenhormon.

Schilddrüsenüberfunktion

In der Schwangerschaft gefährdet die Überfunktion Mutter und Kind.

Eine Schilddrüsenüberfunktion in der Schwangerschaft kann zu erheblichen Komplikationen führen, beispielsweise zu einer vorzeitigen Plazentalösung, zu Fehl- und Frühgeburten. Eine gesteigerte Fehlbildungsrate der Kinder ist ebenfalls möglich. Deshalb spricht man von einer Risikoschwangerschaft.

Die Behandlung der Schilddrüsenüberfunktion in der Schwangerschaft ist problematisch. Denn einerseits gefährdet die Überfunktion Mutter wie Kind und muss deshalb behoben werden. Andererseits ist die medikamentöse Therapie mit Thyreostatika (s. Seite 119) nicht frei von Nebenwirkungen: Sie kann daher negative Auswirkungen auf die Mutter, aber auch das Kind haben. Denn Thyreostatika gelangen über das Nabelschnurblut und die Plazenta in den Fetus und können dort zur Schilddrüsenunterfunktion und zur Kropfbildung führen.

Thyreostatika können in den Kreislauf des Ungeborenen gelangen und so die Entwicklung des Kindes beeinträchtigen.

Die körperliche und geistige Entwicklung des Kindes kann dadurch ungünstig beeinflusst werden. Deshalb werden Thyreostatika in der Schwangerschaft so gering wie möglich dosiert.

Da Thyreostatika auch in die Muttermilch übergehen, besteht beim Stillen ebenfalls eine Gefährdung für den Säugling. Deshalb müssen strengste ärztliche Kontrollen des TSH-Gehaltes (s. Seite 64) des mütterlichen sowie gegebenenfalls des kindlichen Blutes erfolgen. Sind diese jedoch gewährleistet, so wird nach heutigem Wissensstand ein Abstillen wegen der Einnahme von Thyreostatika nicht empfohlen.

Die Schilddrüsenentzündung nach der Geburt

Bei etwa zehn Prozent aller Mütter entwickelt sich nach der Geburt ihres Kindes eine Schilddrüsenentzündung, die so genannte *postpartale Thyreoiditis* (lat. *postpartal* = nach der Geburt). Es handelt sich hierbei um eine Autoimmunkrankheit (s. auch Seiten 149 und 156). Manche Frauen haben die Veranlagung dazu unabhängig von der Schwangerschaft, die Krankheit selbst tritt jedoch erst nach der Geburt auf. Nach einer kurzzeitigen, meist symptomlosen Schilddrüsenüberfunktion für zwei bis drei Monate schließt sich eine Phase der Unterfunktion an. Nach drei bis zwölf Monaten heilt die Erkrankung meist folgenlos aus, verursacht also in der Regel keine dauerhaften Beschwerden und ist deshalb auch nur selten behandlungsbedürftig. Sollte bei Ihnen jedoch eine Unterfunktion zurückbleiben – das Risiko hierfür liegt bei etwa fünf Prozent –, so müssen Sie rechtzeitig und meist zeitlebens mit Schilddrüsenhormonen behandelt werden (s. auch Seite 144).

Diese Form der Schilddrüsenentzündung hinterlässt meist keine Spuren. Tritt vorübergehend eine Überfunktion auf, so kann der Arzt einen Betarezeptorenblocker verordnen.

Der Kropf bei Neugeborenen, Kindern und in der Pubertät

Die Schilddrüsenhormone regeln sämtliche Stoffwechselvorgänge im menschlichen Körper und halten sie im Gleichgewicht. Deshalb kann sich ein Kind nur bei normaler Schilddrüsenfunktion geistig und körperlich regelrecht entwickeln.

Bei einem von 3000 Neugeborenen muss jedoch mit einer **angeborenen Unterfunktion** der Schilddrüse gerechnet werden. In etwa 80 Prozent der Fälle liegt eine Störung der Schilddrüsenentwicklung zugrunde; die restlichen 10 bis 20 Prozent werden durch verschiedene Stoffwechseldefekte in den Schilddrüsenzellen hervorgerufen und treten familiär gehäuft auf.

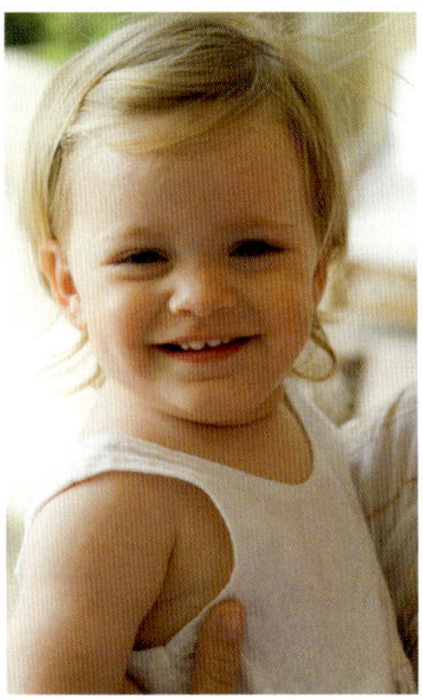

Die angeborene Unterfunktion geht auf eine Entwicklungsstörung der Schilddrüse zurück.

Eine Unterfunktion macht sich bereits in den ersten Lebensmonaten bemerkbar. Die Säuglinge bewegen sich wenig, schlafen auffallend viel und trinken langsam. Ihre Verdauung ist träge, die Zunge ungewöhnlich dick und die Haut auffallend teigig. Gegenüber gleichaltrigen Kindern ist ihre Entwicklung deutlich verzögert und oft unvollständig. Bestimmte Fähigkeiten wie Greifen, Sitzen und Stehen erlernen sie erst verspätet, sie wachsen nur langsam, und auch ihre Zähne kommen später als üblich zum Vorschein.

Ohne Behandlung hinterlässt die Unterfunktion der Schilddrüse bleibende Schäden.

Da die Unterfunktion der Schilddrüse die bekannteste und häufigste Stoffwechselerkrankung beim Neugeborenen ist, wurden die üblichen Vorsorgeuntersuchungen durch das so genannte *TSH-Screening* ergänzt. Die Kosten dafür tragen die Krankenkassen. Dem Baby wird am fünften Lebenstag ein Tropfen Blut aus der Ferse entnommen (s. Bild unten) und die Konzentration des Thyreoidea-stimulierenden Hormons (TSH) bestimmt. Zeigt das

Das TSH-Screening gehört zu den Vorsorgeuntersuchungen beim Neugeborenen.

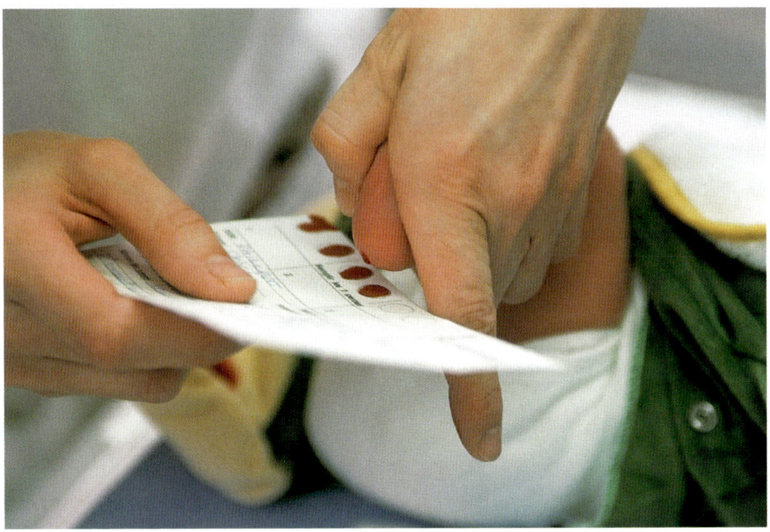

TSH-Screening beim Säugling: Aus der Ferse wird etwas Blut entnommen.

Ergebnis eine Unterfunktion der Schilddrüse an, leitet der Arzt alle notwendigen Untersuchungen ein, um Ursache und Art der Hypothyreose festzustellen. Beim geringsten Verdacht wird sofort mit der Behandlung begonnen. Sie besteht in einer – meist lebenslangen – Einnahme von Schilddrüsenhormonen.

Es ist auch möglich, dass eine Schilddrüsenunterfunktion nicht angeboren ist, sondern sich erst später entwickelt. Sie kann beispielsweise auf einen Jodmangel zurückgehen, der bereits während der Schwangerschaft bei der Mutter bestand oder Auswirkung einer Entzündung der mütterlichen Schilddrüse sein. Die betroffenen Kinder wachsen zu langsam, und ihre körperlichen sowie geistigen Leistungen lassen allmählich nach.

Nur sehr selten ist ein Kropf im Kindesalter Folge einer erblich (genetisch) bedingten Krankheit, der so genannten Jodfehlverwertung. Bei dieser Erkrankung ist eine Rückbildung des Kropfes durch Ausgleich des Jodmangels, also durch eine zusätzliche Jodzufuhr, nicht zu erreichen; sie ist nur durch die Behandlung mit Schilddrüsenhormonen möglich.

INFO

Die Basedowkrankheit und die funktionelle Autonomie sind bei Kindern und Jugendlichen glücklicherweise selten; ebenso die bösartigen Schilddrüsentumoren. Die Behandlung dieser Schilddrüsenkrankheiten entspricht der beim Erwachsenen.

Beim heranwachsenden, gesunden Kind führt der Jodmangel zu einer stetigen Vergrößerung der Schilddrüse. Ein verstärktes Wachstum wird meist in der Pubertät bemerkt. In jedem Lebensalter, vom Neugeborenen bis hin zum Jugendlichen, lassen sich Jodmangelkröpfe gut und wirkungsvoll mit Jodid behandeln. Je jünger das Kind ist, umso schneller bildet sich der Kropf zurück, meist innerhalb von Wochen und Monaten.

Zur Behandlung eines Kropfes erhalten Kinder und Jugendliche 150 bis 200 Mikrogramm Jodid pro Tag – in etwa die gleiche Menge, die auch vorbeugend gegeben wird.

Zeigt sich nach sechs Monaten bei der Ultraschalluntersuchung keine Verkleinerung oder Normalisierung der Schilddrüse, verordnet der Arzt zusätzlich Schilddrüsenhormone; bei Jugendlichen von vornherein. In der Regel benötigen Kinder unter sechs Jahren 50 Mikrogramm und Kinder über sechs Jahre 100 Mikrogramm Levothyroxin. Die individuelle Dosis ermittelt der Arzt durch die Bestimmung der TSH-Konzentration im Blut.

Falls Jod allein nicht reicht, müssen zusätzlich Schilddrüsenhormone eingenommen werden.

Schilddrüsenkrankheiten beim älteren Menschen

Schilddrüsenkrankheiten im Alter weisen eine Menge Besonderheiten auf. Sie zeigen in dieser Phase des Lebens meist nicht das sonst für die jeweilige Krankheit »klassische« Erscheinungsbild. Deshalb werden sie auch vielfach unnötigerweise lange verkannt, fehlgedeutet und unter Umständen sogar fehlbehandelt. Die Anti-Aging-Medizin – ein neuer Zweig in der Medizin – beschäftigt sich auch mit den Schilddrüsenkrankheiten beim älteren Menschen.

Warum Alter auch vor dem Kropf nicht schützt

Ein Kropf kann immer wachsen – auch über das 70. Lebensjahr hinaus bis ins hohe Alter. Wegen zunehmender Verkrümmung und Verkürzung der Wirbelsäule und des häufig im Alter vorhandenen »kurzen Halses« ist er äußerlich jedoch oft nicht sichtbar und wird deshalb auch nicht erkannt.

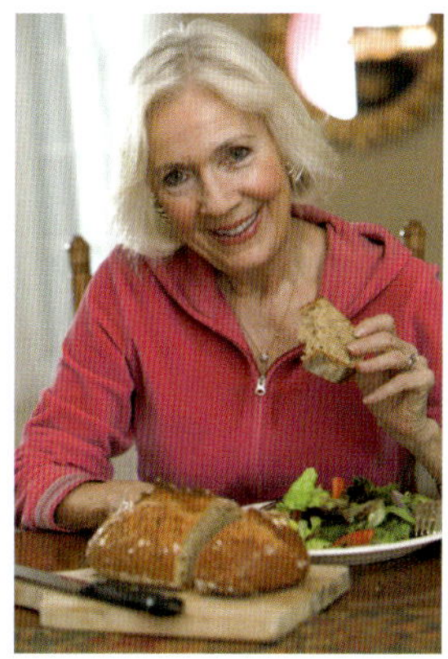

Wurde eine Überfunktion der Schilddrüse ausgeschlossen, so ist eine ausreichend jodhaltige Ernährung auch beim betagten Menschen sinnvoll.

Eine medikamentöse Behandlung ist hier nicht sehr sinnvoll. Denn Schilddrüsenhormone, Jod oder die Kombination aus beiden können den Kropf nicht mehr zum Verschwinden bringen oder wenigstens ausreichend verkleinern (s. auch Seiten 104 bis

105). Wird auf eine Therapie verzichtet, so sind dennoch laufend Kontrollen mittels Ultraschall erforderlich, um bösartiges Wachstum rechtzeitig zu erkennen.

Häufig entwickelt sich in einem seit langer Zeit bestehenden Jodmangelkropf eine **Schilddrüsenautonomie**: Die Schilddrüse gibt dann ohne übergeordnete Kontrolle Hormone in die Blutbahn ab (s. auch Seite 113). Werden zusätzlich Tabletten mit Schilddrüsenhormonen eingenommen, dann hat das keinerlei Bremswirkung auf die Eigenproduktion. Vielmehr werden die von außen zugeführten Hormone zu den körpereigenen hinzu addiert, und es entsteht eine **Schilddrüsenüberfunktion**. Auch durch Gabe von Jod in hohen Dosen kann eine Überfunktion ausgelöst werden. Soll im Alter ein Kropf mit Tabletten, d.h. also mit Jod und/oder Schilddrüsenhormonen, behandelt werden, so sollten Sie wissen, dass Ihr Arzt vorher eine **Schilddrüsenautonomie ausschließen muss**. Hinsichtlich einer Operation oder Radiojodtherapie gelten die gleichen Voraussetzungen wie bei jüngeren Menschen (s. Seite 195).

Die Überfunktion der Schilddrüse im Alter

Bei unklaren Krankheitszeichen im Alter: Vielleicht ist die Schilddrüse schuld?

Gerade bei älteren Menschen sollten unklare Beschwerden immer auch an eine Schilddrüsenüberfunktion denken lassen. Nicht selten werden nämlich die Symptome einer Überfunktion als Herzbeschwerden gedeutet oder bei Frauen den Wechseljahren angelastet (die »typischen« Beschwerden einer Überfunktion finden Sie ab Seite 45).

Leider kann es passieren, dass der Betroffene im Zuge der diagnostischen »Umwege« jodhaltige Röntgenkontrastmittel erhalten hat, die eine bis dahin milde Überfunktion massiv verschlechtern und eine thyreotoxische Krise (s. Seite 112) auslösen können. Manche Medikamente, die im Alter eingesetzt werden (so genannte *Geriatrika*), sowie verschiedene Augentropfen enthalten ebenfalls große Mengen Jod und können deshalb eine solche Situation heraufbeschwören. Fragen Sie dazu auch Ihren Apotheker. Die Bestimmung der **Schilddrüsenhormone** und des **TSH** im Blut sichert die Diagnose (s. Kasten auf Seite 66 und Hinweis auf Seite 67).

Hauptursache einer Schilddrüsenüberfunktion im Alter ist der **knotige Kropf**, in dem sich eine **Autonomie** (s. Seite 113) entwickelt hat. Ein Morbus Basedow (s. Seite 125) ist auch im hohen Alter noch möglich, stellt aber eine Ausnahme dar.

Sobald eine Überfunktion der Schilddrüse feststeht, wird ein betroffener älterer Mensch genauso behandelt wie ein jüngerer. Thyreostatika sollen die Schilddrüsenfunktion bremsen, Betablocker sind dafür gedacht, die gefährliche Wirkung der Schilddrüsenhormone auf das Herz zu vermindern. Beim Einsatz von Betablockern wird Ihr Arzt allerdings abwägen, ob andere gesundheitliche Probleme wie z. B. eine Neigung zu Bronchialasthma oder die Einnahme anderer Herz- und Blutdruckmedikamente dem entgegenstehen. Je nach Alter und Ihrem allgemeinen Gesundheitszustand schließt sich eine Operation oder Radiojodtherapie der Schilddrüse an. Welches Verfahren gewählt wird, entscheidet der Arzt individuell nach Ihrem Gesundheitszustand (s. Seite 113: »Die funktionelle Autonomie der Schilddrüse«).

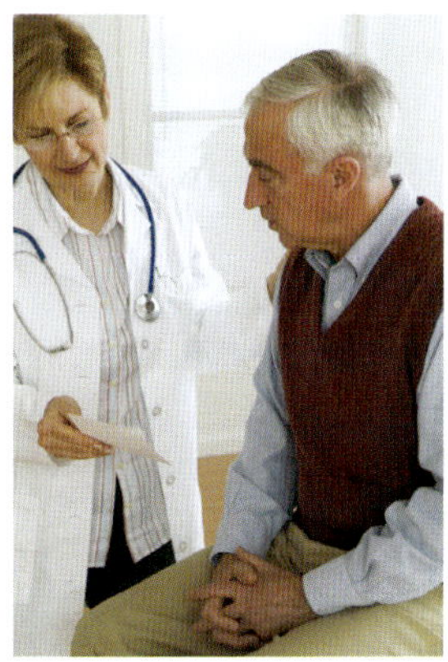

Die Behandlung der Überfunktion ist in allen Altersgruppen dieselbe.

Die Unterfunktion der Schilddrüse im Alter

Eine Schilddrüsenunterfunktion kommt beim älteren Menschen häufiger vor als allgemein angenommen. Sie wird leider immer wieder sehr spät oder überhaupt nicht erkannt. Das hängt damit

Auch die Unterfunktion präsentiert sich selten »klassisch«: Sie beginnt schleichend und schreitet nur langsam fort.

zusammen, dass die Diagnose aufgrund der Krankheitszeichen schwer zu stellen ist, denn diese ähneln vielfach den ganz normalen Alterungsvorgängen.

Die typischen Anzeichen der Schilddrüsenunterfunktion wie beispielsweise Müdigkeit, Gedächtnisschwäche, depressive Verstimmung, Verlangsamung, Leistungsminderung, Frieren, trockene, kühle Haut können auch normale Alterserscheinungen oder Ausdruck anderer, bereits bestehender Erkrankungen sein. Dennoch: Mit einer Blutuntersuchung ist die Diagnose für den Arzt relativ einfach zu stellen, zumindest dann, wenn er gezielt an eine Schilddrüsenunterfunktion denkt.

Das **TSH** ist im Blut stark erhöht, und die Schilddrüsenhormone **fT_3** und **fT_4** sind erniedrigt. Ursache der Unterfunktion ist im Allgemeinen eine früher unbemerkt *(asymptomatisch)* abgelaufene Schilddrüsenentzündung. Als Bestätigung dafür lassen sich im Blut oft die entsprechenden **Antikörper** nachweisen. Manchmal kann das TSH beim älteren Menschen noch »normal« sein, obwohl bereits eine Unterfunktion vorliegt; deshalb wurde der Normwert gesenkt (s. dazu auch Seite 65 und 67). Hier kommt es besonders darauf an, die Symptome richtig zu deuten.

Durch die Behandlung erlangen Sie wieder Ihre normale Aktivität und Vitalität zurück.

Die Behandlung ist einfach und erfolgversprechend: Sie besteht in der Einnahme von Schilddrüsenhormonen in Tablettenform. Ihr Arzt wird Ihnen empfehlen, »einschleichend« mit einer niedrigen Dosierung, z. B. mit 12,5 Mikrogramm Levothyroxin pro Tag, zu beginnen und diese Dosis über Wochen um jeweils 25 Mikrogramm so lange zu steigern, bis sich der entsprechend kontrollierte TSH-Wert normalisiert hat. Diese **allmähliche Steigerung der Dosis ist unbedingt notwendig**, da sonst aufgrund des erhöhten Sauerstoffbedarfes Gefahr z. B. für das Herz bestehen könnte.

Bösartige Erkrankungen der Schilddrüse

Grundsätzlich kommen beim älteren Menschen die gleichen bösartigen Schilddrüsenerkrankungen vor wie beim jüngeren Menschen. Sie unterscheiden sich auch in ihren Krankheitszeichen, in ihrer Diagnostik, Therapie und Nachsorge nicht voneinander. Näheres dazu ab Seite 160.

Der »Wiederholungskropf«

Kommt es nach einer Schilddrüsenoperation erneut zu einer Kropfbildung, so sprechen die Ärzte von einer so genannten *Rezidivstruma*, also einem »Wiederholungskropf«. Es gibt viele Gründe für ein erneutes Kropfwachstum. Zunächst kann es sein, dass auch nach der Operation bestimmte Stoffe z. B. in der Nahrung oder im Trinkwasser (s. Seite 92), die das Wachstum der Schilddrüse fördern, weiter auf das «Restorgan« einwirken. Findet keine geeignete Vorbeugung statt, so ist die Schilddrüse weiterhin dem Jodmangel ausgesetzt.

Viele Faktoren können einen Kropf erneut entstehen lassen.

Eine einmal vorhandene erbliche Veranlagung zur Kropfbildung bleibt bestehen. Entwickelt sich nach der Operation zudem eine Unterfunktion, die nicht ausreichend behandelt wird, so steigt im Blut das TSH an, was wiederum einen indirekten Wachstumsreiz für die Schilddrüse darstellt.

Eine erbliche Veranlagung zum Kropf kann nicht »behandelt« werden.

Von entscheidender Bedeutung für das erneute Kropfwachstum ist die Operationstechnik bei der Erstoperation an der Schilddrüse sowie die manchmal unzureichende Diagnostik vor und während der Operation. Werden bei der Operation z. B. Knoten oder noch vergrößerte Reste zurückgelassen, so verlässt der Patient bereits mit dem hohen Risiko eines Wiederholungskropfes das Krankenhaus.

Auch während der Operation kann der Arzt eine Ultraschallkontrolle durchführen.

ACHTUNG

Nach Ihrer Operation machen Sie den Erfolg der Vorbeugung erst möglich, indem Sie regelmäßig und gewissenhaft Ihre Schilddrüsentabletten einnehmen. Dann nehmen Sie auch nicht an Gewicht zu.

ACHTUNG

Nach der Operation sollten Sie unbedingt die regelmäßigen Kontrolluntersuchungen wahrnehmen; sie müssen ein Leben lang sein – in jährlichen Abständen!

Zur Vorbeugung eines erneuten Wachstums der Schilddrüse sind heute verschiedene medikamentöse Behandlungsformen üblich. Ob sie erfolgreich sind, hängt entscheidend von Ihnen selbst ab.

Fast ausnahmslos ist also jeder Patient nach Kropfoperation als behandlungsbedürftig anzusehen: sei es mit Schilddrüsenhormontabletten und/oder mit Jodtabletten (auch kombiniert erhältlich). Darüber werden Sie bereits vor der Operation aufgeklärt. Außerdem natürlich über das Risiko eines erneuten Kropfwachstums. Da die Zweitoperation an der Schilddrüse in der Regel ein schwierigerer und zugleich risikoreicherer Eingriff als die Erstoperation ist, sollten Arzt und Patient alles tun, um diese zu verhindern (s. Seite 106). Fast jeder an einem Kropf Operierte muss vorbeugend behandelt werden; seine Restschilddrüse wird außerdem einmal im Jahr mit Ultraschall kontrolliert.

Leben (fast) ohne Schilddrüse?

Ein Leben ohne Schilddrüse oder mit nur einem kleinen Rest: Ist das überhaupt möglich?

Die Schilddrüse produziert Hormone, die für nahezu alle Stoffwechselvorgänge im Organismus benötigt werden. Wie aber ist ein Leben überhaupt möglich, wenn infolge einer Kropfoperation oder einer Radiojodtherapie die Schilddrüse vollständig oder bis auf einen kleinen Rest beseitigt wurde, wenn sie durch eine Schilddrüsenentzündung außer Gefecht gesetzt worden ist oder wenn sie bereits gar seit der Geburt fehlt?

Eine gewisse Zeit lang kann der Betroffene nach vollständiger Entfernung der Schilddrüse von den noch vorhandenen Hormonvorräten ganz normal leben. Langsam, also etwa nach der dritten oder vierten Woche, stellen sich die charakteristischen Anzeichen einer Unterfunktion ein (s. Seite 45). Die Stärke der Beschwerden richtet sich nach der noch vorhandenen Menge an Schilddrüsenhormonen.

INFO

- Bei passender Dosierung und konsequenter Einnahme der Hormone verschwinden die Beschwerden der Unterfunktion;
- es treten keine Nebenwirkungen auf;
- das Cholesterin sinkt.

Ein **Leben ohne Schilddrüse** oder mit einem kleinen Schilddrüsenrest ist dann **ohne nennenswerte Einschränkungen** durchaus möglich, wenn die fehlenden Hormone rechtzeitig durch Schilddrüsenhormon-Tabletten ersetzt werden. Schilddrüsenhormone, die mit denen des Menschen vollkommen identisch sind, können synthetisch (pharmazeutisch) hergestellt werden. Sie unterscheiden sich weder chemisch noch in ihrem Wirkungsmechanismus von den körpereigenen. Eine Übertragung ansteckender Erkrankungen ist nicht möglich. Die entsprechenden Medikamente erlauben ein normales Leben und sind gut verträglich.

Der Körper kann Schilddrüsenhormone speichern.

Der Ersatz der Schilddrüsenhormone ist relativ unkompliziert und einfach steuerbar. Denn der menschliche Körper hat die Möglichkeit, Schilddrüsenhormone für eine gewisse Zeit zu speichern und den aktuellen Bedarf an sofort wirksamem Hormon durch Umwandlung des T_4 in wirksames T_3 selbst zu steuern (s. Seite 37). Nur wenn die Dosis der Schilddrüsenhormontabletten zu niedrig ist oder die Einnahme zu unregelmäßig erfolgt, bleibt die Unterfunktion bestehen oder wird allenfalls gering gebessert.

Bei einer Überdosierung stellen sich zwangsläufig die Beschwerden einer Überfunktion ein (s. Seite 45). Dabei handelt es sich aber nicht um Nebenwirkungen der Tabletten, sondern um einen Fehler in der Dosierung! Bei guter Zusammenarbeit zwischen Arzt und Patient lässt sich eine Unterdosierung aber genauso vermeiden wie eine Überdosierung.

Durch den »Ersatz« sind Sie voll arbeitsfähig.

Sind Sie mit Tabletten gut »eingestellt«, dann sind Sie auch nach Entfernung der gesamten Schilddrüse voll arbeits- und berufsfähig. Ihr Allgemeinbefinden ist nicht beeinträchtigt. Als Frau können Sie problemlos schwanger werden. Dennoch sind regelmäßige Kontrolluntersuchungen erforderlich. Sie sind jedoch weder sehr zeitaufwändig noch belastend. In der Regel genügt eine Blutabnahme, damit Ihr Arzt den Therapieerfolg beurteilen kann. Auch noch so kleine Schilddrüsenreste werden per Ultraschall untersucht.

Wesentlich strenger und natürlich umfangreicher sind die Nachuntersuchungen bei jenen Menschen, denen aufgrund einer bösartigen Erkrankung nicht nur die gesamte Schilddrüse operativ entfernt, sondern anschließend noch durch eine Radiojodtherapie auch der winzigste Schilddrüsenrest zerstört wurde (mehr dazu ab Seite 209). Die Behandlung mit Schilddrüsenhormonen verläuft dagegen fast genauso wie bei allen anderen Patienten »ohne« Schilddrüse.

Krankheitsbilder durch das Fehlen des ebenfalls in der Schilddrüse gebildeten Hormons Kalzitonin (s. Seite 34) sind bisher nicht bekannt. Ein Ersatz dieses Hormons ist deshalb nicht notwendig.

Im Urlaub und auf Reisen

In vielen – jedoch nicht in allen – Ländern und Regionen der Welt wurde inzwischen ermittelt, wie es um die Jodversorgung der Bevölkerung bestellt ist. In der Regel wird bei diesen Untersuchungen die Menge des mit dem Urin ausgeschiedenen Jods bestimmt.

Gesetzliche Regelungen zur Jodvorbeugung wie z. B. in der Schweiz, in Österreich und den skandinavischen Ländern einerseits und geographische Besonderheiten (Küstenlage) sowie bestimmte Nahrungsgewohnheiten wie beispielsweise in Japan andererseits haben dazu geführt, dass in diesen Ländern die Bevölkerung ausreichend mit Jod versorgt ist, in anderen dagegen nicht. In der folgenden Tabelle können Sie sich über die jeweilige Jodsituation einiger Länder informieren.

Was Sie als Schilddrüsen-Patient berücksichtigen sollten, wenn Sie z. B. einen Urlaub oder eine Geschäftsreise außerhalb Deutschlands planen, hängt zum einen von der Art Ihrer Erkrankung und zum anderen vom Reiseziel und der Dauer des Auslandsaufenthaltes ab.

Wie steht es mit der Jodversorgung im Reiseland?

Länder mit ausreichender Jodversorgung:	Finnland Schweden Österreich USA Japan	Norwegen Niederlande Schweiz Australien
Länder, in denen nur einzelne Regionen nicht ausreichend mit Jod versorgt sind:	Dänemark Irland Frankreich Tschechien Ungarn	Großbritannien Belgien Portugal Slowakei
Länder mit Jodmangel:	Deutschland Russland Polen Türkei Italien	Bulgarien Rumänien Griechenland Spanien

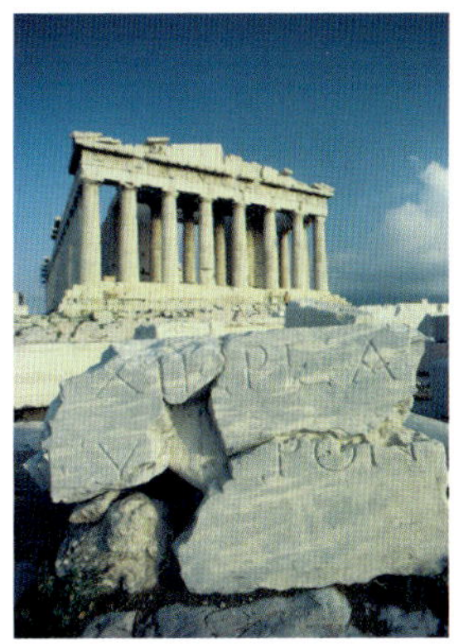

In vielen Ländern sind die Bewohner mit Jod gut versorgt, in anderen wiederum nicht, wie z. B. in Deutschland, in Griechenland oder in der Türkei.

Am Meer werden Sie wahrscheinlich jodreichere Regionen antreffen als im Gebirge, in der Wüste oder Steppenlandschaft. Ihr Urlaubsziel sollen Sie natürlich frei wählen, was bei Geschäftsreisen nicht vorausgesetzt werden kann.

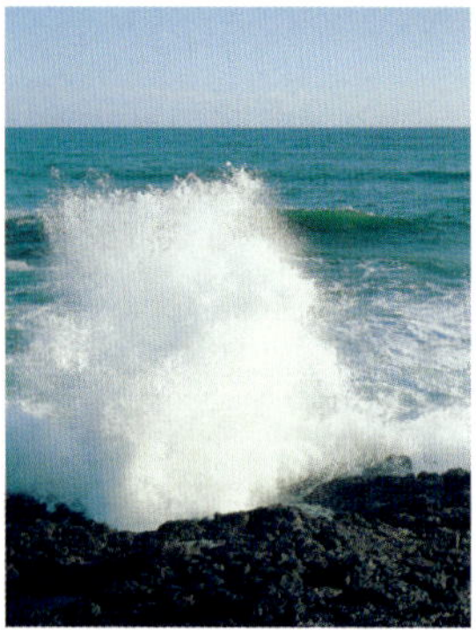

Damit Ihre Gesundheit jedoch nicht darunter leidet, sondern im Gegenteil möglichst viel profitiert, finden Sie im Folgenden einige Ratschläge für die Schilddrüsentherapie im Urlaub.

Die medikamentöse Behandlung im Ausland

Als Faustregel gilt, dass eine Behandlung mit **Schilddrüsenhormonen**, sei es aufgrund einer **Unterfunktion** nach einer Schilddrüsenoperation, nach einer Radiojodtherapie oder nach einer Schilddrüsenentzündung, auch während eines Auslandsaufenthaltes unverändert fortgeführt werden muss. Am besten packen Sie die doppelte Menge Tabletten in Ihr Reisegepäck ein. Verteilen Sie die Medikamente vorsichtshalber auf verschiedene Gepäckstücke. Notfalls sind diese Arzneimittel aber überall auf der Welt in Apotheken erhältlich.

Zu Ihrer Beruhigung: Auch wenn Ihre gesamte Schilddrüse entfernt wurde oder deren Funktion stark eingeschränkt ist, bleibt noch Zeit – Tage bis Wochen –, entsprechende Medikamente zu beschaffen, bevor die Schilddrüsenunterfunktion Sie lebensbedrohlich erkranken lässt.

Nehmen Sie Schilddrüsenhormon-Tabletten ein, um einen **Kropf** (mit normaler Schilddrüsenfunktion) zu verkleinern, so sollten Sie diese Therapie im Urlaub ebenfalls konsequent weiterführen. Ist Ihnen das aus irgendeinem Grund nicht möglich, kann es zum erneuten Kropfwachstum kommen, nicht jedoch zu einer lebensbedrohlichen Situation.

Eine Behandlung mit **Jodid** kann als alleinige Therapiemaßnahme, als Kombinationsbehandlung mit Schilddrüsenhormonen oder zur Vorbeugung, d. h. in Form einer alleinigen, vorbeugenden

Tipp

Für den Fall, dass Sie Ihr Schilddrüsenmedikament in einer ausländischen Apotheke besorgen müssen, sollten Sie immer einen deutschen Beipackzettel mit sich führen. Auch ein »Notrezept« wäre sicherlich hilfreich – Ihr Arzt könnte es auf die entsprechenden *Wirkstoffe* ausstellen.

Jodeinnahme, erfolgen. Prinzipiell gilt, dass Sie keinerlei Nachteile befürchten müssen, wenn Sie in Länder mit ausreichender Jodversorgung reisen (s. Übersicht auf Seite 189) und Ihre jodhaltigen Medikamente weiterhin einnehmen. Gerade Kombinationspräparate müssen bei **kurzen** Auslandsaufenthalten bis zu drei Wochen nicht extra umgestellt werden. Andererseits können Sie Geld sparen, wenn Sie die Einnahme von Jodtabletten in dieser Zeit aussetzen.

Achtung

In Ländern mit Jodmangel und in solchen, die nicht flächendeckend ausreichend mit Jod versorgt sind, sollten Sie Ihre Jodtabletten selbstverständlich nicht absetzen.

Besonderheiten beim Morbus Basedow

Wie Sie bereits auf Seite 131 erfahren haben, ist ein Auslandsaufenthalt in der Anfangszeit der medikamentösen Behandlung, wenn die Schilddrüsenüberfunktion also noch ihr Unwesen treibt, generell nicht zu empfehlen.

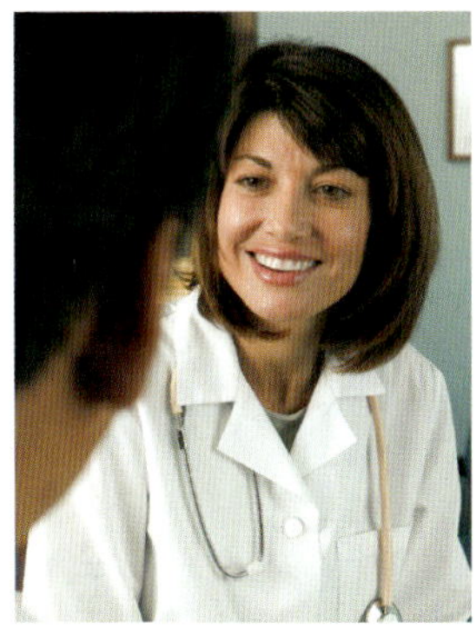

Klären Sie vor längeren Auslandsaufenthalten Ihre medikamentöse Behandlung mit Ihrem Arzt.

Hat sich die Schilddrüsenfunktion durch die Einnahme von blockierenden (thyreostatischen) Medikamenten wieder normalisiert und stabilisiert, können Sie reisen; die Therapie aber müssen Sie fortführen. In Ländern mit Jodmangel ist meist keine Änderung der Behandlung nötig. In Gegenden mit hohem Jodangebot wird Ihr Bedarf an Schilddrüsenblockern steigen. Deshalb sollten Sie bei längeren Auslandsaufenthalten von mehr als vier bis sechs Wochen zumindest vorher und direkt danach Ihren Arzt aufsuchen und entsprechende Blutspiegelkontrollen der Hormone durchführen lassen.

Die gleichzeitige Gabe von Schilddrüsenhormonen und thyreostatischen Medikamenten kann vorteilhaft sein, wenn z. B. bei so genannten Abenteuerurlauben ärztliche Kontrollen über Monate nicht möglich sind. Näheres hierzu wird Ihnen Ihr behandelnder Arzt erläutern.

Jedoch: Jodüberempfindlichkeit und Allergie auf Kontrastmittel sind nicht dasselbe!

ACHTUNG

Lassen Sie Ihre Schilddrüsenfunktion direkt nach Ihrer Rückkehr und drei Monate später kontrollieren, wenn keine Beschwerden vorhanden sind; ansonsten natürlich früher.

Besonderheiten bei der funktionellen Autonomie

Wenn bei Ihnen eine Schilddrüsenautonomie festgestellt wurde, die Funktion der Schilddrüse aber noch normal ist, hat Ihnen Ihr Arzt sicherlich geraten, keine jodhaltigen Medikamente einzunehmen und z. B. vor Röntgenuntersuchungen mit jodhaltigen Kontrastmitteln die behandelnden Ärzte über Ihre Krankheit zu informieren.

Bei einer Auslandsreise könnte nun – abhängig von der Menge des autonomen Gewebes in Ihrer Schilddrüse und je nach Ausmaß der Jodzufuhr im betreffenden Land – Ihre bisher noch im Verborgenen liegende Erkrankung zum Ausbruch kommen (s. auch Seite 116). Eine **vorbeugende** Einnahme von Medikamenten, die die Schilddrüsenfunktion blockieren, ist jedoch, nicht zuletzt wegen der möglichen Nebenwirkungen, nicht ratsam. Sie sollten allerdings nach einem längeren Aufenthalt in jodreichen Gegenden die Arbeitsweise Ihrer Schilddrüse öfters kontrollieren lassen.

Reaktorunfälle – Auswirkungen auf die Schilddrüse

Bei Reaktorunfällen, wie beispielsweise im Kernkraftwerk von Tschernobyl im Jahre 1986, kann es unter anderem zur Freisetzung von radioaktivem Jod (Jod-131) kommen. Über die Nahrungskette wird dieser langlebige Stoff (Halbwertszeit: 8,1 Tage) aufgenommen und in der menschlichen Schilddrüse angereichert. Schilddrüsenkrebs, vor allem das papilläre Schilddrüsenkarzinom (s. Seite 164), können noch Jahre später die Folge sein.

Jod blockiert Jod: Kaliumjodid, in hoher Dosis eingenommen, kann radioaktivem Jod den Weg in die Schilddrüse versperren.

Dazu sind Kaliumjodatum-Tabletten (rezeptfrei) verfügbar, beispielsweise mit 0,130 Gramm Jod pro Tablette. Die notwendige Dosis wird dem Alter (bis 45 Jahre) angepasst und mit einer einzigen Tablette über die in Flüssigkeit gelöste Menge erreicht; je nach Alter nimmt man eine bestimmte Menge der Flüssigkeit zu sich. Für Schwangere, Kinder und Erwachsene mit Schilddrüsenautonomie ist die Anwendung jedoch nicht ungefährlich. Sie sollte deshalb nur nach Aufforderung durch Ärzte oder Behörden bei einem radioaktiven Störfall erfolgen.

TIPP

Nur sofortige und ausreichende Aufnahme von Jod kann nach einem Reaktorunfall den Einbau von radioaktivem Jod-131 (es wird mit der Atemluft aufgenommen) in die Schilddrüse und damit ein hohes Krebsrisiko verhindern. In Apotheken sind für einen solchen, hoffentlich niemals eintretenden Ernstfall zwei Kaliumjodid-Präparate erhältlich. Tabletten mit 130 mg entsprechen den Empfehlungen der WHO und der deutschen Strahlenschutzkommission für die Einmalgabe bei 13- bis 45-Jährigen. Anstatt auf Zuteilung zu warten, können Sie sich wappnen!

Wie sich Schilddrüsenhormone mit anderen Medikamenten vertragen

Patientinnen stellen immer wieder die Frage, welchen Einfluss östrogenhaltige Medikamente, wie z. B. die Antibabypille, oder andere hormonhaltige Medikamente, z. B. in den Wechseljahren oder nach Unterleibsoperationen, auf die Schilddrüsenfunktion haben. Dazu Folgendes: Durch Östrogene, also durch die weiblichen Geschlechtshormone, wird die Schilddrüse selbst, ihre Hormonproduktion sowie die Wirkung ihrer Hormone nicht beeinflusst. Bei einer Blutuntersuchung kann man feststellen, dass die **Konzentration der Hormone** jedoch verändert ist. Denn Östrogene regen in der Leber die Bildung von Eiweißstoffen an, die im Blut Schilddrüsenhormone an sich koppeln. So erhöht sich im Blut auch die Konzentration von thyroxinbindendem Globulin (abgekürzt: TBG), das vermehrt Schilddrüsenhormone »einfängt«. Daraus resultiert ein scheinbarer Mangel ihres ungebundenen, aktiven Anteils (s. auch Seite 66). Über den Regelmechanismus des Zwischenhirns und der Hirnanhangsdrüse wird dieser »Mangel« erkannt und ausgeglichen. Die Schilddrüse wird dazu veranlasst, eine größere Menge an Hormonen zu bilden.

Östrogene beeinflussen die Schilddrüse nicht direkt.

INFO

Schilddrüsenhormontabletten und Antibabypille vertragen sich gut und können gleichzeitig eingenommen werden. Die Wirksamkeit der »Pille« bleibt in vollem Umfang erhalten.

Deshalb liegt die **Gesamtkonzentration der Schilddrüsenhormone** im Blut z. B. bei Einnahme der »Pille« oder bei einer Hormonersatztherapie in den Wechseljahren etwas höher. Die für die Hormonwirkung ausschlaggebende **Konzentration an freien Hormonen** ist jedoch normal. Wird ein Patient mit dem männlichen Geschlechtshormon Testosteron behandelt, kommen dieselben Mechanismen zum Tragen.

Ihr behandelnder Arzt sollte immer alle Medikamente kennen, die Sie gleichzeitig mit Schilddrüsenhormonen einnehmen (z. B. Medikamente zur Behandlung der Zuckerkrankheit oder zur Veränderung der Blutgerinnung). Denn bei einigen wenigen ist eine Wirkungsverstärkung oder eine Wirkungsabschwächung möglich. Es ist also keinesfalls verkehrt, wenn Sie sich für einen Arztbesuch die Medikamente notieren, die Sie einnehmen.

ACHTUNG

»Beliebt« ist auch die absichtliche Überdosierung von Schilddrüsenhormonen, um über die Steigerung der Stoffwechselaktivität eine Gewichtsabnahme zu erzielen. Vor einer solchen eigenmächtigen Überdosierung muss allerdings wegen der Gefahr gesundheitlicher Schäden dringend gewarnt werden (zum Beispiel Osteoporosegefahr!).

Die »gemachte« Überfunktion

Infolge einer Überdosierung von Schilddrüsenhormonen kann es natürlich durchaus zu einer »gemachten« Überfunktion kommen; diese wird als *Hyperthyreosis factitia* bezeichnet. Entweder wurden die Schilddrüsenhormontabletten vom Arzt zu hoch dosiert, oder der Patient hat gegen ärztlichen Rat oder versehentlich zu viele davon eingenommen. Die Behandlung einer Hyperthyreosis factitia ist denkbar einfach: Es genügt, die Hormonzufuhr zu beenden.

Operation und Radiojodtherapie

Erfahrungsgemäß werfen jene Behandlungsmethoden die meisten Fragen auf, die in irgendeiner Weise in den Körper eingreifen. Beim Thema Schilddrüse sind hier die Operation und die Radiojodtherapie zu nennen.

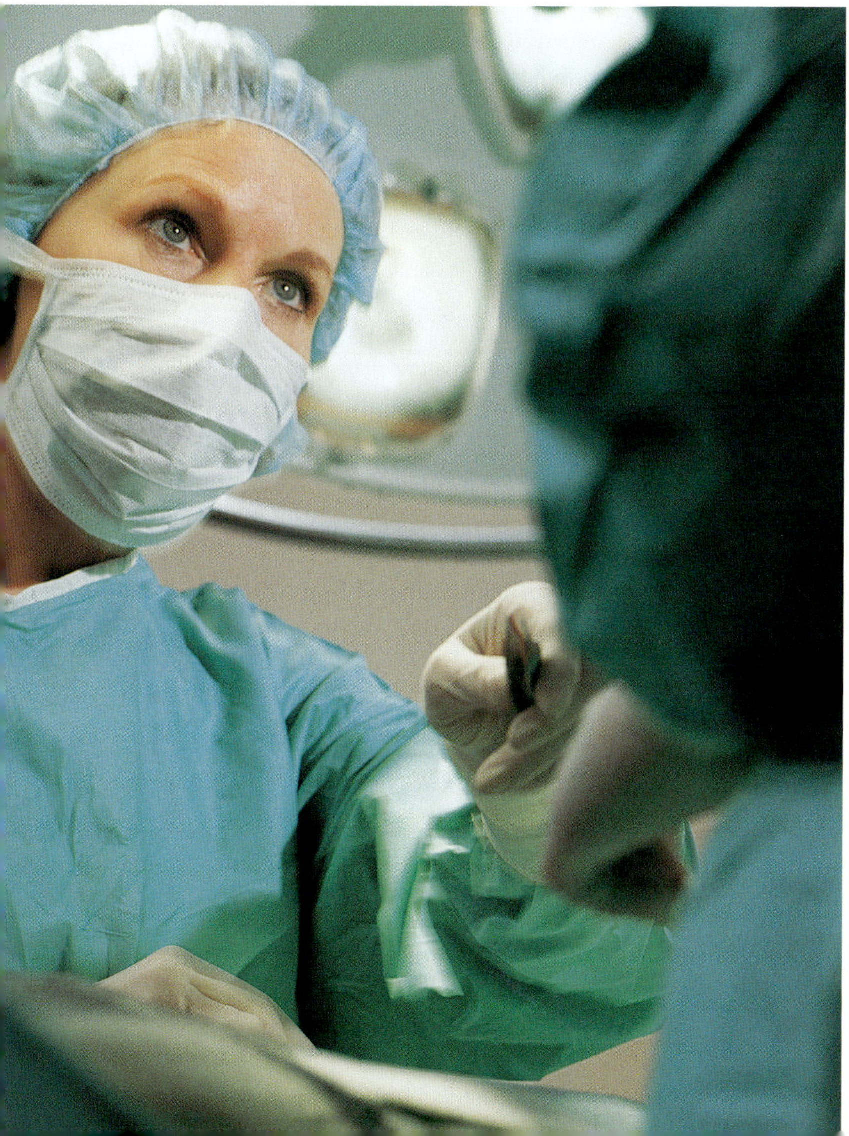

Die Operation

Würden alle Bundesbürger täglich ausreichend Jod zu sich nehmen, wären acht von zehn Schilddrüsenoperationen überflüssig.

Deutschland liegt mit über 100 000 Kropfoperationen jährlich an der Spitze aller Länder, und die Kropfoperation steht unter allen chirurgischen Eingriffen an vierter Stelle. Erwartungsgemäß stellt sie eine sehr wirkungsvolle Behandlungsmöglichkeit bei Schilddrüsenerkrankungen dar. Die steigende Zahl von Schilddrüsenoperationen in den letzten Jahren ist in erster Linie Ergebnis der modernen Schilddrüsendiagnostik und der Aufklärung der Patienten.

Gute Planung ist die halbe Vorbereitung

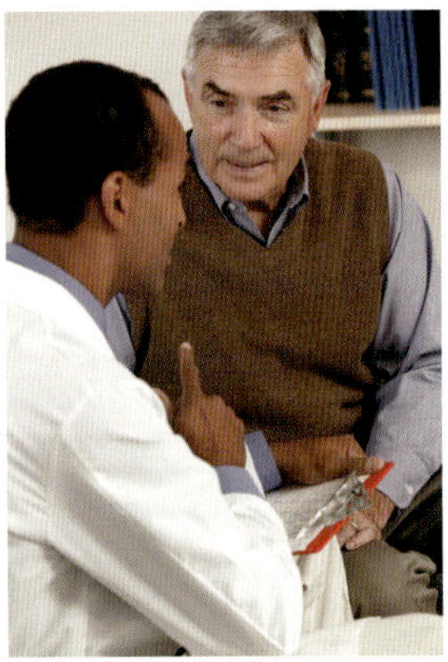

Eine Operation verlangt schon im Vorfeld eine sorgfältige Planung.

Die Operation an der Schilddrüse muss von allen Beteiligten genau geplant und vorbereitet werden. Dazu gehört auch, dass der Chirurg die Notwendigkeit *(Indikation)* der Operation überprüft. Ist diese Indikation **absolut**, also **unumgänglich**, so gibt es außer der Operation keine alternative Behandlungsmöglichkeit. In den meisten Fällen ist die Indikation jedoch **relativ**, d.h. Arzt und Patient haben sich unter verschiedenen Möglichkeiten für eine Operation entschieden.

Zur Planung des Eingriffs gehört selbstverständlich die Festlegung des Operationszeitpunktes. Besteht der Verdacht auf eine bösartige Schilddrüsenkrankheit, sollte die Operation so schnell wie möglich durchgeführt werden. Das gilt ebenfalls bei schwerwiegenden gesundheitlichen Beeinträchtigungen, z.B. durch Atemnot, plötzliche Stimmbandlähmung, oder bei einer Unverträglichkeit von Medikamenten zur Behandlung einer Schilddrüsenüberfunktion.

Außerdem sollten Sie Ihren Arzt auch fragen, ob eine Vorbehandlung notwendig ist und wie lange diese voraussichtlich dauern wird. Beispielsweise wird eine Überfunktion zunächst medikamentös behandelt, bis sich eine normale Schilddrüsenfunktion eingestellt hat. Erst dann wird der Chirurg Ihre Schilddrüse operieren.

Damit Sie beruflich und familiär planen können, sollten Sie auch wissen, wie lange der stationäre Aufenthalt im Krankenhaus voraussichtlich dauern und wie viel Zeit die völlige Genesung nach der Entlassung brauchen wird.

Mit der sorgfältigen Vorbereitung der Operation sollen die bestmöglichen Voraussetzungen für einen erfolgreichen Eingriff an Ihrer Schilddrüse geschaffen werden. Ihr behandelnder Arzt – meist der Hausarzt oder der Arzt, der Sie in das Krankenhaus einweist –, untersucht Ihre Narkosefähigkeit. Ergeben sich dabei »Auffälligkeiten«, sind noch weitere Untersuchungen notwendig, um zu klären, ob das Narkoserisiko vertretbar ist. Bei Hinweisen auf eine bisher nicht bekannte Herzerkrankung sind zum Beispiel ein Langzeit-EKG (d.h. eine Aufzeichnung der Herzstromkurve über 24 Stunden), eine Ultraschalluntersuchung des Herzens, ein Belastungs-EKG und – seltener – sogar eine Röntgendarstellung der Herzkranzgefäße zusätzlich erforderlich, um die Operations- und Narkosefähigkeit sicher beurteilen zu können.

Bei einer Basedowkrankheit ist es empfehlenswert, von einem Augenarzt vor der Operation das Ausmaß einer möglichen Augenmiterkrankung *(endokrine Orbitopathie)* feststellen zu lassen (s. Seite 137). Nach der Operation können dann etwaige Veränderungen besser verglichen werden.

Unerlässlich vor jeder Schilddrüsenoperation: die Untersuchung der Stimmbänder und des Kehlkopfes (s. Seite 83)! Bei ungeklärter Atemnot ist eine Lungenfunktionsprüfung sinnvoll.

INFO

In der Regel liegt der stationäre Aufenthalt für eine unkomplizierte Schilddrüsenoperation bei 2 bis 5 Tagen. Nach Ihrer Entlassung aus dem Krankenhaus sind Sie je nach Beruf noch mindestens eine Woche arbeitsunfähig. Wenn Sie einen Sprechberuf ausüben, kann Ihre Arbeitsunfähigkeit bis zu sechs Wochen dauern.

Der Anästhesist überprüft, ob Sie narkosefähig sind.

Je nach Art des Eingriffs benötigt das OP-Team folgende Untersuchungsbefunde:

Grundsätzlich immer:
- → Schilddrüsenhormon- und Kalziumwerte;
- → Ultraschalluntersuchung der Schilddrüse und des Halses.
- → Kehlkopfspiegelung durch einen HNO-Arzt.

Abhängig vom Eingriff:
- → Schilddrüsenszintigraphie;
- → Röntgenaufnahmen der Brustorgane;
- → eventuell Röntgendarstellung der Luft- und Speiseröhre oder eine entsprechende
- → Computer- bzw. Kernspintomographie;

Vor der Operation werden noch einmal alle Untersuchungsergebnisse kritisch vom Narkosearzt und vom Operateur durchgesehen und auf Vollständigkeit überprüft. Fehlende oder unklare Befunde müssen nachgeholt bzw. kontrolliert und ergänzt werden. Dies kann die Operation manchmal etwas verzögern. Wenn alle Unterlagen lückenlos vorliegen, wird endgültig über das Operations- und Narkoseverfahren entschieden und der genaue Zeitpunkt der Operation festgelegt.

Vorbehandlung mit Medikamenten

Wenn die Funktionslage der Schilddrüse nicht stimmt, muss das vor der Operation korrigiert werden.

Vor der Operation sollte Ihre Schilddrüse eine normale Funktion aufweisen. In den meisten Fällen ist dies auch so – ohne medikamentöse Vorbehandlung. Eine Unterfunktion, die insgesamt sehr selten ist, lässt sich in der Regel problemlos mit Schilddrüsenhormonen beheben. Eine Überfunktion dagegen kann manchmal Probleme bereiten.

Wenn möglich, folgt die thyreostatische Therapie dem ab Seite 119 beschriebenen Schema. Manchmal kann es notwendig werden, vor der Operation die Überfunktion durch eine hochdosierte Gabe von Jod zu bekämpfen und auch zu erreichen, dass die Schilddrüse schwächer durchblutet wird. Dieses Verfahren trägt den Namen **Plummerung** (s. auch Seite 40). Zusätzlich verordnet der Arzt Thyreostatika und gegebenenfalls Betablocker.

ACHTUNG

Eine Woche vor der geplanten Operation müssen Sie alle Medikamente, die die Blutgerinnung verändern (wie z. B. Marcumar® oder Aspirin®), absetzen oder auf andere umstellen. Besprechen Sie dies mit Ihrem Hausarzt.

Die Aufklärung vor der Operation

Der Gesetzgeber verlangt, dass Sie vor einem Eingriff oder einer Operation aufgeklärt werden. Als Grundlage für dieses Aufklärungsgespräch dient ein ausführliches Merkblatt, das aber nur einen allgemeinen Überblick über die wichtigsten Punkte bzw. Risiken geben kann. Natürlich sind auch noch andere als die genannten, seltenere und kleinere Probleme denkbar. Deshalb geht der Arzt im Aufklärungsgespräch noch einmal näher auf Ihre persönlichen Umstände ein. Sie sollten diese Gelegenheit unbedingt dazu nutzen, sich nach allem zu erkundigen, was Ihnen im Zusammenhang mit der Operation wichtig erscheint. Scheuen Sie keine Fragen! Zum Schluss werden Sie gefragt, ob Ihnen die Aufklärung genügt hat und ob Sie alles verstanden und erfahren haben, was Sie wissen wollten. Ihre Einwilligung (natürlich auch Ihre Nicht-Einwilligung, aber davon gehen wir nicht aus!) in den Eingriff wird schriftlich festgehalten und von Ihnen unterschrieben. Über die möglichen Narkoseverfahren und deren Risiken werden Sie von einem Narkosearzt (Anästhesist) aufgeklärt.

Denken Sie daran: Kein seriöser Arzt kann und wird den Erfolg und die Risikofreiheit seiner Behandlung garantieren.

Ihre Einwilligung müssen Sie schriftlich geben.

Narkose und Operationsablauf

Am Abend vor der Operation und am Morgen des Operationstages erhalten Sie auf Anordnung des Narkosearztes ein beruhigendes

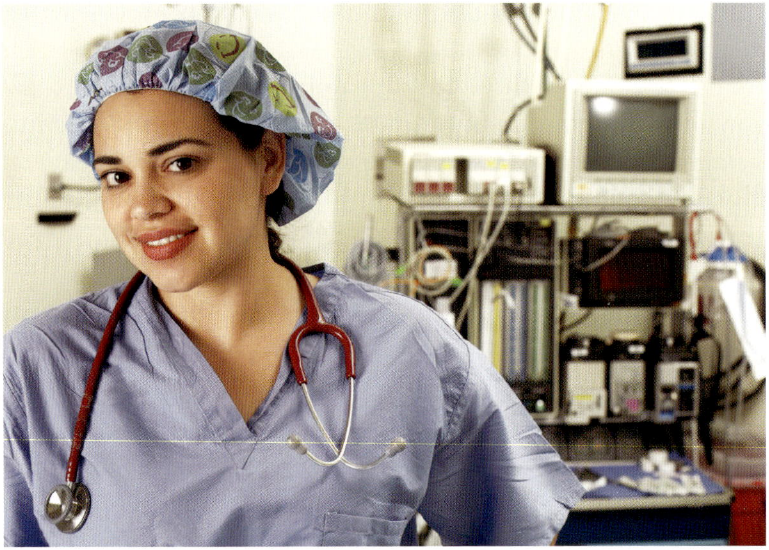

Vor und während der Narkose werden Sie sorgfältig überwacht.

Medikament, das Angst und Anspannung lindert. Nach dem Abendessen bzw. bis sechs Stunden vor der Operation bleiben Sie nüchtern, d.h. Sie dürfen nicht essen, nicht trinken, nicht rauchen.

Am Operationstag werden Sie in einem speziellen Raum auf die Narkose vorbereitet: Auf Ihrem Brustkorb werden Messpunkte zur kontinuierlichen Aufzeichnung der Herzstromkurve *(EKG-Elektroden)* angebracht; ebenso werden ununterbrochen Blutdruck, Puls und Sauerstoffgehalt des Blutes gemessen. Nach der erneuten Prüfung der Vorbefunde und des momentanen Befindens kann die Operation mit der Einleitung der Narkose beginnen. In der Regel wird die Funktion der Stimmbandnerven während der Operation mit einem *Neuromonitoring* (s. Lexikon, Seite 225) kontrolliert.

Nach Abschluss der Operation wird die Narkose beendet; Sie wachen auf. Der Narkosearzt untersucht Ihre Stimmbänder und prüft deren Funktion. Sind Kreislauf und Atmung stabil, werden Sie in den Aufwachraum gebracht und während der Aufwachphase überwacht. Nach etwa zwei bis vier Stunden werden Sie dann entweder auf eine normale Station, eine Wachstation oder eine Intensivstation verlegt.

Nach dem Aufwachen prüft der Narkosearzt die Funktion Ihrer Stimmbänder.

Die Entscheidung, wie eingehend Sie nach der Operation überwacht werden müssen, treffen Operateur und Narkosearzt gemeinsam. Ausschlaggebend hierfür sind das Ausmaß des operativen Eingriffes, eventuell während Operation und Narkose aufgetretene Komplikationen, Ihr Befinden, Ihr Alter sowie etwaige Begleiterkrankungen.

Die verschiedenen Methoden

Für die Behandlung von Schilddrüsenkrankheiten stehen eine Reihe von Operationsmethoden zur Verfügung. Welche »zum Zuge kommt«, das wird natürlich bei jedem Patienten ganz individuell entschieden. Eine kurze Erläuterung der einzelnen Techniken finden Sie im »Lexikon« (Anhang ab Seite 219). Operiert wird über einen *Kocher'schen Kragenschnitt* oder über den *Kreiner'schen Collierschnitt* am Hals (s. Fotos, Seite 205).

Operationsrisiken

Bereits im Aufklärungsgespräch werden die möglichen Risiken der Operation mit Ihnen besprochen. Generell gilt, dass das Risiko beim Ersteingriff an der Schilddrüse am geringsten ist, mit jeder weiteren Operation aber steigt.

Die Lähmung des Recurrens-Nerven (er entspricht dem *unteren* Stimmbandnerven, s. auch Abbildung auf Seite 31) wird *Recurrensparese* genannt. Folge ist eine Stimmbandlähmung.

Stimmbandlähmung

Wegen ihrer Nähe zur Schilddrüse sind bei einer Kropfoperation die Stimmbandnerven besonders gefährdet. Sie können durch Schwellungen oder Blutergüsse im Operationsgebiet irritiert, durch Zerrung und Druck geschädigt oder verletzt werden. Das kann zu einer teilweisen oder vollständigen Stimmbandlähmung führen, selbst nachträglich noch, innerhalb der ersten drei Wochen nach der Operation. Erkennungsmerkmal: **Heiserkeit!**

Nicht jede Heiserkeit nach der Operation ist also gleichbedeutend mit einer wirklichen Stimmbandlähmung. Meist ist es eine vorübergehende Stimmstörung durch Schwellungen im Kehlkopfbereich (s. oben), die innerhalb von sechs bis zwölf Wochen wieder verschwindet. Mit der Stimme ist es wie bei einer Erkältung: Hohe Töne werden nicht exakt getroffen, lautes Schreien ist nicht möglich, insgesamt wird die Stimmlage tiefer und rauer, vor allem nach längerem oder lautem Sprechen. Mit entzündungshemmenden Medikamenten (s. Seite 151), *Reizstromanwendungen* und Sprachtraining *(Logopädie)* bildet sich dieser Zustand schnell wieder zurück; auch Umschläge lindern Schwellungen und tragen dazu bei, vorübergehend lahm gelegte Stimmbänder wieder in Schwung zu bringen. In Ausnahmefällen kann dies jedoch bis zu einem Jahr dauern; selten (in ca. 0,5 bis 2 Prozent) bleibt das Stimmband dauerhaft außer Gefecht. Hält das länger als ein Jahr an, kann die Stimmbandfunktion (bis hin zur Stimmbildung und Atmung) eventuell durch eine Operation (Enger- oder Weiterstellen) am gelähmten Stimmband verbessert werden. Ist der Stimmbandnerv während der Operation durchtrennt worden und wird dies bemerkt, so kann der Operateur ihn wieder zusammennähen. Dennoch bleibt die Stimmbandlähmung meist zeitlebens bestehen. Doch kann das, wie gesagt, auch passieren, ohne dass der Nerv bei der Operation verletzt wurde.

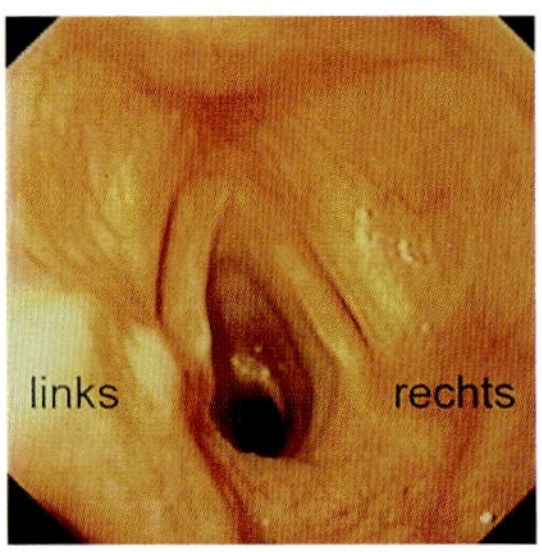

Eine Stimmbandlähmung kann durch verschiedene Behandlungsmethoden wieder beseitigt werden. Im oberen Bild rechts: gelähmtes Stimmband (es »steht in abweichender Position still«).

Wurde der **obere** Stimmbandnerv (vgl. dazu auch Abbildung auf Seite 31), der vor allem für die Empfindlichkeit *(Sensibilität)* im Kehlkopfbereich sorgt, beeinträchtigt, wird sich der betroffene Patient öfters verschlucken. Singen oder Sprechen hoher Töne wird ihm vorübergehend schwer fallen oder dauerhaft verwehrt bleiben.

Lähmung des Sympathikusnerven
Diese Lähmung ist eine extrem seltene Komplikation. Sie führt zu einem **Horner-Syndrom** (s. auch Anhang, Seite 222).

Erniedrigter Kalziumspiegel im Blut
Für einen normalen Kalziumstoffwechsel braucht der Mensch mindestens zwei von vier funktionstüchtigen Epithelkörperchen (s. Seite 84). Werden also mehr als zwei bei einer Kropfoperation stark geschädigt, geschwächt oder gehen verloren, fällt der Kalziumgehalt im Blut ab *(Hypoparathyreoidismus)*. Die Folge: Es können sich Gefühlsstörungen mit Kribbeln in den Fingern bis hin zu Krampfanfällen *(Tetanie)* einstellen. Der Chirurg versucht selbstverständlich, dieses Risiko so gering wie möglich zu halten, indem er die kleinen Drüsen bei der Operation »mit Samthandschuhen anfasst« bzw. sie bei Gefährdung an einen sicheren Ort (z. B. in einen Halsmuskel) verlagert.

Ein erniedrigter Kalziumspiegel im Blut normalisiert sich meist innerhalb der ersten beiden Wochen nach der Kropfoperation wieder. Vorübergehend kann er mit Kalzium in Form von Tabletten, Trinkampullen, Spritzen oder Infusionen ausgeglichen werden. Bleiben die Nebenschilddrüsen jedoch funktionsuntüchtig (in 0,4 Prozent der Fälle), müssen sie lebenslang medikamentös unterstützt werden. Denn ein dauerhaft zu niedriger Kalziumspiegel kann Erkrankungen wie z. B. Osteoporose (Knochenschwund) nach sich ziehen. Schutz bieten hier Präparate mit Vitamin D_3

TIPP

Bei hartnäckiger Heiserkeit kann eine logopädische Behandlung hilfreich sein, auch ohne dass die Funktion eines Stimmbandes ausgefallen ist.

INFO

Mindestens zwei Nebenschilddrüsen sind für einen normalen Kalziumspiegel erforderlich. Ansonsten sinkt das Nebenschilddrüsenhormon *(Parathormon)*, zu stark ab *(Hypoparathyreoidismus)*, was wiederum einen Kalziummangel auslöst.

oder Vitamin-D-Abkömmlingen (z. B. Vitamin-D-Hormon) sowie Kalzium (es gibt auch kombinierte Medikamente).

Nachblutung

Trotz aller Sorgfalt bei der Operation lässt sich eine Nachblutung nie ganz ausschließen.

Ein weiteres Risiko der Kropfoperation liegt in der Gefahr einer Nachblutung (1,5 Prozent). Während der Operation, vor allem vor Verschluss der Wunde, versucht jeder Chirurg, mit äußerster Sorgfalt alle Blutungsquellen zu finden und zu stillen. Trotzdem lässt sich eine Nachblutung, also eine erneute Blutung innerhalb der ersten 48 Stunden nach der Operation, nicht in jedem Fall vermeiden; beispielsweise kann es durch starkes Erbrechen nach der Operation (als Folge der Narkose) dazu kommen. Eine Nachblutung kann sich bereits nach wenigen Minuten, aber auch erst nach Stunden entwickeln. Sie macht sich u. a. durch eine Schwellung im Hals und eine zunehmende Atemnot bemerkbar. Da die Situation lebensgefährlich werden kann, werden Sie nach der Operation streng überwacht, damit eine etwaige Nachblutung unverzüglich in Narkose gestoppt werden kann.

Gestörte Wundheilung

Komplikationen verlangen eine fachkundige Betreuung.

Die Wundheilung nach einer Kropfoperation kann sich durch einen Bluterguss, eine Ansammlung von Gewebewasser oder eine Wundinfektion verzögern. Bricht die Wunde infolge der Infektion auf oder muss sie vom Arzt eröffnet werden, so spricht man von einer *sekundären Wundheilung*. Bis sich die Wunde langsam wieder verschließt, können Wochen vergehen. In dieser Zeit ist eine regelmäßige, fachkundige Wundbehandlung erforderlich.

Eine überschießende Narbenbildung (*hypertrophe Narbe* oder *Keloid*) stellt sich erst allmählich ein, nachdem die Wunde anfänglich gut geheilt war. Die Narbe färbt sich rot, verbreitert sich, wird dicker und macht Beschwerden. Bis zu einem Jahr nach der Ope-

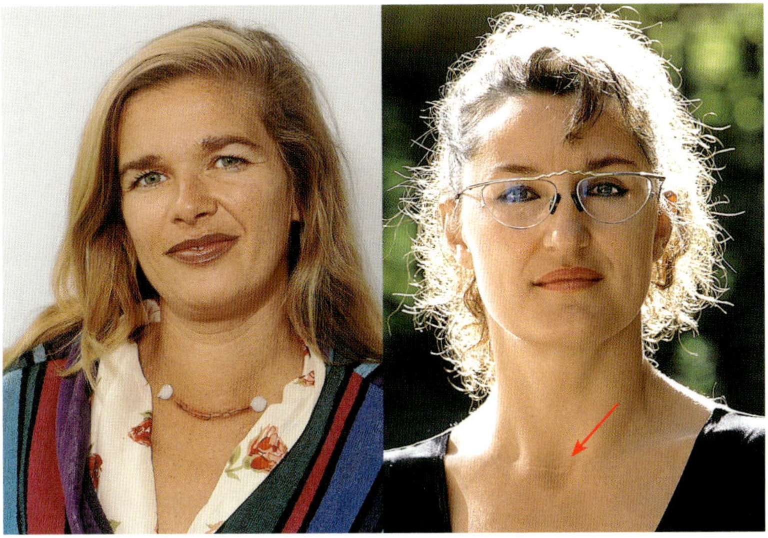

Gute Noten für den Operateur? Frische Operationsnarbe nach vier Tagen (links); die beiden »Knöpfe« rechts und links der Naht halten die Enden des Fadens. So kann er sich nicht in die Wunde zurückziehen. Außerdem dienen sie als Angriffspunkte beim Entfernen. Nach einem Jahr (rechts): alles »glatt und reizlos«, wie es meistens heißt.

ration bilden sich diese Veränderungen jedoch spontan oder unter der auf Seite 207 empfohlenen Behandlung und Pflege wieder zurück. Ungünstigenfalls (zum Glück nur selten) entsteht ein *Narbenkeloid,* das nur schwer behandelbar ist. Ein bis zwei Jahre nach einer Kropfoperation lässt sich eine solche Narbe durch Abschleifen *(Dermabrasio)* oder eine neue Hautnaht verschönern.

Zunächst einmal geschwollenes und wulstiges Narbengewebe ist meist harmlos und **bildet sich innerhalb von sechs bis zwölf Monaten wieder vollständig zurück**. Die dicke, harte und wenig verschiebliche Narbe wird im gleichen Zeitraum allmählich weich und elastisch.

INFO

Das endgültige kosmetische Ergebnis der Wundheilung lässt sich erst etwa ein Jahr nach der Kropfoperation beurteilen.

Relativ häufig treten in den ersten Wochen nach der Operation Schluckstörungen auf, die mit einem Enge- und Kloßgefühl im Hals verbunden sind. Schuld daran sind Schwellungen, Verklebungen und Verwachsungen im Halsbereich, was auch dazu führt, dass die frische Narbe beim Schlucken mit nach oben und unten wandert.

Wie Sie sich nach der Kropfoperation richtig verhalten

Wenn keine Besonderheiten oder Komplikationen eintreten, dauert der Aufenthalt im Krankenhaus bei einer Kropfoperation normalerweise etwa zwei bis fünf Tage. Schon am Operationstag dürfen Sie aufstehen und auf die Toilette gehen. Sie werden durch die Operation also nicht bettlägerig. Noch am selben Tag können Sie bereits essen und trinken, allerdings nur Flüssiges (Tee, Suppe). Auch Eiscreme dürfte vielen willkommen sein. Arbeitsunfähigkeit nach einer Kropfoperation besteht durchschnittlich für zwei bis drei Wochen, bei Sprechberufen bis zu sechs Wochen.

Nach der Entlassung aus dem Krankenhaus sollten Sie sich für zwei bis vier Wochen einigermaßen schonen. Mit einer leichten körperlichen oder sportlichen Betätigung können Sie aber gefahrlos sofort beginnen. Besonders in den ersten Wochen sind Kreislaufstörungen möglich, verbunden mit allgemeiner Schwäche, Müdigkeit, Schlafstörungen und depressiven Verstimmungen. Diese Beschwerden bessern sich jedoch schnell und verschwinden bald vollständig.

Da die Kropfnarbe aufgrund ihrer gut sichtbaren Lage für viele Menschen, besonders Frauen, kosmetisch wichtig ist, muss sie natürlich besonders gepflegt werden. Damit die Narbe schön wird, darf im Wundbereich sechs Wochen lang kein Sonnenbrand entstehen. Auf einen Saunabesuch sollten Sie in dieser Zeit ebenso verzichten wie auf das Schwimmen in Chlor- oder Salzwasser. Verspüren Sie trotzdem den dringenden Wunsch zu schwimmen, so gibt es die Möglichkeit, auf die Narbe ein **wasserundurchlässiges Spezialpflaster** aus der Apotheke zu kleben. Die Narbe sollte während der erwähnten sechs Wochen bedeckt oder mit einer Lichtschutzcreme eingecremt werden.

In den ersten drei Monaten können Sie die verheilte Narbe mit Vitamin-E-haltigen Lotionen, Salben oder Ölen aus der Apotheke pflegen (sanft einmassieren). Eventuell wird Ihr behandelnder Arzt auch Medikamente (eine bestimmte Kortisonzubereitung) in die Narbe einspritzen; weitere Möglichkeiten der **Narbenpflege** sind **Laserbehandlungen** oder **Spezialfolien** bzw. **-pflaster aus der Apotheke**, die über Monate auf der Narbe getragen werden. Auch eine krankengymnastische Behandlung kann Beschwerden im Halsbereich lindern. Durch Ihre Lagerung während der Operation und die meist danach noch verkrampfte Kopfhaltung sind muskuläre Verspannungen nämlich keine Seltenheit.

Unerlässlich: die Vorbeugung eines erneuten Kropfwachstums

Ist es Ihrem Arzt erst einmal gelungen, Ihren Kropf erfolgreich zu behandeln, muss natürlich alles daran gesetzt werden, ein erneutes Wachstum zu verhindern. Welcher Weg dabei eingeschlagen wird, entscheidet Ihr behandelnder Arzt ganz individuell.

Sie selbst sollten nach der Operation eines Jodmangelkropfes oder eines autonomen Adenoms unbedingt dafür sorgen, dass fortan Ihre tägliche Jodquote gesichert ist. Teilen Sie dem Jodsalz in Ih-

TIPP

Meiden Sie nach einer Operation für sechs Wochen das »**4-S**«-Quartett:

- **S**auna
- **S**chwimmbad
- **S**onnenbrand
- **S**alzwasser

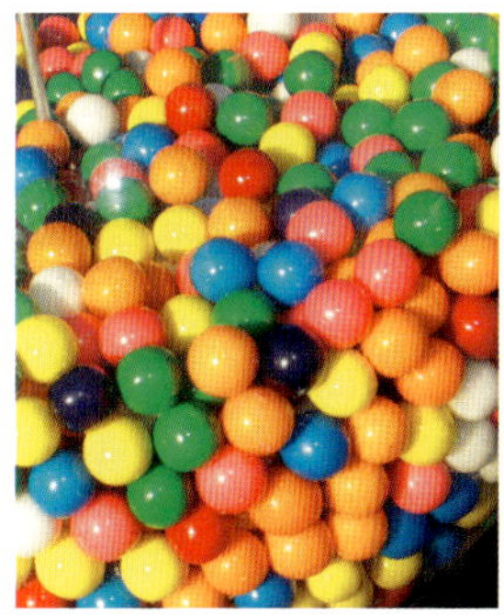

Um etwaige »Verklebungen« im Hals (zwischen den Gewebeschichten und Organen) schneller zu lösen und um zu verhindern, dass sich neue bilden, sollten Sie Kopf (Kiefer!) und Hals viel bewegen: Kauen Sie z. B. Kaugummi!

ACHTUNG

Jodreiche Nahrungsmittel und jodiertes Speisesalz sollten keinesfalls auf Ihrem täglichen Speiseplan fehlen.

rem Haushalt einen Stammplatz zu, und setzen Sie regelmäßig jodreiche Nahrungsmittel auf den Speiseplan. Am besten lesen Sie nochmals unsere Tipps zum Thema »jodreiche Ernährung« ab Seite 23 durch.

Um einem Jodmangel nachhaltig vorzubeugen, sei auch an die »durchgehend lebenslange« Einnahme von Jodtabletten erinnert. Mit gleichzeitig eingesetzten Hormontabletten (Thyroxin) in ansteigender Dosierung verhindern Sie, dass sich nach der Operation eine Schilddrüsenunterfunktion einschleicht. Zudem schonen Sie den verbliebenen Schilddrüsenrest. Der wiederum kann Schonung gebrauchen, denn er ist noch lange Zeit nach der Operation mit der Heilung beschäftigt. Die Einnahme von Schilddrüsenhormontabletten in der richtigen Dosierung ist, selbst über Jahre hinweg, vollkommen nebenwirkungsfrei. Trotz »Zubrot« an Schilddrüsenhormon von außen arbeitet der verbliebene Schilddrüsenrest und trägt einen wesentlichen Teil zur normalen Funktionslage bei.

Nach der Kropfoperation werden einmal jährlich die Schilddrüsenhormone im Blut überprüft und das verbliebene Schilddrüsengewebe mit Ultraschall nachuntersucht. Etwa ein Jahr nach der Operation kann der Arzt feststellen, ob eventuell die alleinige Einnahme von Jod bei Ihnen ausreicht. Das hängt wiederum entscheidend davon ab, wie viel gesundes Schilddrüsengewebe bei der Operation zurückgelassen werden konnte. Nach der Operation eines Basedow-Kropfes gelten andere Richtlinien (s. hierzu Seite 133).

Die Zweitoperation an der Schilddrüse

Es gibt keine andere gutartige Erkrankung, bei der es nach der Operation so häufig zu einem Rückfall kommt wie beim Kropf:

Die Rückfallrate schwankt zwischen 2 und 80 Prozent!! Sie ist besonders hoch, wenn nach der ersten Kropfoperation keine konsequente Vorbeugung praktiziert wurde. Für die Zweitoperation selbst gelten die gleichen Regeln wie für die Erstoperation.

Ohne eine konsequente Vorbeugung kehrt der Kropf zurück.

Die Radiojodtherapie

Die Radiojodtherapie ist neben der medikamentösen und operativen Therapie das dritte wichtige Standbein bei der Behandlung von Schilddrüsenerkrankungen. Sie ist »die Therapie der ersten Wahl« bei bestimmten Formen der Schilddrüsenüberfunktion und unerlässlich in der Nachbehandlung einiger bösartiger Schilddrüsentumoren. Auch zur Verkleinerung eines Kropfes wird sie routinemäßig eingesetzt.

Im Einzelfall ist die Entscheidung zwischen Operation oder Radiojodtherapie schwierig zu treffen. Suchen Sie jeweils einen Facharzt der Nuklearmedizin, einen Endokrinologen und einen Chirurgen auf und fragen um Rat. Denn die Größe des Kropfes, Ihr Lebensalter, schwerwiegende Begleiterkrankungen, frühere Operationen an rückfälligen Kröpfen, vorbestehende Stimmbandlähmungen, Allergien gegen bestimmte Medikamente und vieles andere mehr müssen bei der Wahl der für Sie in Frage kommenden Therapie berücksichtigt werden. Ihr Sie betreuender Arzt wird dann alle Argumente mit Ihnen durchsprechen und Sie beraten.

Operation oder Radiojodtherapie: Viele Faktoren gilt es zu berücksichtigen.

Wie wirkt die Radiojodtherapie?

Vor einer geplanten Radiojodtherapie dürfen keine Schilddrüsenmedikamente und keine größeren Mengen Jod, etwa in Form von jodhaltigen Röntgenkontrastmitteln, Medikamenten, Salben oder

Desinfektionsmitteln verabreicht werden. Das hätte nämlich zur Folge, dass die Jodspeicher der Schilddrüse belegt und damit für das radioaktive Jod nicht aufnahmefähig wären.

Schilddrüsenzellen speichern das radioaktive Jod.

Das radioaktive Jod wird in Form einer Kapsel eingenommen. Diese Kapsel enthält die notwendige Jodmenge, die zuvor individuell ermittelt wurde. Im Verdauungstrakt löst sich die Kapsel auf, und das radioaktive Jod gelangt zunächst ins Blut. Nahezu ausschließlich die Schilddrüsenzellen sind in der Lage, dieses Jod aufzunehmen. Dort wird es gespeichert und gibt seine Strahlungsenergie langsam ab. Die anfallende, therapeutisch entscheidende *Betastrahlung* hat eine sehr kurze Reichweite, im Schnitt etwa 2,2 Millimeter, sodass ihr fast nur Schilddrüsenzellen ausgesetzt sind und umliegendes Gewebe geschont wird. Dies hat zur Folge, dass die freigesetzte Strahlenenergie die Schilddrüsenzellen teilweise oder vollständig zerstört. Dadurch wird die Funktion des Organs herabgesetzt, und seine Größe verringert sich. Die beim radioaktiven Zerfall ebenfalls entstehende Gammastrahlung hat kaum therapeutische Wirkung und verlässt den Körper wieder.

Warum ein Klinikaufenthalt nötig ist

Aufgrund der strengen Strahlenschutzgesetzgebung darf in Deutschland die Radiojodtherapie nur in Form einer stationären Behandlung durchgeführt werden, die aber inzwischen schon verkürzt wurde. Andere Länder, wie z. B. die USA, Holland, Schweiz oder Österreich, erlauben die Radiojodbehandlung auch ambulant oder zumindest mit einem kürzeren stationären Aufenthalt.

Bringen Sie außer Ihren persönlichen Sachen zur Körperpflege und bequemer Hauskleidung auch all das ins Krankenhaus mit, was Ihnen Ablenkung und Zeitvertreib verschafft, ohne Ihre Leidensgenossen zu stören, z. B. Bücher, Zeitschriften, den Walkman. Denn während des Aufenthalts sind Sie in einer Art »Quarantäne«: Die Station dürfen Sie nicht verlassen, und Besucher sind vorübergehend unerwünscht. Geschenke oder dringend Benötigtes können auf der Station für Sie abgegeben werden. Während der ersten Tage sollten Sie auf Ihrem Zimmer bleiben, später können Sie sich in den Gemeinschaftszonen der Station aufhalten.

Um das Klinikpersonal der Strahlung möglichst wenig auszusetzen, werden Visiten und andere Aufenthalte in den Patientenzimmern kurz gehalten.

Die Radioaktivität Ihres Körpers wird regelmäßig gemessen. Sobald die Restaktivität im Körper einen bestimmten Wert unterschreitet, kann Ihr Entlassungstermin festgelegt werden. Patienten, die an einem bösartigen Kropf operiert wurden, erhalten noch am Entlassungstag eine Ganzkörperszintigraphie (s. Seite 171), nun aber **ohne** erneute Gabe einer radioaktiven Substanz. So können nämlich »spontan« strahlende Schilddrüsenreste identifiziert werden, ebenso eventuell neu entstandene Tochtergeschwülste.

Die Dauer des stationären Aufenthalts ist abhängig von der Intensität der Radiojodspeicherung in Ihrer Schilddrüse. Sie schwankt zwischen drei Tagen und maximal drei Wochen. War die Schilddrüse bzw. ihr »Überbleibsel« relativ klein oder die Überfunktion nur leicht, ist der Aufenthalt natürlich kürzer als bei einem größeren Kropf oder einer stärkeren Überfunktion. Der Zeitpunkt der Entlassung wird nicht nur durch medizinische Umstände oder Ihr persönliches Wohlbefinden bestimmt, sondern richtet sich vor allem nach den gültigen deutschen Strahlenschutzvorschriften.

Der Aufenthalt im Krankenhaus kann drei Tage, aber auch drei Wochen dauern.

Was bekommen Sie zu spüren?

Von der Bestrahlung spüren Sie so gut wie nichts. Sie gilt als relativ nebenwirkungsfrei. Angst vor einer Radiojodtherapie brauchen Sie also nicht zu haben – sie ist völlig unbegründet.

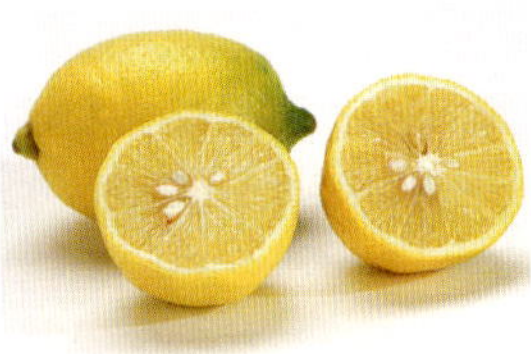

Bei Mundtrockenheit helfen Zitronensäure-Bonbons oder Zitronensaft (s. auch Seite 169).

Die Aufnahme von Radiojod in die Speicheldrüsen ist eigentlich unerwünscht und kann unter Umständen zu länger dauernder Mundtrockenheit führen. Deshalb sollten Sie in den ersten Tagen der Behandlung den Speichelfluss dadurch fördern, dass Sie regelmäßig Zitronensäure-Bonbons lutschen oder ungesüßten Zitronensaft trinken.

Die Luftröhre hat den engsten Kontakt zur Schilddrüse, sodass bei einem sehr großen Kropf dort durchaus Strahleneffekte auftreten können. Schwillt ein großer Kropf dabei vorübergehend an, dann kann die Luftröhre noch stärker eingeengt werden. Infolgedessen kann sich Atemnot einstellen oder eine bereits vorhandene zunehmen.

Selten kommt es zu einer strahlenbedingten Entzündung, einer *Strahlenthyreoiditis*, die eine Behandlung mit entzündungshemmenden Medikamenten, z. B. mit Wirkstoffen aus der Gruppe der *nicht steroidalen Antirheumatika* (so genannte *NSAR* wie *Diclofenac* oder *Salizylate*, also nicht kortisonhaltige Entzündungshemmer), erforderlich macht.

Halten Sie sich drei Tage lang von Schwangeren, Säuglingen und Kleinkindern fern.

Nach der Entlassung kann vom Körper noch ein paar Tage eine gewisse Reststrahlung ausgehen, die allmählich abklingt. Für Erwachsene ist dies unbedenklich. Von **Schwangeren, Säuglingen** und **Kleinkindern** sollten Sie jedoch noch drei Tage lang Abstand halten. Kleidungsstücke und Gegenstände, die Sie im Krankenhaus dabei hatten, können Sie unbedenklich zu Hause waschen und wieder verwenden.

Als wichtigste Nebenwirkung der Radiojodtherapie gilt die Entwicklung einer Schilddrüsenunterfunktion. Die endgültige Wirkung des radioaktiven Jods ist erst nach einigen Wochen, manchmal erst nach Monaten erkennbar. In den ersten Wochen nach einer Radiojodtherapie steigt die Produktion von Schilddrüsenhormonen gelegentlich sogar an, was wiederum die Einnahme von schilddrüsenblockierenden Medikamenten erforderlich machen kann. Die Schilddrüsenhormonspiegel müssen daher im ersten halben Jahr nach einer Radiojodtherapie regelmäßig im Blut kontrolliert werden. Später genügen jährliche Kontrollen. Noch Jahre nach einer Radiojodtherapie kann sich eine so genannte **Späthypothyreose**, also späte Unterfunktion, einstellen.

Die Unterfunktion der Schilddrüse ist die häufigste Nebenwirkung der Radiojodtherapie.

Von der Radiojodtherapie soll nach derzeitigen Erkenntnissen kein erhöhtes Risiko für die Nachkommen ausgehen. Ein häufigeres Auftreten bösartiger Erkrankungen nach einer solchen Therapie ist bisher nicht sicher belegt. So wird die Radiojodtherapie heute auch bei Jugendlichen und jüngeren Erwachsenen durchgeführt, vorsichtshalber jedoch nicht während der Schwangerschaft. Nach einer Radiojodtherapie bestehen aber keine Bedenken gegen eine Schwangerschaft; zwischen dieser Behandlung und dem Eintritt der Schwangerschaft sollten allerdings **ein bis zwei Jahre** liegen. Daher ist eine zuverlässige Schwangerschaftsverhütung in dieser Zeit unbedingt ratsam.

Zwischen einer Radiojodtherapie und dem Start in eine Schwangerschaft sollten ein bis zwei Jahre liegen.

Anhang

Abschließend noch etwas »Service« – von Kurzinformationen zu Standard- und Begleitmedikamenten über ein kleines Lexikon zum Nachschlagen sowie ein Abkürzungs- und Normwerte-Verzeichnis von Untersuchungsbefunden bis hin zu Adressen von Einrichtungen und Selbsthilfegruppen, wo Sie weiteren Rat bekommen. In der hinteren Umschlagklappe finden Sie außerdem nochmals das Wichtigste zu Krankheiten und Beschwerden, die von der Schilddrüse ausgehen können.

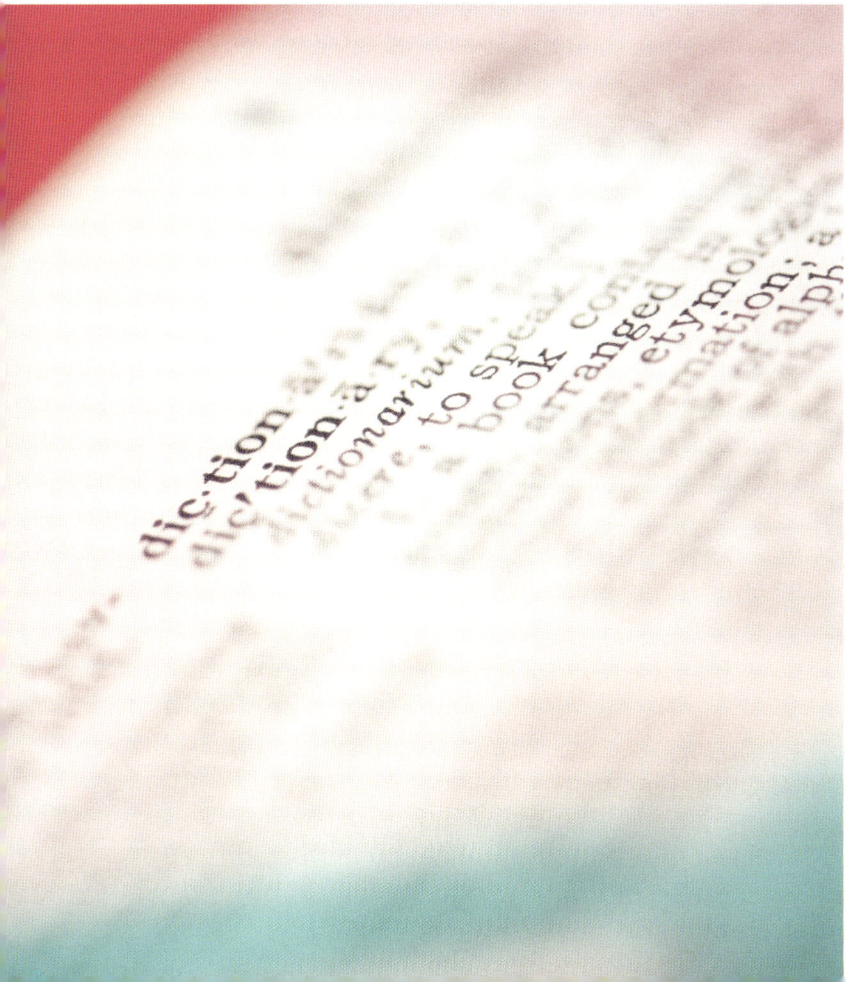

Auf einen Blick: Arzneimittel in der medikamentösen Schilddrüsentherapie

Welches sind, auf einen Nenner gebracht, die wichtigsten Arzneimittel zur Behandlung von Schilddrüsenkrankheiten? Hier ein kurzer Überblick auf einer Doppelseite. Bei speziellen Fragen wenden Sie sich bitte an Ihren Arzt oder Apotheker.

Jodid- bzw. Jod-Tabletten

Diese Medikamente enthalten als Wirkstoff ausschließlich Jod bzw. Jodid (s. auch Seite 27).

Schilddrüsenhormon-Tabletten

Die verschiedenen Schilddrüsenhormon-Tabletten werden von den Herstellern in unterschiedlichen Dosierungen angeboten, sodass der Arzt die Möglichkeit hat, mit nur einer ganzen Tablette pro Tag die gewünschte Dosis zu erreichen. Man unterscheidet außerdem Medikamente mit nur einem Wirkstoff (so genannte *Monopräparate* z. B. mit dem Wirkstoff Levothyroxin oder Liothyronin) von denen mit zwei oder mehreren Wirkstoffen (so genannte *Kombinationspräparate*).

→ Levothyroxin-Tabletten (T4-Präparate)
→ Trijodthyronin-(= Liothyronin-) Tabletten (T3-Präparate)
→ Tabletten mit Jodid und Levothyroxin
→ Tabletten mit Levothyroxin und Trijodthyronin

Achtung

Beachten Sie bei sämtlichen Hormonpräparaten, dass sie wegen besserer Verträglichkeit morgens nüchtern, ungefähr 30 Minuten vor dem Frühstück, eingenommen werden sollten.

Thyreostatika

Diese Medikamente (→ Carbimazol, → Thiamazol und → Prophylthiouracil) wirken alle hemmend auf die Schilddrüsenfunktion. Sie können nicht miteinander kombiniert werden.

Begleitmedikamente

Zur Behandlung der Schilddrüsenüberfunktion und einiger Schilddrüsenentzündungen werden Medikamente eingesetzt, die nicht direkt an der Schilddrüse wirken. Sie lindern Beschwerden und schützen den Körper vor den Auswirkungen einer Schilddrüsenerkrankung:

→ Betarezeptorenblocker

- → Entzündungshemmer: kortisonhaltige Präparate (unterdrücken auch die Immunabwehr = immunsuppressive Wirkung) und nicht steroidale Antirheumatika (Diclofenac, Salizylat u. a.)
- → weitere Immunsuppressiva wie Azathioprin, Cyclosporin A.

Phytotherapeutika und Homöopathika

Nicht alle Wirkmechanismen der pflanzlichen (phytotherapeutischen) und homöopathischen Mittel sind bekannt und naturwissenschaftlich überprüft. Ärztliche Kontrollen sind immer empfehlenswert, um die Schilddrüsenfunktion »im Griff« zu behalten. Folgende Heilpflanzen und deren Extrakte werden bei **leichter Schilddrüsenüberfunktion** eingesetzt:

- → Wolfstrappkraut *(Lycopi herba)*:
  Die wässrigen Extrakte hemmen den Jodtransport und mindern die Abgabe von Schilddrüsenhormonen ins Blut.
- → Herzgespann *(Leonuri cardiacae herba)*:
  Funktionelle Herzbeschwerden, die eine Überfunktion begleiten, können damit gelindert werden.
- → Weißkohl:
  In großen Mengen verzehrt, kommt der kropferregende (!) und zugleich schilddrüsenbremsende Inhaltsstoff *Vinylthio-Oxazolidin* zum Tragen.

Zur **Kropfbehandlung** wenden *Homöopathen* unter anderem folgende Substanzen an:

- → *Badiaga = Spongia fluviatilis* (Flussschwamm),
- → *Euspongia officinalis* (Badeschwamm).

Zur Erhöhung der Jodzufuhr werden in erster Linie jodhaltige Nahrungsmittel wie Seefisch empfohlen.

Schilddrüsenfunktionsstörungen werden im Allgemeinen so individuell dosiert behandelt, dass sich keine generellen Empfehlungen zu den einzelnen Erkrankungen ableiten lassen. Angewandte Inhaltsstoffe sind unter anderem:

- → Coffein,
- → Chininarsenit,
- → Baldrian,
- → Helmkraut,
- → Efeu,
- → Hafer.

Labor-Normwerte* im Zusammenhang mit Schilddrüsenerkrankungen		
fT_4		0,8–1,8 ng/dl
TT_4		5,5–11,0 µg/dl
fT_3		3,5–8,0 ng/dl
TT_3		0,9–1,8 ng/dl
TSH basal**		0,3–4,0 mU/l
TBG		15,0–25,0 mg/l
TSH nach TRH		2,0–19,0 mU/l
▲ TSH		2,0–15,0 mU/l
hTg		‹ 50,0 ng/ml (Euthyreose) ‹ 2,0 ng/ml (Athyreose)
Tg-AK (TAK)		‹ 40,0 U/ml
TPO-AK		‹ 40,0 U/ml
TSH-Rez.-AK (TRAK)		‹ 1,0 U/l
Kalzitonin	‹ 10,0 pg/ml (Frauen)	‹ 25,0 pg/ml (Männer)
Parathormon (PTH)		15,0–65,0 mmol/l
Kalzium (Ca^{++})		2,2–2,65 mmol/l

* Richtwerte, die von Labor zu Labor gering abweichen
**** Neue TSH-Richtwerte: s. dazu Seite 71 (neu diskutierter Referenzbereich: 0,4–2,5 mU/l)**
▲ = bezeichnet Differenz eines Wertes, z. B. TSH vor und nach Stimulation der Hirnanhangsdrüse;
Erklärung der Abkürzungen: Seite 231; Erklärung der Fachbegriffe: Lexikon ab Seite 219 bis 230.

Kleines Lexikon der Fachbegriffe

Adenom
Gutartiger Knoten in einer Drüse

Adenom, autonomes
Knoten in der Schilddrüse, der ohne übergeordnete Regulation Schilddrüsenhormone produziert. Dies wird auch als unifokale → Autonomie bezeichnet.

Allergie
Krankhaft gesteigerte Abwehrreaktion des Immunsystems

Aminosäuren
Bausteine der Eiweiße

Anamnese
Erhebung der Vorgeschichte eines Krankheitsgeschehens

Anaplastisches Schilddrüsenkarzinom
Seltene, äußerst aggressive Form von Schilddrüsenkrebs. Synonym verwendet wird auch der Begriff *undifferenziertes Karzinom*.

Anti-Aging-Medizin
Bekämpfung und Verhütung von Krankheiten und Alterungsprozessen im höheren Lebensalter

Antigen
Körperfremder Stoff, den das körpereigene Immunsystem mit → Antikörpern bekämpft

Antikörper
Abwehrstoffe, die unser Immunsystem gegen körperfremde Stoffe (→ Antigene) bildet

Aplasie der Schilddrüse
Völliges Fehlen der Schilddrüse (= Athyreose)

Aspirationszytologie
Untersuchung der Zellen unter dem Mikroskop, die bei einer Feinnadelpunktion »angesaugt« wurden (lat. *aspirare* = ansaugen)

Athyreose
→ Aplasie der Schilddrüse

Auskultation
Das Abhören einer Körperregion oder eines Organes

Autoantikörper
Abwehrstoffe (Eiweiße), die das Immunsystem gegen körpereigene Stoffe bildet

Autoimmunhyperthyreose
Schilddrüsenüberfunktion, deren Ursache → Autoantikörper sind (z. B. bei → Basedowkrankheit)

Autoimmunkrankheit
Eine Krankheit, die von → Autoantikörpern hervorgerufen wird

Autoimmunthyreoiditis
Eine Schilddrüsenentzündung, die durch → Autoantikörper ausgelöst wird

Autonomie
Unabhängigkeit, Selbstständigkeit

Autonomie, funktionelle
Erkrankung der Schilddrüse, bei der unabhängig vom Bedarf des Körpers Schilddrüsenhormone gebildet werden. Unterteilung in unifokale, multifokale und disseminierte Autonomie (→ Adenom, autonomes)

Basedowkrankheit
Erkrankung, bei der so genannte → Autoantikörper gebildet werden, die zu einer Überfunktion der Schilddrüse führen, einer → Autoimmunhyperthyreose. Häufig sind typische Augenveränderungen vorhanden (→ endokrine Orbitopathie).

Benignität
Gutartigkeit; Lat.: benigne = gutartig

Betablocker
Gruppe von Medikamenten gegen Symptome der Schilddrüsenüberfunktion (s. Seite 120). Betablocker verlangsamen z. B. einen zu schnellen Pulsschlag und wirken blutdrucksenkend.

Blutserum
Die Blutflüssigkeit ohne Blutzellen. Serum wird für viele Laboruntersuchungen benötigt, so z. B. für die Bestimmung von → T3, → T4 und → TSH.

Computertomographie
Spezielles Röntgenverfahren, bei dem der menschliche Körper in Schichten abgebildet werden kann

C-Zell-Karzinom
Ein bösartiger Tumor der Schilddrüse, der von den C-Zellen ausgeht (synonym gebraucht wird auch → medulläres Schilddrüsenkarzinom)

de Quervain-Thyreoiditis
Eine meist sehr schmerzhafte Entzündung der Schilddrüse, die nach dem Chirurgen Fritz de Quervain benannt wurde

Dekompensation
Die Entgleisung einer normalerweise ausgeglichenen Funktion

Ductus thyreoglossus
Der Verbindungsgang zwischen Zungengrund und Schilddrüse. Hier ist die Schilddrüse in ihrer Entwicklung gewandert. Beim Erwachsenen ist

dieser Gang meist verschlossen und verkümmert. Manchmal findet man dort noch Schilddrüsengewebe.

Endemie
Eine Krankheit, die bei über zehn Prozent der Bevölkerung einer bestimmten Gegend vorkommt

Endemische Struma
Kropf mit normaler Schilddrüsenfunktion (euthyreote Struma oder blande Struma, s. Seite 94)

Endokrine Orbitopathie
Krankhafte Veränderungen der Augenanhanggebilde bei der → Basedowkrankheit; Synonym: endokrine Ophthalmopathie

Endokrines Psychosyndrom
Wesensveränderungen und psychische Störungen, zum Beispiel der Stimmungslage (Depressionen, Manie), des Gedächtnisses und Minderung der intellektuellen Fähigkeiten. Kann bei Schilddrüsenüber- und -unterfunktion auftreten. Es kommt auch bei anderen endokrinen Funktionsstörungen vor.

Enukleation
→ Operationstechniken

Enzyme
Eiweißstoffe, die eine biochemische Reaktion gewährleisten, beschleunigen und lenken können

Epithelkörperchen
Vier weizenkorngroße Organe, die an der Rückseite der Schilddrüse liegen und deshalb auch → Nebenschilddrüsen genannt werden. Sie produzieren das → Parathormon, das im Blut den Kalziumspiegel reguliert.

Euthyreose
Normale Schilddrüsenfunktion

Exophthalmus
Hervortreten der Augen aus der Augenhöhle, z. B. bei der → Basedowkrankheit mit → endokriner Orbitopathie

Feinnadelpunktion
Punktion eines Organs mit einer sehr dünnen Nadel. Das dabei gewonnene Material wird anschließend unter dem Mikroskop (→ Aspirationszytologie) untersucht. Häufigster Anlass für eine Schilddrüsenpunktion ist die Frage nach Gut- oder Bösartigkeit eines Knotens.

Follikel
Ein mit Zellen ausgekleidetes, bläschenartiges Gebilde, das als Struktur- und Funktionseinheit der Schilddrüse gilt. In den Schilddrüsenfollikeln werden beispielsweise Schilddrüsenhormone gespeichert.

Follikuläres Schilddrüsenkarzinom
Relativ häufiger, bösartiger Schilddrüsentumor, der – rechtzeitig erkannt – eine gute Heilungschance hat

Glandula thyreoidea
Lat.: Schilddrüse

Globusgefühl / Globus-Syndrom
Fremdkörpergefühl im Hals, oft mit Beschwerden beim Schlucken verbunden

Halbwertszeit
Dies ist der Zeitraum, in dem eine Substanz oder eine Strahlenmenge im Körper um die Hälfte abnimmt.

Hashimoto-Thyreoiditis
Bestimmte Form einer chronischen Schilddrüsenentzündung (→ Autoimmunkrankheit), die mit einem Kropf einhergeht und nach dem japanischen Erstbeschreiber, einem Arzt, benannt wurde

Heißer Knoten
Radioaktivitätsanreicherung im → Szintigramm als Ausdruck überaktiven Schilddrüsengewebes

Hemithyreoidektomie
→ Operationstechniken

Hirnanhangsdrüse
→ Hypophyse

Histologie
Wissenschaft und Lehre vom Feinbau der Körpergewebe. Der histologische Befund gibt oftmals erst Klarheit über Gut- oder Bösartigkeit des untersuchten Gewebes.

Hormone
Botenstoffe, die von den inneren Drüsen des Körpers (z. B. Schilddrüse und Bauchspeicheldrüse) gebildet und ins Blut abgegeben werden, um an anderen Organen ganz bestimmte Reaktionen auszulösen

Horner-Syndrom
Durch eine Verletzung von Nerven am Hals kann es zur Ausbildung folgender Symptome kommen, die erstmals von dem Augenarzt Johann Friedrich Horner (1831–1886) beschrieben wurden: Senkung des Augenlids (Ptosis), Verengung der Pupille (Miosis) und Zurücksinken des Augapfels (Enophthalmus).

Hyperthyreose
Überfunktion der Schilddrüse

Hypertrophe Narbe
Überschießende Narbenbildung

Hypoparathyreoidismus
Eine Erkrankung, die durch den Mangel an → Parathormon entsteht. Empfindungsstörungen der Haut und Muskelkrämpfe sind typische Beschwerden.

Hypophyse
Hirnanhangsdrüse; eine etwa kirschkerngroße Drüse, die mit einem dünnen Stiel am Boden des Zwischenhirns hängt und in einer Grube der knö-

chernen Schädelbasis liegt. In ihrem Vorderlappen werden Hormone zur Steuerung anderer innerer Drüsen wie z.B. Schilddrüse, Keimdrüse oder Nebennieren, gebildet. Ursprungsort des → TSH.

Hypothalamus
Teil des Zwischenhirns, der Einfluss auf die → Hypophyse nimmt, indem er unter anderem das → TRH abgibt

Hypothyreose
Unterfunktion der Schilddrüse

Immunthyreoiditis
Form der Schilddrüsenentzündung, die durch → Autoantikörper verursacht wird

Indikation
Der Grund oder die Notwendigkeit, eine bestimmte Behandlungsmaßnahme durchzuführen

Inspektion
Genaue Betrachtung

Isthmus
Gewebsbrücke zwischen den beiden Schilddrüsenlappen direkt vor der Luftröhre

Isthmusresektion
→ Operationstechniken

Jodprophylaxe
Vorbeugung eines Jodmangelkropfes (→ Kropf) durch ausreichende Jodzufuhr

Kalter Knoten
Verminderte oder fehlende Anreicherung von Radioaktivität im Schilddrüsenszintigramm (→ Szintigramm) als Ausdruck inaktiven Schilddrüsengewebes

Kalzitonin
Hormon, das von den C-Zellen der Schilddrüse gebildet wird und im Kalziumstoffwechsel eine wichtige Rolle spielt

Keloid
Wulstnarbe; gutartige Bindegewebswucherung im Bereich von Narben

Kernspintomographie
Ähnlich wie bei der → Computertomographie, so wird auch bei der Kernspintomographie der menschliche Körper in Schichten dargestellt, allerdings mit Hilfe eines Magnetfeldes. Synonym: Magnetresonanztomographie (MRT)

Kolloid
Die im Inneren der → Follikel befindliche Speichermasse für → Trijodthyronin und → Thyroxin. Sie wird von den Schilddrüsenzellen (→ Thyreozyten) gebildet.

Kompartiment
Abteil, Abschnitt; bei der systematischen → Lymphadenektomie werden die unterschiedlichen Regionen am Hals in verschiedene Kompartimente aufgeteilt: zentrales, seitliches und unteres Kompartiment. Je nach Karzinomart und -ausdehnung müssen die Lymphknoten eines oder mehrerer Kompartimente entfernt werden.

Kontrastmittel
Substanz, von der Röntgenstrahlen stärker oder schwächer absorbiert werden als von den benachbarten Körpergeweben. Jodhaltiges Röntgenkontrastmittel sollte bei einer Schilddrüsenüberfunktion nicht eingesetzt werden.

Kretinismus
Eine durch starken Jodmangel und/oder Schilddrüsenunterfunktion verursachte Erkrankung, die zu geistiger Behinderung, Kleinwuchs, Schwerhörigkeit und verschiedenen Anomalien des Aussehens führen kann

Kropf
→ Struma, d. h. vergrößerte und/ oder knotige Schilddrüse mit normaler, verstärkter oder verminderter Hormonproduktion

Levothyroxin
Medikament, das aus dem synthetisch hergestellten Hormon → Thyroxin besteht

Liothyronin
→ Trijodthyronin

Lobus pyramidalis
Ein pyramidenförmiger Schilddrüsenlappen, der von der Schilddrüsenmitte vor der Luftröhre nach oben (kopfwärts) zum Zungenbein zieht

Lymphadenektomie
Entfernung von Lymphknoten, z. B. → Neckdissection

Magnetresonanztomographie (MRT)
→ Kernspintomographie

Medulläres Schilddrüsenkarzinom
Andere Bezeichnung für → C-Zell-Karzinom

MEN
*M*ultiple *e*ndokrine *N*eoplasie: seltene, vererbbare Erkrankung, bei der gleichzeitig unterschiedliche Tumoren verschiedener innerer Drüsen vorkommen. Bei den Unterformen MEN-2a und MEN-2b tritt regelmäßig ein → C-Zell-Karzinom der Schilddrüse auf. Heutzutage sind Untersuchungen des Erbguts möglich und sinnvoll, um frühestmöglich zu behandeln.

Metastasen
Tochtergeschwülste bösartiger Tumoren

Mikrosomale Antikörper (MAK) = TPO-Antikörper
Autoantikörper bei der → Basedowkrankheit und bei der → Hashimoto-Thyreoiditis

Morbus Basedow
→ Basedowkrankheit;
Der Begrifff »Morbus« stammt aus dem Lateinischen und bedeutet Krankheit

Myxödem
Teigige Schwellung der Haut bei ausgeprägter Unterfunktion der Schilddrüse, meist an der Vorderseite des Schienbeins (prätibial)

Nebenschilddrüsen
→ Epithelkörperchen

Neck-dissection
Anglo-amerikanische Bezeichnung für die Entfernung der Lymphknoten am Hals. Sie ist bei der Operation der meisten bösartigen Schilddrüsentumoren notwendig (→ Lymphadenektomie)

Neoplasma (= Neoplasie)
Eine nicht normale Neubildung von Körpergewebe, die gut- oder bösartig sein kann

Neuromonitoring
Erkennung des Stimmbandnervs und Prüfung seiner Funktion durch elektrische Reizung während und am Ende der Kropfoperation. Aufgezeichnet wird die Muskelantwort am Kehlkopf, erkennbar an einer Stimmlippenbewegung.

Nuklearmedizin
Fachgebiet der Medizin, in dem radioaktive Substanzen zur Diagnostik und Therapie von Erkrankungen eingesetzt werden

Nervus laryngeus superior/inferior
Oberer/unterer Stimmbandnerv

Obstipation
Verstopfung

Ösophagus
Speiseröhre

Operationstechniken
Subtotale Strumaresektion ein- oder doppelseitig:
Nach Entfernung sämtlicher Knoten in der Schilddrüse wird ein etwa daumenendgliedgroßer Schilddrüsenlappen mit möglichst normalem Gewebe zurückgelassen.

Hemithyreoidektomie oder Lobektomie:
Auf einer Halsseite wird der Kropf bzw. der Schilddrüsenlappen vollständig entfernt. Das Mittelstück zwischen beiden Schilddrüsenlappen (→ Isthmus) wird dabei entweder belassen oder ebenfalls entfernt.

Isthmusresektion:
Das Mittelstück zwischen beiden Schilddrüsenlappen, der Schilddrüsenisthmus wird vollständig entfernt.

Keilresektion:
Ein keilförmiges Stück, welches das erkrankte Gewebe enthält, wird aus der Schilddrüse geschnitten.

Enukleation:
Aus der Schilddrüse wird lediglich ein Knoten ausgeschält.

Schilddrüsenteilresektion:
Ein Schilddrüsenlappen wird verkleinert, also z. B. nur seines oberen oder unteren Teils »beraubt«.

Totale Thyreoidektomie:
Die gesamte Schilddrüse wird entfernt.

Near-total-Resektion:
Es verbleibt ein Schilddrüsenrest von weniger als 1 ml Volumen.

Orbita
Augenhöhle

Orbitopathie
Erkrankung der Augenhöhle; s. a. → Endokrine Orbitopathie

Palpation
Abtasten einer Körperregion

Palpitation
Empfinden eines verstärkten, beschleunigten oder unregelmäßigen Herzschlags. Es tritt oft bei einer Überfunktion der Schilddrüse auf.

Papilläres Schilddrüsenkarzinom
Häufigste Form des Schilddrüsenkrebses, der im Allgemeinen durch Operation und eine nachfolgende → Radiojodtherapie heilbar ist

Parathormon (PTH)
Lebensnotwendiges Hormon, das die → Nebenschilddrüsen produzieren. Gegenspieler des → Kalzitonins. Bei Mangel entsteht ein → Hypoparathyreoidismus.

Parese
Lähmung

Plasmapherese
Teilweise Entfernung und Ersatz des Blutplasmas, z. B. bei akuten → Autoimmunerkrankungen

Plummerung
Spezielle medikamentöse Operationsvorbereitung, z. B. bei Schilddrüsenüberfunktion: vorübergehendes Bremsen der Schilddrüsenfunktion mit hohen Dosen Jod

Postpartale Thyreoiditis
Schildrüsenentzündung bei Frauen; nach einer Geburt auftretend

Prognose
Vorhersage über den Verlauf einer Erkrankung

Prophylaxe
Vorbeugung

Radiojod
Ein Radioisotop (künstlich radioaktiv gemachtes Element), das zur Beseitigung von Schilddrüsengewebe eingesetzt wird

Radiojodtest
Ein Test, durch den die Dosis einer geplanten → Radiojodtherapie festgelegt wird

Radiojodtherapie
Behandlungsmethode zur Beseitigung einer Schilddrüsenüberfunktion, zur Verkleinerung eines Kropfes oder zur Nachbehandlung eines Schilddrüsenkrebses. Eine zuvor genau berechnete Menge an radioaktivem Jod führt zur teilweisen oder vollständigen Ausschaltung der Schilddrüsenzellen.

Radionuklid-Uptake (Tc-99m)
Die Aufnahme einer radioaktiven Substanz (meist Technetium = TC-99m) in die Schilddrüse, gemessen bei einer → Szintigraphie

Recurrens
Abkürzung für »Nervus laryngeus recurrens«. So genannter Stimmbandnerv, u.a. für die ungestörte Beweglichkeit der Stimmbänder verantwortlich (verläuft z.T. als → »Nervus laryngeus inferior«)

Release
Engl.: Freisetzung

Rezidiv
Rückfall, beispielsweise erneutes Auftreten eines Kropfes nach zunächst erfolgreicher Therapie durch Medikamente, Operation oder Radiojodtherapie

Rezidivstruma
Nach einer Operation/Radiojodtherapie erneut wachsender Kropf

Rezidivhyperthyreose
Erneut auftretende Schilddrüsenüberfunktion

Röntgenkontrastmittel
→ Kontrastmittel

Säbelscheidentrachea
Starke Einengung der Luftröhre von beiden Seiten

Schnellschnittuntersuchung
Gewebsuntersuchung unter dem Mikroskop noch während einer Operation

Silent Thyreoiditis
Engl.: stumme (schmerzlose) Schilddrüsenentzündung

Sonographie (Ultraschalluntersuchung)
Untersuchungsmethode, die mittels Ultraschall Größe und Struktur von Organen sichtbar machen kann

Stent
Schienung der Luftröhre von innen zur Vermeidung einer → Tracheotomie

Struma
→ Kropf. Das Wort *Struma* stammt vom lateinischen Wort struere, d. h. aufrichten, aufschichten, ab. Es wurde im 18. Jahrhundert in den medizinischen Sprachgebrauch eingeführt.

Strumaresektion, subtotale
→ Operationstechniken

Strumigene Substanzen
Kropffördernde Substanzen, z. B. in der Nahrung, in Medikamenten oder im Trinkwasser

Substitutionstherapie
Ersatz eines fehlenden Körperstoffes durch Zufuhr von außen, z. B. als Medikament

Suppression
Unterdrückung

Suppressionstest
Eine diagnostische Methode, durch die die Funktion des Regelkreises zwischen Schilddrüse und Hirnanhangsdrüse geprüft wird

Szintigraphie
Bildliche Darstellung (→ Szintigramm) von Aufnahme, Speicherung und Verteilung schwach radioaktiver Substanzen in der Schilddrüse

Szintigramm
Abbild der Schilddrüsenfunktion, Ergebnis der → Szintigraphie

Tachykardie
Schneller Puls, der z. B. bei einer Schilddrüsenüberfunktion vorkommt

Tetanie
Krampfanfall, z. B. ausgelöst durch Kalziummangel bei Unterfunktion der Nebenschilddrüsen (→ Hypoparathyreoidismus)

Tetrajodthyronin (T_4)
→ Thyroxin

Thyreoglobulin (hTg)
Spezieller Eiweißstoff, der in der Schilddrüse gebildet wird und in den Follikeln der Speicherung von Schilddrüsenhormonen dient

Thyreoglobulin-Antikörper (TAK)
→ Autoantikörper bei → Hashimoto-Thyreoiditis

Thyreoidea
Lat.: Schilddrüse

Thyreoidea-stimulierendes Hormon (TSH)
Wird von der → Hypophyse gebildet, ins Blut abgegeben und stimuliert die Schilddrüsenaktivität

Thyreoidektomie, totale
→ Operationstechniken

Thyreoiditis
Schilddrüsenentzündung

Thyreostatika
Schilddrüsenbremsende Medikamente

Thyreotoxische Krise
Schwerste und gegebenenfalls lebensbedrohliche Verlaufsform einer Schilddrüsenüberfunktion

Thyreotropin Releasing Hormon (TRH)
Vom → Hypothalamus gebildetes Hormon, das in der Hirnanhangsdrüse (→ Hypophyse) zur Freisetzung von TSH (= Thyreotropin) führt. Es wird beim → TRH-Test verabreicht, um die Reaktion der Hypophyse zu prüfen.

Thyreozyten
Zellen der Schilddrüse, welche die Schilddrüsenhormone → Thyroxin (T4) und → Trijodthyronin (T3) produzieren (s. Seite 34)

Thyroxin (T4)
Schilddrüsenhormon

Thyroxin-bindendes Globulin (TBG)
Ein Eiweißkörper, der Thyroxin im Blut bindet und transportiert

TNM-System
Auf internationaler Ebene entwickeltes System zur Einordnung von Geschwülsten anhand ihrer Ausbreitung und ihrer Bösartigkeit. »T« steht für Tumorgröße; »N« für den Befall von Lymphknoten und »M« für das Vorhandensein von Metastasen. Nach der Operation wird das Ergebnis der feingeweblichen Untersuchung des Tumors präzisiert und als pTNM-Klassifikation wiedergegeben.

TPO-Antikörper
→ Mikrosomale Antikörper

Trachea
Luftröhre; kann durch einen Kropf stark eingeengt werden und dadurch Atemnot verursachen

Tracheomalazie
Erweichung der Luftröhre, z. B. durch einen großen Kropf

Tracheotomie
Luftröhrenschnitt

Tracheostoma
Durch → Tracheotomie herbeigeführte Öffnung der Luftröhre nach außen

Tremor
Muskelzittern

TRH-Test
Verfahren, um die Schilddrüsenregulation zu prüfen (s. Seite 67)

Trijodthyronin (T3)
Biologisch aktives Hormon der Schilddrüse (s. a. → Liothyronin)

TSH-Rezeptor-Antikörper (TRAK)
Autoantikörper bei der → Basedowkrankheit, die zur Überfunktion der Schilddrüse führen

Tumormarker
Stoffe, deren Auftreten oder erhöhte Konzentration in Körperflüssigkeiten einen Zusammenhang mit dem Vorhandensein und/oder dem Verlauf von bösartigen Tumorerkrankungen aufweisen

Wachstumsfaktoren
Stoffe, die Wachstum und Vermehrung von Zellen fördern

Zungengrundschilddrüse
Am Zungengrund kann aufgrund der Entwicklung der Schilddrüse versprengtes Schilddrüsengewebe vorkommen, das dann operativ entfernt werden muss. Auch ein Zungengrundkropf kann daraus entstehen.

Zyste
Mit Flüssigkeit gefüllter Hohlraum in einem menschlichen Organ

Wichtige Abkürzungen

Die eigenen Befunde besser lesen und verstehen – dabei soll Ihnen diese Liste mit Abkürzungen behilflich sein, die weltweit im Zusammenhang mit Diagnose und Therapie von Schilddrüsenerkrankungen verwendet werden.

AK	Antikörper
ASR	Achillessehnenreflex
Bq	Becquerel: Maßeinheit für Radioaktivität
CEA	Carcinoembryonales Antigen
DD	Differenzialdiagnose
dl	Deziliter: 1 Zehntel Liter
fT_3	freies Trijodthyronin (T3)
fT_4	freies Thyroxin (T4)
Gy	Gray: Maßeinheit für die Strahlendosis am Zielorgan
hTg	humanes Thyreoglobulin
HVL	Hypophysenvorderlappen
HWZ	Halbwertszeit
IE	Internationale Einheit
i.m.	intramuskulär
i.v.	intravenös
MAK	Mikrosomale Antikörper

mg	Milligramm: 1 Tausendstel Gramm
ml	Milliliter: 1 Tausendstel Liter
mU	Milli-Unit: 1 Tausendstel einer Einheit
µg	Mikrogramm: 1 Millionstel Gramm
ng	Nanogramm: 1 Milliardstel Gramm
nmol	Nanomol: 1 Milliardstel mol
pg	Picogramm: 1 Billiardstel Gramm
pmol	Picomol: 1 Billiardstel mol
U	Unit (Einheit)
RIA	Radio-Immunoassay
s.c.	subcutan
T3	Trijodthyronin
T4	Thyroxin, Levothyroxin
TAK	Thyreoglobulin-Antikörper
TBG	Thyroxin-bindendes Globulin
Tc-99m	Technetium-Uptake

Tg	Thyreoglobulin
TPO	Thyreoidale Peroxidase
TRAK	TSH-Rezeptorantikörper
TRH	Thyreotropin (= TSH) Releasing Hormon
TSH	Thyreoidea stimulierendes Hormon
TSH basal (b)	Thyreoidea stimulierendes H., wenn nicht mit TRH stimuliert
▲ TSH	Thyreoidea stimulierendes H., wenn Hypophyse mit TRH zuvor stimuliert (heute selten!)
TSI	(= TRAK) Thyreoidea stimulierende Immunglobuline
TT3	Gesamt-Trijodthyronin
TT4	Gesamt-Thyroxin
WHO	World Health Organisation (Weltgesundheitsorganisation)

Hilfreiche Adressen und Informationen

Schilddrüsen-Liga
Deutschland e.V.
– Geschäftsstelle –
Evang. Krankenhaus Bad Godesberg
Waldstraße 73, 53177 Bonn
Tel. 02 28/3 86 90 60
E-Mail: info@schilddruesenliga.de
Internet: www. schilddruesenliga.de

Die Informationszeitung *»Blickpunkt Schilddrüse«* der Schilddrüsen-Liga erscheint viermal im Jahr

Bundeszentrale für gesundheitliche Aufklärung
(BZgA)
Ostmerheimer Straße 220, 51109 Köln
Tel. 02 21/8 99 20
Fax 02 21/8 99 23 00
Internet: www.bzga.de

Weitere Informationsschriften erhalten Sie außerdem bei:

Arbeitskreis Jodmangel
Oberlindau 80–82, 60323 Frankfurt
Tel. 0 69/24 70 67 96
Fax 0 69/70 76 87 53
E-Mail: ak@jodmangel.de
Internet: www.Jodmangel.de

Broschüren des Arbeitskreises Jodmangel:

→ »Kleiner Jod-Ratgeber – Tipps gegen Jodmangelkrankheiten«
→ »Jod: kleine Mengen – große Wirkung«
→ »Jodmangel und Schilddrüse – Fragen und Antworten«
→ »Jod für gesunde Mütter und intelligente Kinder«

Forum Schilddrüse e. V.
Rembrandtstraße 13
60596 Frankfurt/Main
Tel. 0 69/63 80 37 27
Fax 0 69/60 32 73 66
E-Mail: info@forum-schilddruese.de
Internet: www.forum-schilddruese.de

Broschüren des Forum Schilddrüse (Auswahl):

→ »25 Fragen – 25 Antworten«
→ »Frauen: Warum sind sie häufiger betroffen?«
→ »Ältere Menschen: Sie sind besonders gefährdet«
→ »Jugendliche: Die Schilddrüse und der Kropf«
→ »Kinder: Frühzeitiges Erkennen ist wichtig«

Stichwortverzeichnis

Stichwortverzeichnis

Stichwortverzeichnis

Abbildungs- und Quellennachweis

Vordere Umschlagklappe innen: S. Hirzel Verlag / W. Fischer
Hintere Umschlagklappe innen re.: 1. u. 2. v. l.: BananaStock / Jupiterimages; 3., 6. u. 7. v.l.: Comstock Images / Jupiterimages; 4. v.l. Goodshot / Jupiterimages; 5. v.l.: Brand X Pictures / Jupiterimages; **li.** (Schilddrüsen): S. Hirzel Verlag / S. Klebe
Hintere Umschlagklappe außen (Autorenbild): F. Spelsberg, T. Negele.
Buchrückseite: T. Negele

Inhalt:
S. 5 links, 13, 46, 68: BananaStock / Jupiterimages; S. 5 Mitte, 19, 23, 88 unten: liquidlibrary / Jupiterimages; S. 5 rechts, 29: AbleStock.com / Jupiterimages; S. 6 links, 7 links, 41, 109, 162 oben: Pixland / Jupiterimages; S. 6 rechts und Mitte, 57, 58, 103, 175 links, 200: Creatas Images / Jupiterimages; S. 6 Mitte, 91, 100: Brand X Pictures / Jupiterimages S. 7 MItte, 8 links, 44 rechts, 72, 74, 76, 82, 83, 115, 125, 136, 137, 157, 163, 202: Dr. Thomas Negele; S. 7 rechts, 8 rechts, 20, 21, 52, 141, 175 rechts, 181, 183, 189, 191, 195, 196, 215: Comstock Images /Jupiterimages; S. 8 Mitte, 49, 51, 131, 173, 178, 190: Goodshot / Jupiterimages; S. 14: Bildarchiv Preussischer Kulturbesitz; S. 15: Bildarchiv Preussischer Kulturbesitz / Hans Weidlitz; S. 16, 54, 93: Photos.com / Jupiterimages; S. 24, 39, 97: S. Hirzel-Verlag / Ruth Hammele, Kirchheim; S. 26: S. Hirzel Verlag / Ulrich Kerth; S. 27, 43, 63, 71, 78, 80, 92, 135, 205, 212: S. Hirzel Verlag /W. Fischer; S. 31–34, 114, 162 unten:S. Hirzel Verlag / S. Klebe; S. 35, 85, 127: S. Hirzel Verlag /Infochart Peter Diehl; S. 44 links: F. Spelsberg; S. 50: irisblende.de / Normann Hochheimer; S. 55: S. Hirzel Verlag / Uwe Richter; S. 86: S. Hirzel Verlag / Dr. Bräuer; S. 88 oben, 207: Thinkstock Images / Jupiterimages; S. 117: S. Hirzel Verlag / Jutta Setzer; S. 149, 154: Prof. Dr. med. Walter Natrath, München; S. 179: A1PIX/BIS-B.S.I.P.

Tabelle vordere Umschlaginnenseiten:
Jodwerte entnommen aus: Souci / Fachmann / Kraut: Die Zusammensetzung der Lebensmittel Nährwert-Tabellen. Herausgegeben von der Deutschen Forschungsanstalt für Lebensmittelchemie, bearbeitet von Heimo Scherz und Friedrich Senser, 6., revidierte und ergänzte Auflage © medpharm Publishers Stuttgart 2000 / CRC Press.

Hinweis: Die auf den Abbildungen dargestellten Situationen sind nachgestellt.

Schilddrüsenkrankheiten und ihre Funktionsstörungen

Die Schilddrüse kann sich in ihrer Größe und Form verändern und in ihrer Funktion gestört sein: Die Krankheiten an diesem Organ reichen von gutartigen Vergrößerungen bei Kropf und Adenomen über Entzündungen, Fehlfunktionen des Immunsystems bis hin zu bösartigen Zellveränderungen beim Karzinom. Ob damit auch jeweils Funktionsstörungen wie die Über- oder Unterfunktion einhergehen, zeigt die folgende Übersicht.

Jodmangelkropf (ab Seite 91)
Durch Jodmangel bedingter Kropf, auch »endemische Struma« genannt

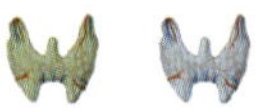

Adenom (ab Seite 159)
Gutartiger Knoten oder Tumor in einer Drüse, hier der Schilddrüse

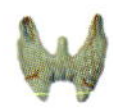

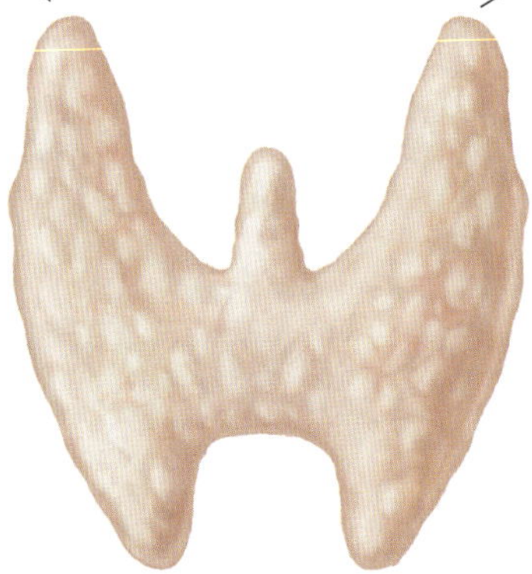

Funktionelle Autonomie (ab Seite 114) Selbstständig arbeitende Bezirke, die unabhängig vom Bedarf des Körpers Schilddrüsenhormone bilden

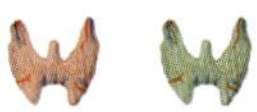

Thyreoiditis (ab Seite 147)
Schilddrüsenentzündung; es gibt akute und chronische Formen

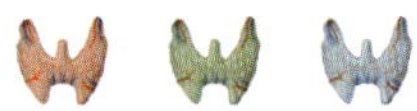

Morbus Basedow (ab Seite 135) Eine Autoimmunerkrankung; die dabei gebildeten Autoantikörper beeinflussen die Schilddrüsenfunktion

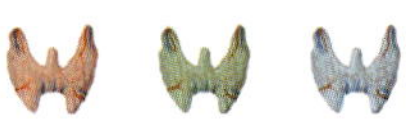

Karzinom (ab Seite 160)
Bösartiger Tumor oder Geschwulst (Krebs)

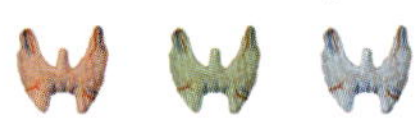

Überfunktion 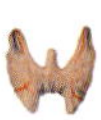 **Normale Funktion** 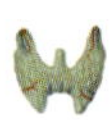 **Unterfunktion** 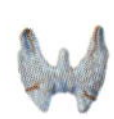